STクリア言語聴覚療法 8

音声障害

編著 石毛美代子

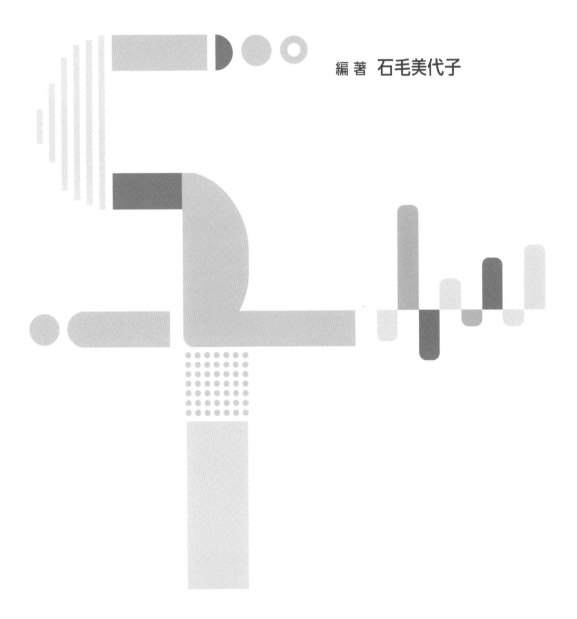

建帛社
KENPAKUSHA

〔シリーズ監修者〕

内山　量史　　日本言語聴覚士協会　会長

内山千鶴子　　新潟リハビリテーション大学大学院　特任教授

池田　泰子　　東京工科大学医療保健学部　准教授

髙野　麻美　　船橋市立リハビリテーション病院　副院長

〔編著者〕

石毛美代子　　杏林大学保健学部　教授

〔執筆者〕（五十音順）

荒井　隆行　　上智大学理工学部　教授

大森　蕗恵　　杏林大学保健学部　講師

小川　　真　　大阪市立総合医療センター小児耳鼻咽喉科　部長

金子　真美　　京都府立医科大学耳鼻咽喉科・頭頸部外科

佐藤　剛史　　東北大学耳鼻咽喉・頭頸部外科　助教

末廣　　篤　　京都大学大学院医学研究科耳鼻咽喉科・頭頸部外科　特定准教授

細川　清人　　大阪大学大学院医学系研究科耳鼻咽喉科・頭頸部外科学　講師

前川　圭子　　神戸市立医療センター中央市民病院耳鼻咽喉科

間藤　翔悟　　杏林大学保健学部　助教

村上　　健　　北里大学医療衛生学部　講師

渡邊　健一　　東北労災病院耳鼻咽喉科　部長

クリア言語聴覚療法 刊行にあたって

　本シリーズは2000（平成12）年に建帛社より発行された「言語聴覚療法シリーズ」（企画委員：笠井新一郎，倉内紀子，山田弘幸）の内容を大幅に見直し，新たに「クリア言語聴覚療法」として発行するものである。

　1999（平成11）年に第1回言語聴覚士国家試験が実施され，4,003名の言語聴覚士がわが国に誕生してから25年が経過した。2023（令和5）年現在，言語聴覚士の資格保有者は約4万名にまで増加した。日本人の急速な高齢化による人口構造の変化に伴い，社会保障制度，医療・介護保険制度，障害者福祉など多くの分野で言語聴覚士は求められているが，必要とされる対象障害領域の拡大に対応した言語聴覚士の不足はますます深刻である。多様化・複雑化しながら拡大する対象領域に対応したよりよい言語聴覚療法を提供するためには，資格保有者の確保と併せて，卒前教育の充実もまた必須である。

　本シリーズは，言語聴覚士を目指す学生を主な読者対象として，①初学者でもスムーズに学習できるよう理解しやすいテキストとすること，②「言語聴覚士国家試験出題基準」「言語聴覚士養成教育ガイドライン」に準拠して，国家試験に必須の項目を網羅した上で，臨床現場につながる内容とすることを心掛けて編纂した。

　各巻を構成する主な特徴として，以下の工夫がなされている。

・章のポイントとして，各章の冒頭に当該章で学習する内容を提示
・章のまとめとして，各章の末尾にまとめ学習ができるような課題を提示
・側注を多用することで，本文の補足的内容やキーワードを解説
・適宜コラムを掲載し，最新の話題や実践的内容を取り上げることで，学生が知識だけでなくそれを臨床へと結びつける興味をもって学習できるようにした

　また本シリーズは，学生だけでなく既に現場で活躍されている言語聴覚士の振り返りの書としても活用できる内容となっていると確信している。

　言語聴覚士が主に接するのは，コミュニケーションや高次脳機能，嚥下などに障害を抱える方々である。病院では「患者さん」と呼ばれるわけだが，来院以前は，誰もが家庭や地域で生活を送る「生活者」であったことを忘れてはいけない。リハビリテーションとは単なる機能訓練でなく，その目的は在宅復帰するまでを目指すものではない。リハビリテーションを終えて家庭に戻るときには，各々が役割をもち，その後の人生を「生活者」として満喫できるような支援を目指して，言語聴覚士として成長を続けていただきたい。

社会保障制度の変革によってリハビリテーションの意義が誤解されつつある昨今，全人的復権（障害のある人が身体的・精神的・社会的・職業的・経済的に能力を発揮し，人間らしく生きる権利）を目指したリハビリテーションが展開できる人材が現場に多く輩出されることを切に望んでいる。

2023年12月

内山量史・内山千鶴子・池田泰子・髙野麻美

まえがき

　声は人が日常最もよく使用するコミュニケーション手段であり，声の不調すなわち音声障害は小児から高齢者までのあらゆる年齢層に起こるありふれた障害である。わが国において音声障害に対する言語聴覚士による介入が始まったのは1990年代である。その歴史は他の言語聴覚障害領域と比べて浅く，音声障害を専門とする言語聴覚士の数は比較的少ない状況が続いている。

　一方で，近年，欧米を中心に音声治療（voice therapy）の効果やメカニズムに関する科学的根拠（evidence）が公表されるようになり，次第にその数を増している。例えば，ブローイング，ハミング，トリルといった，これまで世界中で広く行われてきた訓練法のメカニズムと有効性を科学的に裏づける報告の多くが2000年以降，特にここ10年で多数発表されている。音声治療の技法や有効性の科学的解明に伴い，音声障害と音声治療に興味・関心をもつ言語聴覚士が増えつつあることを実感している。

　本書の企画においては，新しい情報が数多く発信される時代にあって，時を経ても変わらない基礎知識と，選りすぐりの最新情報を盛り込むべく，音声障害の臨床と研究両面の最前線で活躍する言語聴覚士と耳鼻咽喉科医にご執筆いただいた。

　本書の内容として，第1章～第3章は音声障害の基礎知識である。音声障害とはどのような障害か，声をつくり出す身体のしくみ，声（音）の物理的特性，さらには音声障害を引き起こす様々な原因について解説した。続く第4章～第6章は音声障害の臨床である。患者の受診から治療に至る過程，医師と言語聴覚士の役割，検査，音声治療をはじめとする治療法についての知識をまとめるとともに，臨床における具体例にも触れることで，実践に生かせる内容とした。さらに，第7章では無喉頭者（喉頭全摘出術後），第8章では気管切開術後といった言語聴覚士の専門性と深くかかわる特殊な病態への対応を取り上げた。

　本書が言語聴覚士を目指す学生の入門書として，また音声障害の臨床に取り組む言語聴覚士諸氏のアップデートの指南書としてお役に立つことを心から願う。

2025年3月

石毛美代子

もくじ

第1章　音声と音声障害

I　音　声 …… 1
1. 声とは …… 1
2. 声の機能 …… 2
3. 正常な発声に必要な条件 …… 2

II　音声障害 …… 3
1. 音声障害とは …… 3
2. 音声障害の発生メカニズム …… 4

第2章　発声のメカニズム

I　神経生理学 …… 6
1. 中枢神経系による制御 …… 6
   1）ことばの鎖／6　　2）言語中枢／7　　3）発声中枢／8
2. 末梢神経支配 …… 8
   1）上喉頭神経／8　　2）下喉頭神経／9

II　呼吸調節 …… 10
1. 呼吸器系の構造 …… 10
   1）気管から肺胞まで／10　　2）肺／12　　3）胸部の構造／12
2. 呼吸運動 …… 13
   1）換　気／14　　2）ガス交換／14
3. 呼吸機能検査 …… 15
   1）肺気量分画／15　　2）1秒率／16
   3）フローボリューム曲線／16
4. 発声時の呼気調節 …… 16

Ⅲ 喉頭調節 ··· 17

1 喉頭の機能 ·· 17
1）発　声／17　　2）嚥下の補助／17
3）呼気・吸気の通路／18　　4）下気道の保護／18

2 喉頭の構造 ·· 18
3 喉頭の軟骨 ·· 19
4 喉頭筋 ·· 21
1）外喉頭筋群／21　　2）咽頭収縮筋群／22　　3）内喉頭筋群／23

5 発声時の喉頭調節 ·· 25

Ⅳ 声帯振動 ··· 25

1 声帯の構造 ·· 25
2 声帯振動のメカニズム ·· 26

Ⅴ 音声の物理 ·· 27

1 音と音声 ·· 27
1）音とは／27　　2）音声とは／28

2 音声の高さと強さ ·· 29
1）音声の高さ／29　　2）音声の強さ／29

3 喉頭原音 ·· 30
4 声道の伝達特性と共鳴 ·· 31
1）喉頭原音の周波数表現／31　　2）声道における共鳴／32
3）音声のスペクトル／33

第3章　音声障害の発生メカニズムと原因疾患

Ⅰ 音声障害の病態と診断・治療の流れ ······························· 36

1 音声障害の病態 ·· 36
2 医学的診断と治療の流れ ·· 37

Ⅱ 音声障害の分類と各疾患の特徴 ···································· 38

1 音声障害の分類 ·· 38
2 音声障害を生じる疾患とその特徴 ···································· 38
1）声帯の器質的異常による音声障害／38
2）声帯の運動障害による音声障害／46

もくじ

3）声帯に明らかな異常が認められない音声障害／47

第4章 音声障害の診察

I 音声障害の診療における医師と言語聴覚士の役割 ……………… 56

1 言語聴覚士の業務に関する法律 ………………………………………… 56

2 医師の業務に関する法律 ………………………………………………… 57

　1）医師の医業，および医行為に関する法律／57

　2）医師による医学的診断／58

3 法律を踏まえた音声障害診療における

　耳鼻咽喉科医師と言語聴覚士の役割 …………………………………… 59

II 音声障害患者の診察の実際 ………………………………………… 61

1 医師の問診 ………………………………………………………………… 61

2 喉頭の観察 ………………………………………………………………… 63

3 声帯振動の観察 …………………………………………………………… 66

4 音声障害患者に対する検査 ……………………………………………… 66

　1）GRBAS 尺度／66　　2）最長発声持続時間／66

　3）音響分析／67　　4）発声機能検査／67

5 診断・治療方針の選択 …………………………………………………… 67

　1）音声障害疾患の診断／67　　2）治療方針の決定／67

6 経過観察〜治療の終了 …………………………………………………… 69

7 症例提示 …………………………………………………………………… 70

　1）症例1　声帯に異常が乏しい過緊張性発声障害／70

　2）症例2　胃食道逆流による慢性喉頭炎を伴う過緊張性発声障害／71

第5章 音声障害の検査・評価

I 検査の目的と種類 …………………………………………………… 73

II 検査・評価法 ………………………………………………………… 75

1 喉頭の観察 ………………………………………………………………… 75

　1）間接喉頭鏡検査／75　　2）硬性内視鏡検査／76

　3）喉頭ファイバースコープ検査／78　　4）電子内視鏡検査／79

2 声帯振動の観察・喉頭ストロボスコープ検査 ………………………… 80

vii

3 自覚的評価 ··· 84

1）VHI／85　　2）V-RQOL／87

4 聴覚心理的評価 ·· 88

1）GRBAS 尺度／88　　2）CAPE-V／90　　3）モーラ法／90

5 発声の能力と機能の検査 ······························· 90

1）声の高さの測定／90

2）最長発声持続時間（MPT）の測定／93

3）発声機能検査装置を用いた測定／94

6 音響分析 ··· 97

1）音声波形の特徴／97　　2）時間領域分析／98

3）周波数領域分析／100　　4）ケプストラム分析／102

5）音響分析の実際／104

7 心理検査 ··· 107

1）うつ性自己評価尺度（SDS）／107

2）ベック抑うつ質問票（BDI-Ⅱ）／107

3）POMS2 日本語版／107

4）リーボヴィッツ社交不安尺度（LSAS-J）／108

8 喉頭筋電図検査 ······································· 108

1）針電極を用いた検査／108

2）フックト（または鉤状）ワイヤー電極を用いた検査／110

3）皿電極を用いた検査／110

4）音声障害に対する筋電図検査の有用性と限界／111

9 その他の検査 ·· 112

1）電気声門図／112　　2）ボイスプロファイル／113

第6章 音声障害の治療

Ⅰ 治療法の種類 ·· 121

Ⅱ 音声治療 ··· 121

1 音声治療とは ·· 121

2 音声治療の種類 ·· 122

3 声の衛生 ·· 124

1）適　応／124　　2）声の衛生の方法と内容／125

3）声の衛生の効果／131　　4）症例検討／132

4 音声訓練 ·· 136

1）音声訓練に際して考慮すべきこと／136

2）訓練方法の選択／138　　3）音声訓練の効果／143

4）症例提示／145　　5）代表的な音声訓練法／150

Ⅲ 外科的治療 ……………………………………………………………… 165

1 音声外科手術とは ………………………………………………………… 165
2 音声外科手術の方法 ……………………………………………………… 166

1）直達鏡下喉頭微細手術（ラリンゴマイクロ手術）／166

2）局所麻酔下喉頭内視鏡手術／166　　3）声帯内注入術／169

4）披裂軟骨内転術，甲状軟骨形成術，神経支配再建手術／171

Ⅳ 薬物治療 ………………………………………………………………… 175

1 音声障害の薬物治療とは ………………………………………………… 175
2 音声障害治療に使用される薬物の種類 ………………………………… 175

1）副腎皮質ステロイドホルモン／175　　2）抗菌薬／175

3）胃酸分泌抑制薬／176　　4）抗ケロイド薬／176

5）漢方薬／176　　6）A型ボツリヌス毒素／176

7）ヒト乳頭腫ウイルスワクチン／177

3 その他の音声障害にかかわる薬物 ……………………………………… 178

1）気管支喘息患者における音声障害／178　　2）音声振戦／178

第7章 無喉頭音声

Ⅰ 喉頭がん治療と音声機能 ……………………………………………… 186

1 喉頭がんとは ……………………………………………………………… 186
2 がん治療方法と音声機能 ………………………………………………… 187

1）放射線治療／187　　2）経口的切除術／188

3）外切開による喉頭部分切除術／188　　4）喉頭全摘出術／189

Ⅱ 無喉頭音声のリハビリテーション ……………………………………… 190

1 無喉頭音声の種類 ………………………………………………………… 190

1）食道発声／191　　2）気管食道瘻発声（シャント発声）／192

3）電気式人工喉頭（電気喉頭）／193　　4）笛式人工喉頭／194

2 術前術後の情報提供 ……………………………………………………… 195

1）喉頭全摘出術後の解剖学的変化／195

2）術後における日常生活の変化／196

3）無喉頭音声の紹介／196　　4）福祉サービスの案内／197

5）喉摘者団体によるピアサポート／197

3 無喉頭音声の訓練 ……………………………………………………………… 198

1）無喉頭音声の選択／198　　2）電気喉頭を用いた発声の訓練／198

3）食道発声の訓練／200　　4）気管食道瘻発声（シャント発声）／202

第8章 気管切開患者への対応

I 気管切開とは ……………………………………………………………… 205

1 気道確保法 ………………………………………………………………… 205

1）気管内挿管／205　　2）輪状甲状間膜切開（穿刺）／206

3）気管切開／206

2 気管切開の適応 …………………………………………………………… 208

1）気道確保のために緊急に行う場合／208

2）上気道狭窄の出現が今後予想される症例に予防的に行われる場合／208

3）長期気管内挿管による合併症回避のために行う場合／208

3 気管切開後の形態変化に伴う問題と対策 ……………………………… 208

1）発声機能の障害／208

2）気管切開孔から水分が入ると溺れてしまう／209

3）嚥下障害／209　　4）気道内の喀痰除去／209

4 気管切開の合併症 ………………………………………………………… 210

1）早期に起こる合併症／210　　2）晩期合併症／210

II 気管カニューレについての基礎知識 ……………………………… 213

1 気管カニューレとは ……………………………………………………… 213

2 気管カニューレの種類 …………………………………………………… 213

1）単管式カニューレ／213

2）カフ・吸引チューブつき単管式カニューレ／213

3）複管式／スピーチカニューレ／214

4）カフ・吸引チューブつき複管式／スピーチカニューレ／216

3 特殊な気管カニューレ …………………………………………………… 217

1）アジャスタブルカニューレ／217　　2）レティナ／217

4 気管カニューレの管理 …………………………………………………… 218

1）気管カニューレの交換／218　　2）気管カニューレの固定／218

Ⅲ 気管切開患者のコミュニケーション機能 ········ 219

1 スピーチカニューレへの変更 ·· 219

2 音声言語以外のコミュニケーション ································· 219

1）ジェスチャー／219　　2）クローズドクエスチョン／219

3）筆　談／220

索　引 ·· 222

第1章
音声と音声障害

【本章で学ぶべきポイント】
- 「音声」「声」「ことば」の区別を理解する。
- 声は対人コミュニケーションにおいて言語情報と非言語情報とを伝達する。
- 正常な声に必要な声帯レベルでの条件は6つある。
- 「音声障害」の定義を理解する。
- 音声障害は声帯の変化によって発生することが多い。
- 音声障害は不適切な発声法や発声者の心身の状態の変化によっても生じる。

I 音 声

言語聴覚障害学および臨床医学の領域では声 voice を音声と呼ぶ。声はほとんどの場合，ことば speech として発せられ，かつ聞き取られる。そのため普段の生活では「声」と「ことば」の区別を意識することは少ない。しかし，例えば笑い声，泣き声あるいは赤ん坊のクーイング cooing や喃語 bubbling のように声がことばを伴わずに出されることもある。

> **音 声**
> 他の領域，例えば音声学ではことば speech を「音声」と呼ぶ。
>
> **ことば**
> 「音声言語」とも呼ばれる。
>
> **クーイング**
> 生後1～3か月に始まる乳児の「あー」「うー」「くー」などといった単音の発声。
> 英語"coo"は「(鳩が)クークー鳴く」「甘くささやく」の意味。
>
> **喃 語**
> クーイングより後に現れる乳児の発声。唇や舌を使う音の連続(ブーブー等)であることが多い。

1 声とは

声は喉頭にある声帯の振動によってつくられる音である。声帯振動によってつくられた音は喉頭原音と呼ばれるが，普通，それを耳にすること

第1章　音声と音声障害

詠　唱
詩や祈りに曲をつけて歌うこと。仏教，キリスト教，イスラム教といった諸宗教の他，クラシック音楽でも用いられる。詠唱練習では祈りやお経を唱えるようなイメージで発声する。

はない。喉頭原音が咽頭，口腔，鼻腔を通過する間に，各言語に特有の音響特徴が加わり，口唇や鼻孔からことばとして発せられる。私たちはその刻々と変化する音の流れの中に声帯振動に由来する成分を聞き取り，声と呼んでいる。

　人は言語を用いることによって複雑な意味を効率的にやり取りすることができる。言語にはことばと文字とがある。ことばは誰もが日常生活のあらゆる場所で最もよく使用している言語であり，それを担っているのが声である。水や空気のように，あるいは身体の一部のように，毎日当たり前に使用している声の重要性を意識することはあまりないかもしれない。しかし，もし声に重大な支障をきたす，あるいは声を失うなどしたら通常の社会生活は成り立たない。

② 声の機能

　声はことばの音源であり本質である。声とことばの最も重要な機能は対人コミュニケーションにおいて様々な意味を伝達することである。ここで伝達されるのは主として言語情報（文字に写し取れる情報）であり，日常のできごとの記述，説明，知識といったことから話し手の感情，意見あるいは欲求といったことに至るまで多種多様な内容である。

　また声は，対人コミュニケーションにおいて，発話者に関する非言語情報をも伝達する。一般に，発話者のおおよその年齢，性別あるいは文化的背景とともに，気分，感情あるいは人柄，時には体格や体調などの身体的情報も声から伝わる。また人はそれぞれに自分の声をもち，それが聞き手に認識されるという意味で，顔や署名のように声は個人を識別する指標でもある。こうしたことから声は準言語 paralanguageと呼ばれることがある。

　さらに，声は対人コミュニケーションの特殊な形式である芸能（日本のものでは能楽，文楽，歌舞伎，落語など），祈祷，読経，詠唱あるいは様々なジャンルの歌唱においても重要な役割を果たしている。ここで声は先述した言語情報や非言語情報の伝達だけではなく，趣き，信仰，感情，主張，美といった事柄を表現する主体として働き，聞く人の感性，感情，気分あるいは行動に影響を与える。

③ 正常な発声に必要な条件

　声は音の一種であり高さ，大きさ，音質（声質），持続性の4つの要素

2

をもつ。また声は，独り言や機械による音声認識といった例外はあるものの，多くの場合，人が耳で聞くことを目的に発せられる。そこで，正常な声であるか否かの判断は基本的に聞き手の聴覚によってなされる。つまり，聞き手が耳で聞いて高さ，大きさ，音質（声質），持続性が，発話者の年齢，性別，文化的背景を考慮して逸脱していないと判断した場合，正常範囲の声とみなす。

　このような正常な声がつくられるために最も重要であるのは呼気調節や喉頭調節といった生理学的メカニズムである（第2章参照）。中でも声をつくり出す器官である声帯の状態が重要であり，ここで必要な条件を廣瀬は6つあげている（表1-1）。

　この6つの条件の他にも，正常な発声には発声者の要因，例えば発声法，声の使用に耐える心身の耐久性，発声という活動に対するモチベーションといった心理的要因などもまた必要である。

表1-1　正常な発声に必要な声帯レベルでの条件

1. 発声時に声門が適度に閉じる。
2. 発声時に適量の呼気流が声門を通過する。
3. 発声時に声帯が適度に緊張している。
4. 声帯粘膜が変形しやすい（粘性がある），かついったん変形したものが元に戻りやすい（弾性がある）。
5. 声帯粘膜表面に適度な湿気がある。
6. 左右声帯の形や物理的性質（質量，粘性，弾性など）が対称的である。

出典）廣瀬　肇編著：音声障害治療学，医学書院，pp.10-11，2018より作成

Ⅱ 音声障害

　音声障害とは正常な声が出ていない，または出せない状態を意味する用語である。通常，聞き手が耳で聞いて正常ではない声（これを病的音声と呼ぶ）と判断した場合，音声障害があるという。ただし，客観的に病的音声が聴取されなかったとしても，発話者自身が発声に伴う何らかの困難（声の変化，疲労感，痛み，違和感など）を自覚して受診した場合は，音声障害として対応するのが一般的である。

音声障害とは

音声障害は「声質，高さ，大きさ，発声努力の変化により，コミュニケー

QOL
日本語では「生活の質」と訳される。人間らしい，あるいはその人にとって自分らしい生活や人生をさす。近年では医学や保健分野以外でも使用される用語である。

アメリカ言語聴覚協会(ASHA)
アメリカの言語聴覚士職能団体。会員数は約22万3,000人（2021年現在）[6]。

ションを損なう，あるいはQOLが低下すること」と定義されている[1),2)]。

さらに，アメリカ言語聴覚協会（ASHA）は，「もし他人が聞いて変化や逸脱を感じないとしても，本人が自分の声は異常であり日常生活上のニーズを満たすことができないという懸念を表明するのであれば音声障害は存在する」としている[3)～5)]。

2 音声障害の発生メカニズム

音声障害の約8割は声帯の変化，すなわち病変の存在，物理的特性の変化，あるいは運動障害を原因として発生する。一方で，残りの約2割は声帯に異常が認められないにもかかわらず発生する[7)]。声をつくる器官つまり楽器である声帯の変化によって，声の異常が発生することは当然と思われる。一方，耳鼻咽喉科学的診察で声帯に異常が認められない音声障害がかなりあることには注意が必要である。

音声障害のメカニズムに関連する疾患および声門部の状態については第3章に詳しく記載されている。ここでは音声障害の発生メカニズムの概要を述べる。

臨床上，よくみられるのは，声帯病変が邪魔をする，声帯が萎縮する，声帯運動が障害されるなどにより発声時に適度な声門閉鎖ができなくなる，あるいは声帯が腫れて重くなる，硬くなる，左右声帯の物理的特性に不均衡が生じるなどにより，規則的な声帯振動ができなくなり音声障害が発生するものである。

一方，声帯に明らかな異常が認められない場合としては，中枢または末梢神経系の障害により声帯に必要な緊張が保てない，あるいは逆に過度の緊張や不随意運動が生じ音声障害を引き起こすものがある。このような場合，診断には神経内科学的あるいは神経生理学的検査が必要となることがある。

さらに，声帯に異常が認められないだけではなく，適切な医学的検査を行っても原因が特定されない音声障害もある。この種の音声障害は，何らかの原因により不適切な発声が生じ，かつそれが習慣化し，適切な発声に修正できなくなった状態と解釈され，これを機能性発声障害と呼ぶことがある。また，声帯に異常が認められない音声障害の中には，心理的要因によって発生した音声障害があり，これを心因性発声障害と呼んで機能性発声障害と区別している。

以上のように，音声障害の多くは声帯の変化，つまり声をつくる楽器である声帯の故障によって発生するが，それ以外の要因，すなわち不適切な

QOL：quality of life
ASHA：American Speech-Language-Hearing Association

発声法や発声者の心身の状態の変化によって生じることも決して少なくない。しかも，声帯の状態，発声法，発声者の心身の状態の3つはそれぞれ独立した要因ではなく，相互に関連しつつ音声障害を発生あるいは悪化させるので注意が必要である。

〔引用文献〕

1) Stachler, R.J., Francis, D.O. and Schwartz, S.R. *et al.*: Clinical practice Guideline: Hoarseness（dysphonia）（update）executive summary. *Otolaryngol Head Neck Surg*, **158**（3）: 409-426, 2018

2) 日本音声言語医学会・日本喉頭科学会編：音声障害の定義と分類. 音声障害診療ガイドライン2018年版, 金原出版, pp.5-11, 2018

3) ASHA：Voice Disorders
   https://www.asha.org/practice-portal/clinical-topics/voice-disorders/
   （2023年1月18日閲覧）

4) Colton, R.H., Casper, J. and Leonard, R.: Understanding voice problems: A physiological perspective for diagnosis and treatment（4th ed.）, Lippincott Williams & Wilkins, 2011

5) Stemple, J.C., Glaze, L.E. and Klaben, B.G.: Clinical voice pathology: Theory and management（4th ed.）, Plural, 2010

6) ASHA：Annual Demographic and Employment Data 2021 Member and Affiliate Profile
   https://www.asha.org/siteassets/surveys/2021-member-affiliate-profile.pdf（2023年1月18日閲覧）

7) 廣瀬　肇：音声障害の医学的基礎. 廣瀬　肇編著：音声障害治療学, 医学書院, pp.1-13, 2018

【第1章　まとめ】
- 「音声」「声」「ことば」の区別を説明してみよう。
- もし声を失ってしまったら，対人コミュニケーションはどのように行われるか具体的な場面を想像してみよう。
- 正常な声に必要な声帯レベルでの条件（6つ）をあげてみよう。
- 「音声障害」の有無は，誰が，どのように判断するのか説明してみよう。
- 音声障害が発生する要因（3つ）をあげてみよう。

第2章 発声のメカニズム

【本章で学ぶべきポイント】
- 喉頭の解剖と発声時の喉頭調節のしくみを理解する。
- 呼吸器系の解剖と呼吸調節を理解する。
- 発声時の声帯振動のメカニズムを理解する。
- 声帯振動による喉頭原音が，母音や有声子音における音源となる。
- 音声生成は，音源が声道での共鳴によるフィルタ作用を受けるとみなす考え方で説明される。

I 神経生理学

1 中枢神経系による制御

発声・発語は中枢神経系による複雑な制御を受けている。内言語が外言語として表出されるまでには，言語中枢から発声中枢や呼吸中枢へと発声・発語の指令が伝達され，さらに呼吸筋や内喉頭筋などの末梢運動器へと発声・発語に必要な協調運動の指令が伝達される必要がある。近年のMRIや脳磁図検査の進歩により，その詳細が解明されつつある。

1）ことばの鎖

私たちが言語を用いてコミュニケーションを行う際，話し手側は，言語

言語障害
言語障害の原因は，難聴などの「入力系の障害」，言語発達遅滞や失語症などの「処理系の障害」，音声障害や構音障害，吃音などの「出力系の障害」に大別される。言語障害に対する診療は，これらの入力・処理・出力のどの段階に障害があるのかを見極めることから始まる。

内言語（内言，内語）
思考活動時などに心の中で用いられる，発声を伴わない言語。

外言語（外言，外語）
音声として他者に向かって発せられることば。

MRI：magnetic resonance imaging

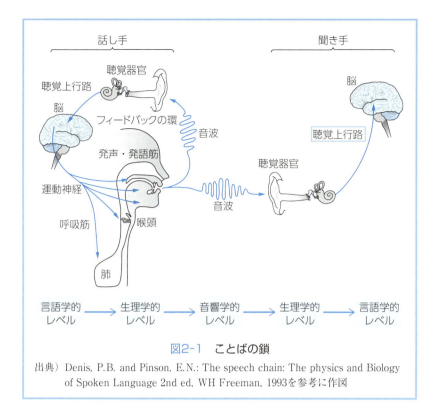

図2-1 ことばの鎖

出典）Denis, P.B. and Pinson, E.N.: The speech chain: The physics and Biology of Spoken Language 2nd ed, WH Freeman, 1993を参考に作図

学的レベル（内言語）→生理学的レベル（発声発語器官における発声運動）という段階を経てことば（外言語）を発する。ことばは音波という音響学的レベルを経て、聞き手側に至る。聞き手側では、生理学的レベル（聴覚器官から聴覚上行路）→言語学的レベルとつながっていく。一方で、自身の発したことばは話し手側にも聴覚的にフィードバックされる。このように、言語がコミュニケーションツールとして活用される際には、いくつかの段階を経ながら入力・処理・出力が行われる。これを「ことばの鎖 speech chain」と呼ぶ（図2-1）。

2）言語中枢

成人の言語中枢は、右利きの人で95％以上、左利きの人で70％以上が左大脳半球にある。聴覚刺激として入力されたことばは、側頭葉の一次聴覚野から感覚性言語中枢（Wernicke野）へ至り、そこで意味や内容の分析が行われる。視覚刺激として入力されたことばも同様に、後頭葉の一次視覚野から角回、縁上回を経て感覚性言語中枢に至り処理される。処理された情報は、前頭葉の運動性言語中枢（Broca野）に伝達される[1]（図2-2）。

第2章 発声のメカニズム

Brodmannの脳地図番号
大脳皮質の機能局在を表す番号。1野から52野まで番号がつけられており，それぞれの領域で異なる機能を有する（図2-2）。

中枢性パターンジェネレーター（CPG）
歩行，呼吸運動などのリズミックなパターン運動を，脳や感覚入力からのリズミックな入力なしで独立で行うことができる神経回路網。例えば，咀嚼運動は10種類以上の筋肉の運動や唾液分泌などが同時に行われるが，それら一つひとつの筋肉や唾液腺に中枢から指令していてはとても追いつかないため，咀嚼時に行われる行動がセットとしてパターン化されている。

脳神経
脳から直接出る末梢神経で，12対ある。発声，構音に関係するものとしては，三叉神経（V），顔面神経（VII），舌咽神経（IX），迷走神経（X），舌下神経（XII）などがある。

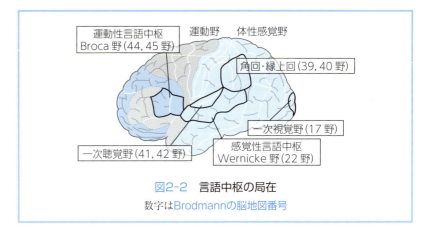

図2-2　言語中枢の局在
数字はBrodmannの脳地図番号

3）発声中枢

前帯状皮質や一次運動野である中心前回の弁蓋部とその上方の領域（咽喉頭の運動の中枢がある）は，言語中枢からの情報を受け，発声・発語に必要な運動の指令を発声中枢に送る。発声の中枢は動物実験により，中脳の水道周囲灰白質（PAG）にあることが示唆されている[2]。発声中枢を経由した運動の指令は，さらに疑核や呼吸中枢に送られる。疑核は迷走神経や舌咽神経に含まれる運動線維の起始核であり，延髄の深部に存在している。迷走神経や舌咽神経は，発声や構音に関与する筋肉の多くを支配する神経であるため，疑核を発声の下位中枢ととらえることもできる。呼吸中枢も延髄から橋にかけて位置しており，これらの中枢の連携により，横隔膜の活動抑制と声門閉鎖筋の活動増大などが同時並行で起こり，発声に必要な「呼息時に声帯を閉鎖する」という運動パターンが実行される[3]（図2-3）。発声・発語に関しても，嚥下運動と同様，何らかの中枢性パターンジェネレーター（CPG）が存在すると考えられる[4]。

2 末梢神経支配

第X脳神経である迷走神経は，延髄の疑核（運動線維の核）および孤束核（知覚線維の核）などから起こり，頸静脈孔を通って頭蓋外へ出た後，多くの枝を分岐し，頸胸腹部のほぼすべての臓器に分布する。それらの枝のうち特に音声に関連する枝は，上喉頭神経と反回神経の終末枝である下喉頭神経である（図2-4）。

1）上喉頭神経

上喉頭神経は第2頸椎レベルで迷走神経の下神経節から分岐し，その後

PAG：periaqueductal gray
CPG：central pattern generator

Ⅰ．神経生理学

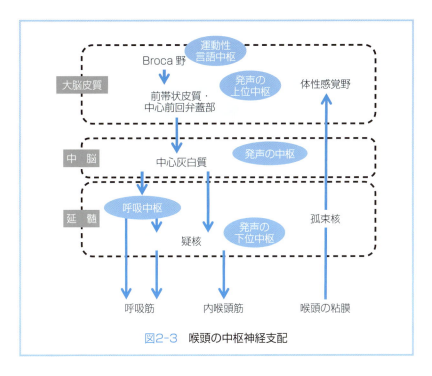

図2-3　喉頭の中枢神経支配

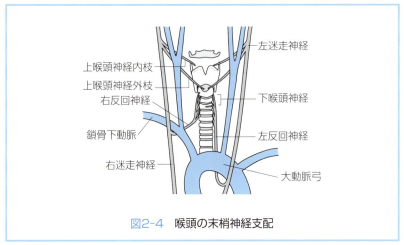

図2-4　喉頭の末梢神経支配

内枝と外枝に分岐する．内枝は甲状舌骨膜を貫いて喉頭内に入る神経で，喉頭内腔の，特に声門上部の粘膜の知覚を伝える知覚神経である．喉頭からの知覚入力は，孤束核を通して大脳皮質に伝えられる[5]．一方，外枝は内喉頭筋のひとつである輪状甲状筋を支配する運動神経である．

2）下喉頭神経

　反回神経は胸腔内で迷走神経から分枝し，右側は鎖骨下動脈，左側は大動脈弓を前方から後方へと反回し，気管に沿って上行する．喉頭に向かっ

上喉頭神経内枝麻痺
頸部郭清術などの手術で切除された場合，喉頭の知覚が低下するために咳嗽反射が減弱し，誤嚥をきたしやすくなる．

上喉頭神経外枝麻痺
甲状腺の手術などで切除された場合，うら声が出にくくなる．

反回神経麻痺
反回神経は迷走神経から分岐してから喉頭に至るまでの経路が長いため，がん（甲状腺がん，食道がん，肺がんなど）による浸潤やウイルス感染などによる麻痺を起こしやすい．

9

て上行する途中で食道枝や気管枝を分岐した後，終枝である下喉頭神経となる。下喉頭神経は，輪状甲状筋以外の内喉頭筋を支配する運動線維と，喉頭の声門下部の粘膜の知覚を司る知覚線維とをもつ混合神経である。上喉頭神経と下喉頭神経の間には，Galen吻合という交通枝がある[6]。

II 呼吸調節

1 呼吸器系の構造

　呼吸に関連する器官をまとめて呼吸器系と呼ぶ。鼻腔，咽頭，喉頭，気管，気管支，細気管支，肺胞からなる。ヒトでは口呼吸も可能であるが，通常口腔は呼吸器系ではなく消化器系に含まれる（図2-5）。

1）気管から肺胞まで

　気管は，喉頭の輪状軟骨の直下から始まり，第5胸椎のレベルで左右の主気管支に分岐するまでの長さ約10 cm・直径2〜2.5 cmの管腔である。気管外周ではC字形の気管軟骨輪が連続して積み重なり（背側には軟骨はなく，膜様部と呼ばれる），頸部の前後屈でもつぶれない強度としなやかさを有する。第5胸椎のレベルで気管は右主気管支と左主気管支に分岐する（第1分岐）。右主気管支は長さ3 cm・直径1.5 cm，左主気管支は長さ5 cm・直径1 cmと，右のほうが左より太くて短い。気管の軸となす角度は，右では約25°，左では約45°である（図2-6）。右気管支のほうが左気管支よりも角度が急でかつ太くて短いため，気管内に流入した誤嚥物は右側に流れ込みやすい。よって誤嚥性肺炎は右肺に発生しやすい[7]。

　左右それぞれの気管支はさらに分岐を続け，第5分岐直前までを気管支と呼ぶ。ここまでの気管支は軟骨輪で囲まれているが，以降の気管支は軟骨をもたない。第5分岐直後から第17分岐直前までの気管支は細気管支，第17分岐直後から第20分岐直前までの気管支は呼吸細気管支と呼ばれる。第20分岐直後から第23分岐直前までは肺胞管と呼ばれ，合計23回の分岐を繰り返し，気管支は最終的に肺胞となる（図2-7）。

　気管，主気管支，細気管支は気道部（導管部）と呼ばれ，内腔に線毛細胞や杯細胞をもつ。線毛細胞は表層に無数の線毛をもち，ベルトコンベアーのように異物を口側方向へ運んで除去する。杯細胞は粘液を分泌し，粘膜表面を潤すことで線毛による異物運搬を滑らかにする。呼吸細気管支

Ⅱ．呼吸調節

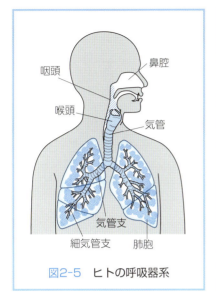

図2-5 ヒトの呼吸器系

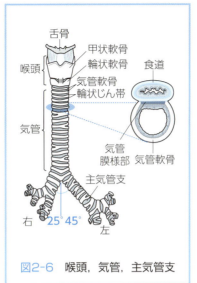

図2-6 喉頭，気管，主気管支

分岐	名称		備考	
0	気管		軟骨あり	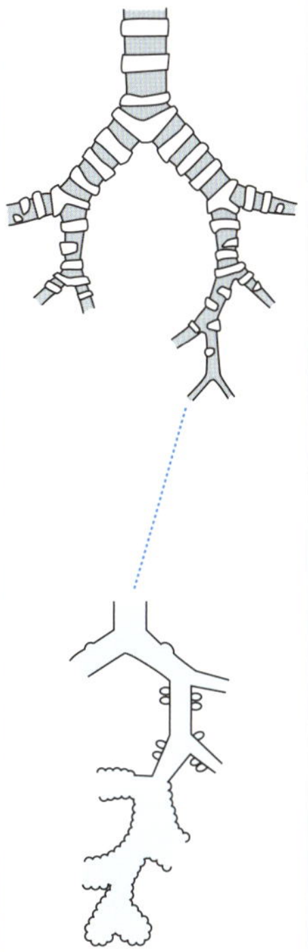
1	主気管支			
2	気管支	気道部（導管部）		
3				
4				
5	細気管支		線毛あり	
｜			軟骨なし	
16				
17	呼吸細気管支	移行部（中間部）	線毛なし	
18				
19				
20	肺胞管	呼吸部（ガス交換部）		
21				
22				
23	肺胞			

図2-7 気管から肺胞までの分岐様式

は移行部（中間部），肺胞管と肺胞は呼吸部（ガス交換部）と呼ばれる。

肺胞は小さな空気の袋のような形状をしており，肺全体では数億個に及

11

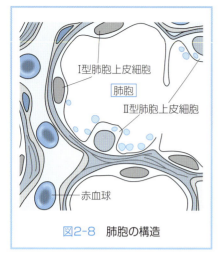

図2-8 肺胞の構造

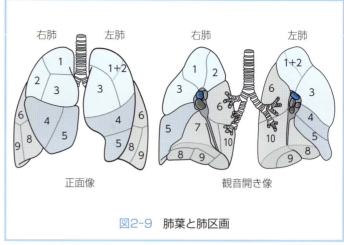

図2-9 肺葉と肺区画

ぶとされている。表面積は100 m^{2}を超え，効率的なガス交換を可能としている[8]。肺胞内には，ガス交換を行うⅠ型肺胞上皮細胞と，肺胞がしぼまないように表面活性物質を分泌するⅡ型肺胞上皮細胞がある。肺胞は薄い肺胞壁を介して毛細血管と接しており，酸素は肺胞内から血液中へ，二酸化炭素は血液中から肺胞内へ移動する（図2-8）。

2）肺

　肺は胸腔内にあり，左右の肺は縦隔で隔てられている。心臓が少し左寄りにあるため，左肺のほうが右肺よりも少し小さい。右肺は上葉，中葉，下葉の3つの肺葉で構成され，左肺は上葉と下葉（中葉はない）の2つの肺葉で構成されている。さらに，解剖学的な指標として，肺区域という分割法がある。右肺は10区域（上葉：1，2，3　中葉：4，5　下葉：6，7，8，9，10），左肺は8区域（上葉：1＋2，3，4，5　下葉：6，8，9，10）に分割される（図2-9）。

3）胸部の構造

　胸部は，頸部と腹部の間の領域で，外枠としての胸郭，およびその内部にある胸腔，縦隔から構成される。

　① **胸　郭**　胸椎，肋骨，胸骨から構成されるかご状の骨格。胸部の外郭をなす（図2-10）。

　② **胸　腔**　胸郭と横隔膜で囲まれる空間。縦隔は含まないことが多い。

　③ **縦　隔**　左右の肺の間に位置する空間で，心臓，大血管，気管，食道，胸腺などの重要臓器がある（図2-11）。

胸腔ドレナージ
胸膜腔に過剰に貯留した血液や浸出液を排出すること。

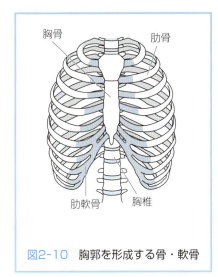

図2-10　胸郭を形成する骨・軟骨

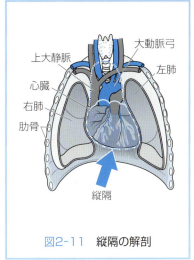

図2-11　縦隔の解剖

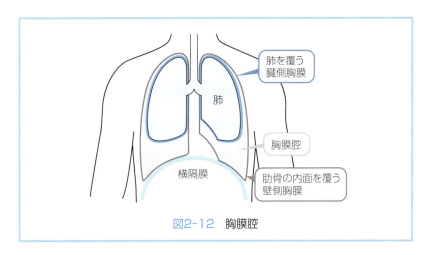

図2-12　胸膜腔

④　**胸膜腔**　壁側胸膜（胸壁の内側を覆う膜）と臓側胸膜（肺の外側を覆う膜）の間の空間。2つの胸膜の間には、わずかに水分が存在し、膜同士が付着することなく滑らかに動くことができる（図2-12）。

2 呼吸運動

　呼吸 respirationは、「（体外と肺胞内の空気の）換気」と「（酸素と二酸化炭素の）ガス交換」の2つのフェーズから成り立っているが、実際の臨床ではこれら3つの用語は特に区別されず用いられていることも多い。

第2章　発声のメカニズム

弾性復元力
膨らんだ肺が自然に元に戻ろうとする力。

血中酸素飽和度（SpO₂）
末梢動脈血内のヘモグロビンのうち，酸素と結合しているものの割合。パルスオキシメーターで経皮的に測定することができる。

1）換　気

　換気 ventilationとは鼻腔・口腔，気管・気管支を通じて空気が肺胞内に出入りする運動である。肺に筋肉はないため，肺自身が収縮・拡張することはできない。肺を取り囲む骨と筋肉によってつくられた胸郭の運動により胸腔内の圧力を変化させることで，肺胞が受動的に拡張・収縮し，空気の出入りが起こる。つまり，吸気時には胸郭が広がることで肺が拡張して空気を吸い込み，呼気時には胸郭が縮むことで肺が収縮して空気を吐き出す。

　換気時に働く筋肉を呼吸筋と呼ぶ。肋間筋，横隔膜，頸部の一部の筋肉，腹部の一部の筋肉が含まれる。肋間筋は二層になっており，外層の外肋間筋は肋骨を挙上（胸郭は広がる），内層の内肋間筋は肋骨を下降（胸郭は狭まる）させる。支配神経はともに肋間神経である。横隔膜は，膜ではなく筋肉（横紋筋）でできている。胸骨，肋骨，腰椎に付着し，大動脈裂孔，大静脈裂孔，食道裂孔という孔が3つ開いている。横隔膜が上下することで，胸腔が拡張・収縮する。支配神経は横隔神経である。

　リラックスしているときの呼吸は安静時呼吸と呼ばれ，吸気は横隔膜75％，外肋間筋25％の割合の筋肉の働きで行われる。一方，呼気は筋肉を用いず，伸展された肺の弾性復元力によって行われる。運動時や疾患による呼吸困難時の呼吸は努力呼吸と呼ばれ，吸気時には横隔膜，外肋間筋に加え，頸部の呼吸補助筋（胸鎖乳突筋，前斜角筋，中斜角筋，後斜角筋）が働く。一方，呼気時には内肋間筋の他に，腹部の呼吸補助筋（腹直筋，内腹斜筋，外腹斜筋，腹横筋），および横隔膜が補助的に働く[8]。

2）ガス交換

　ガス交換には，肺で行われるガス交換（外呼吸）と，末梢組織で行われるガス交換（内呼吸）の2種類がある。

　①　**外呼吸**　換気により肺胞内に取り込まれた空気中の酸素がⅠ型肺胞上皮細胞の働きにより毛細血管内に取り込まれる。また，毛細血管中の二酸化炭素が同じくⅠ型肺胞上皮細胞を通して肺胞内に放出される。

　②　**内呼吸**　外呼吸によって血液中に取り入れられた酸素は，ヘモグロビンと結合して各組織に運ばれる。各組織では，酸素が血管から細胞内に移行し，逆に細胞内から血液中に二酸化炭素が溶け込む。二酸化炭素は血管を通じて肺に送られる。

SpO₂：percutaneous oxygen saturation

3 呼吸機能検査

スパイロメーターという機器を用いて，口から出入りする空気量や気流の速度を分析し，肺の機能を調べる。

1）肺気量分画

臨床でよく用いられる主な肺気量を以下に示す（図2-13）。肺活量は「肺の広がりやすさ」を表す。計測した肺活量が正常値の80%を下回る場合，肺が広がりにくいという意味で「拘束性換気障害」と呼ぶ。代表的な疾患として，間質性肺炎がある。

間質性肺炎
肺胞の壁に炎症や損傷が起こり，壁が線維化し，酸素を取り込みにくくなる疾患。喫煙が原因となることが多い。

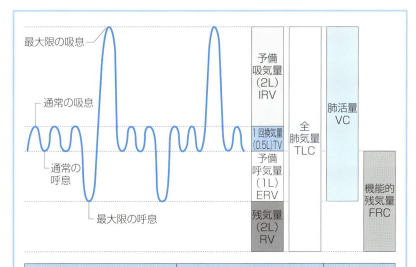

1回換気量（TV） tidal volume	安静時に1回の呼吸で出入りする空気量	約 500 mL
予備吸気量（IRV） inspiratory reserve volume	安静時の吸気状態からさらに吸うことができる空気量	約 2,000 mL
予備呼気量（ERV） expiratory reserve volume	安静時の呼気状態からさらに吐くことができる空気量	約 1,000 mL
残気量（RV） residual volume	最大呼気の時点で肺・気道に残っている空気量	約 2,000 mL
全肺気量（TLC） total lung capacity	TV + IRV + ERV + RV つまり肺・気道の全体積	約 5,500 mL
肺活量（VC） vital capacity	最大吸気から吐くことのできる空気量	約 3,500 mL
機能的残気量（FRC） functional residual capacity	安静時呼吸で肺・気道に残っている空気量	約 3,000 mL

図2-13 肺気量分画

第2章 発声のメカニズム

気管支喘息
気管支が慢性の炎症により狭窄や過敏状態を呈し、呼吸困難や咳・痰を生じる疾患。背景にはアレルギーが関与していることが多い。

慢性閉塞性肺疾患（COPD）
気管支の慢性的な炎症、肺胞の破壊などにより、慢性的な咳と痰、少し動いただけでも息切れを生じる。ほとんどの場合、喫煙が原因である。

声道
音源より発せられた音が、体外に出るまでの間に通過する経路。ヒトの場合は、喉頭、咽頭、口腔、および鼻腔であり、成人男性で約17cm、成人女性で約14cm。その形によって様々な音響特性が付加される。

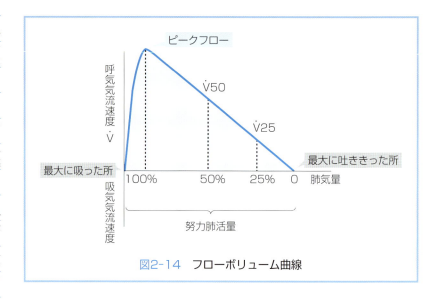

図2-14　フローボリューム曲線

2）1秒率

最大吸気からできるだけ勢いよく空気を吐いて測定する。最初の1秒間に吐くことができた空気量（1秒量）を完全に吐ききるまでの量（努力肺活量）で割ったものを1秒率と呼び、「呼吸の通路の広さ」の指標となる。計測した1秒率が正常値の70％を下回る場合、気道が狭いという意味で「閉塞性換気障害」と呼ぶ。代表的な疾患として、気管支喘息、慢性閉塞性肺疾患（COPD）などがある。

3）フローボリューム曲線（図2-14）

肺気量分画や1秒率を一連の検査で測定する。横軸が肺気量、縦軸が呼気・吸気の気流速度である点に注意が必要である。拘束性換気障害では、肺活量が減るので山の幅が狭くなる。閉塞性換気障害では、前半は努力換気で何とか息を吐くことができるが、後半で吐き出しにくくなるので後半の山が低くなる。上気道閉塞では、呼出スピードが上がらないため、山が平坦になる（図2-15）。

4 発声時の呼気調節

音圧
音源によって起こる大気圧の変化量。単位は圧力なのでPa（パスカル）。ある基準値から比較された値は音圧レベルと呼ばれ、単位はdB（デシベル）。

音の強さ
音がもつ物理的なエネルギーを表す指標。1m²に通る音のエネルギー量なので、単位はJ（ジュール）/m²。ある基準値から比較された値は音の強さレベルと呼ばれ、単位はdB（デシベル）。

音の大きさ
ヒトの聴覚が感じる音の大小を示す心理量。単位はsone（ソーン）。音圧レベル40dB・周波数1kHzの純音をヒトが聞いた際に感じる音の大きさが1sone。ある基準値から比較された値は音の大きさレベルと呼ばれ、単位はphon（フォン）。

発声は呼気調節、喉頭調節、声道（の共鳴）調節の3つすべてがそろって初めて円滑に行われ、ひとつでも欠ければ何らかの共鳴異常や音声障害を呈する。

声帯振動の駆動力は呼気流であり、意図した声の強さや高さに必要な呼

COPD：chronic obstructive pulmonary disease

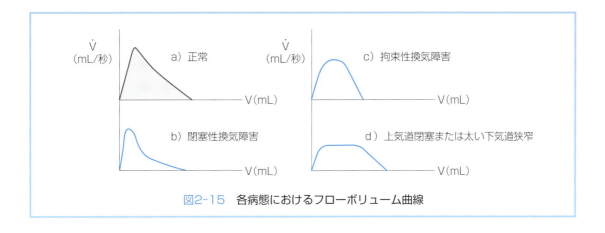

図2-15　各病態におけるフローボリューム曲線

気流を提供できるよう，呼吸筋の運動を調節することを（発声時の）呼気調節と呼ぶ。特に声の強さは，呼気圧および声門閉鎖度で調節される。呼気圧を上げることで声は強くなるが，地声では同時に高さも高くなる傾向がある。

高齢者では，肺のコンプライアンス（広がりやすさ）低下や呼吸筋の筋力の低下により，十分な声帯振動を起こすことができなくなり，発声の十分な持続や高音発声が困難になる[9]。

III　喉頭調節

1　喉頭の機能

喉頭の機能は主に以下の4つであり，いずれも生活や生命維持に直結する非常に重要な機能である。

1）発　声
呼気流により声帯が振動することで音源（喉頭原音）が生成される。この喉頭原音が声道を通過する間に様々な修飾を受け，様々な母音や子音に変化する。

2）嚥下の補助
喉頭自身は食物の通過路ではないが，嚥下時に喉頭が前上方に挙上することで下咽頭が開大し，食塊の食道への移行を補助する。

3）呼気・吸気の通路

喉頭は気管の頭側に位置し，気道の一部である。声帯より末梢側（鼻腔側）を上気道，中枢側（肺側）を下気道と呼ぶ。上気道には常在菌がいるが，下気道は基本無菌である。

4）下気道の保護

誤嚥や異物侵入に対して，反射的に声門を閉鎖したり，咳嗽を誘発したりする（咳嗽反射）ことで，異物の気管内への侵入を防御する。

2 喉頭の構造

喉頭は第5頸椎の前（舌骨は第3頸椎の前）あたりに位置するが，頸椎に固定されていないため，加齢による筋力低下とともに位置が下降していく。高齢者では第7頸椎のあたりまで喉頭の位置は下垂する。

喉頭の冠状断および矢状断（図2-16）と喉頭を頭側からみた様子（図2-17）を示す。喉頭の中央あたりには，声帯と呼ばれる2枚の粘膜のひだがあり，音声の音源となる。声帯の長さは，男性で24〜25 mm，女性で16〜17 mmである[10]。両声帯が前方で接する部分が前交連で，前交連から披裂軟骨の筋突起付近までが声帯，その間の部分は前部声門あるいは膜間部声門と呼ばれる。その後方は後部声門あるいは軟骨間部声門と呼ばれ，主に呼気・吸気の通路となる[11]。両声帯は深吸気時には開大位，安静呼吸時には中間位に外転し，声門は呼気，吸気の通路としての役割を果たす。一方，発声時には両声帯は正中位に内転し，声門は閉鎖した状態となる。この閉鎖状態のときに呼気で声帯が振動することにより，喉頭原音が生ま

> **外転**
> **内転**
> 外転とは身体の中心軸から遠ざかる動きのことで，内転とは身体の中心軸に向かう動きのこと。

> **声門の機能**
> 機能的側面からは，前部声門は発声のための声門，後部声門は呼吸のための声門といえる。

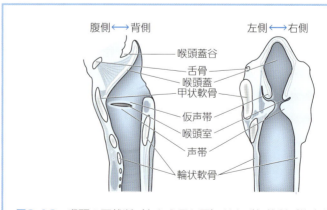

図2-16 喉頭の冠状断（左から見た図）および矢状断（後方からみた図）

Ⅲ．喉頭調節

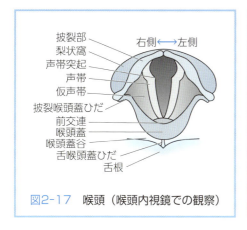

図2-17　喉頭（喉頭内視鏡での観察）

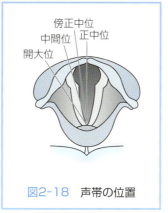

図2-18　声帯の位置

軟骨
基質の性状や量により，3種類に分類される。
硝子軟骨：膠原線維の間を多糖類が埋め，ガラス様を呈す。軟骨組織のうち最も多い。喉頭軟骨，気管軟骨，関節軟骨など。
弾性軟骨：弾性線維を多く含み，弾力性に富む。耳介軟骨，喉頭蓋軟骨など。
線維軟骨：膠原線維を多く含み，引っ張りに強い。関節円板，椎間円板など。

れる。一方，反回神経麻痺が起こると，声帯開大筋と閉鎖筋の筋肉のバランスなどの影響により，声帯は傍正中位や中間位などの位置で固定する[12]（図2-18）。

　声帯の頭側には仮声帯と呼ばれる2枚の粘膜のひだがあり，誤嚥防止機能や声帯振動への影響などが示唆されている。声帯と仮声帯の間の溝は喉頭室と呼ばれ，豊富な分泌腺がある。

　喉頭蓋は嚥下時に喉頭をふさぎ，誤嚥を防ぐとともに食塊を下咽頭に誘導する。喉頭蓋と舌根の間のくぼみは喉頭蓋谷と呼ばれ，食塊をいったんためておく働きがある。披裂部，披裂喉頭蓋ひだと咽頭後壁の間のくぼみは梨状窩と呼ばれ，下咽頭の入口部にあたる。

3　喉頭の軟骨

　喉頭は数個の軟骨とそれらを連結する筋肉で構成される管腔構造を形成しており，この構造を「喉頭の枠組み framework」と呼ぶ（図2-19）。
　土台となるのは輪状軟骨 cricoid cartilage であり，第1気管軟骨輪の直上にあるリング状の軟骨である。前壁（約10 mm）よりも後壁（約25 mm）が高く，「背もたれつき座椅子」のような形状をしている（図2-20a）。
　輪状軟骨の後壁の上には披裂軟骨 arytenoid cartilage が左右に2つ乗り，輪状軟骨との間に輪状披裂関節を形成する。三角錐のような形をしており，前方の声帯突起には甲状披裂筋と声帯筋が，外側方の筋突起には外側輪状披裂筋と後輪状披裂筋が，後面には披裂筋が付着する。それら付着する筋肉の働きにより，披裂軟骨は輪状軟骨上を前後左右に滑るように移動する（図2-20b）。甲状軟骨 thyroid cartilage は喉頭最大の軟骨で，「二つ折り屏風」のような形をしている。前方正中の上端は前方に突出してお

19

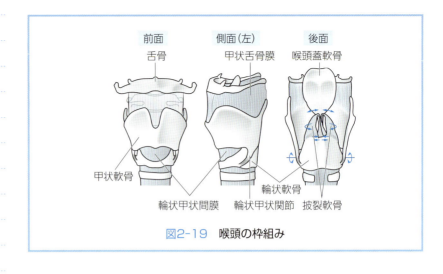

図2-19　喉頭の枠組み

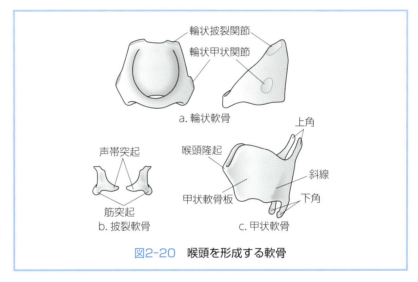

図2-20　喉頭を形成する軟骨

り，喉頭隆起（いわゆる「のど仏」）と呼ばれる。両後方の上下にはそれぞれ上角，下角と呼ばれる突起がある（図2-20c）。上角は舌骨甲状じん帯で舌骨大角と結合しており，下角は輪状軟骨の側面で輪状軟骨と輪状甲状関節を形成する。両側の関節を結ぶ線を回転軸として，甲状軟骨は弧を描くように前後に動くことができる。

　喉頭蓋軟骨 epiglottis cartilageの基部は甲状軟骨正中内面に付着し，嚥下時に甲状軟骨が舌骨に向かって挙上されると，喉頭蓋軟骨の基部がもち上げられ，喉頭蓋軟骨は後下方に倒れ，喉頭口を閉ざす。

　嚥下時に食塊が梨状窩から喉頭内に侵入しないように，披裂と喉頭蓋の間は，ひだ状の堤防（披裂喉頭蓋ひだ）でつながっている。この堤防を高く，厚くするため，披裂軟骨の上端に小角軟骨が，ひだの中央に楔状軟骨

が存在する。
　これらの軟骨で構成される枠組みの頭側に，馬蹄形の舌骨がある。舌骨は舌や喉頭と多数の筋肉でつながっており，種々の頸部手術の際の解剖学的な目印となる非常に重要な骨である。

喉頭筋

1）外喉頭筋群（図2-21）
　外喉頭筋とは，喉頭（舌骨を含む）の位置の保持や運動に関与する筋肉の総称であり，舌骨上筋群と舌骨下筋群の2群に分類される。

（1）舌骨上筋群（表2-1）
　舌骨上筋群は，顎二腹筋 digastric muscle，オトガイ舌骨筋 geniohyoid muscle，茎突舌骨筋 stylohyoid muscle，顎舌骨筋 mylohyoid muscle，の4つの筋肉で，口腔底の形成，下顎の下方牽引，嚥下時の喉頭挙上の機能を有する。

（2）舌骨下筋群（表2-2）
　舌骨下筋群は，胸骨舌骨筋 sternohyoid muscle，胸骨甲状筋 sternothyroid

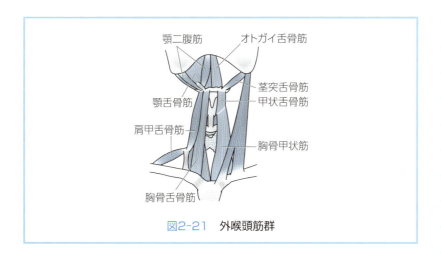

図2-21　外喉頭筋群

表2-1　舌骨上筋群

筋　肉		起　始	停　止	支配神経
顎二腹筋	前腹	下顎骨二腹筋窩	舌骨中間腱	顎舌骨筋神経
	後腹	側頭骨乳様突起	舌骨中間腱	顔面神経顎二腹筋枝
オトガイ舌骨筋		下顎結合	舌　骨	舌下神経オトガイ舌骨筋枝
茎突舌骨筋		側頭骨茎状突起	舌骨体底	顔面神経
顎舌骨筋		下顎骨顎舌骨筋線	舌骨体 顎舌骨筋縫線	顎舌骨筋神経

表2-2　舌骨下筋群

筋　肉	起　始	停　止	支配神経
胸骨舌骨筋	胸骨柄，胸鎖関節，第1肋軟骨後面	舌骨体部下縁	頸神経ワナ
胸骨甲状筋	胸骨柄，第1・第2肋軟骨の後面	甲状軟骨	頸神経ワナ
甲状舌骨筋	甲状軟骨斜線	舌骨大角後面	頸神経甲状舌骨筋枝
肩甲舌骨筋	肩甲骨上縁	舌　骨	頸神経ワナ

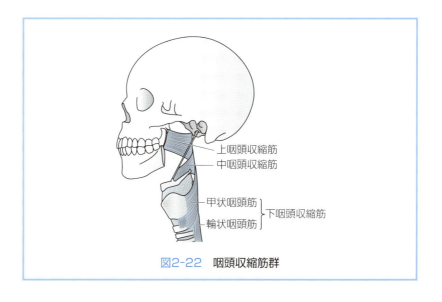

図2-22　咽頭収縮筋群

表2-3　咽頭収縮筋群

筋　肉	構成筋	起　始	停　止	支配神経
上咽頭収縮筋	ここでは省略			
中咽頭収縮筋	舌骨咽頭筋	舌　骨	咽頭縫線	迷走神経咽頭枝
下咽頭収縮筋	甲状咽頭筋	甲状軟骨	咽頭縫線	迷走神経咽頭枝
	輪状咽頭筋	輪状軟骨	咽頭縫線	迷走神経咽頭枝

muscle，甲状舌骨筋 thyrohyoid muscle，肩甲舌骨筋 omohyoid muscleの4つの筋肉で，主に開口運動時に舌骨の位置を固定して舌骨上筋群の働きを補助したり，舌骨を引き下げて顎を引くような動作の補助筋として働く．

2）咽頭収縮筋群（図2-22，表2-3）

　咽頭収縮筋群は，上咽頭収縮筋 superior pharyngeal constrictor muscle，中咽頭収縮筋 middle pharyngeal constrictor muscle，下咽頭収縮筋 inferior pharyngeal constrictor muscleの3つから構成される．これらのうち，中咽頭収縮筋と下咽頭収縮筋はそれぞれ舌骨，喉頭に付着するため，外喉頭筋群に含まれることもある．3つの咽頭収縮筋は，嚥下の際に上から順に収縮して，食物を下方に移動させるが，最下に位置する輪状

咽頭筋 cricopharyngeal muscleは食道入口部の括約筋として働く。つまり常時収縮しており，嚥下時のみ弛緩して食塊を通過させる。

3）内喉頭筋群（図2-23，表2-4）

内喉頭筋群は，喉頭を構成する軟骨を連結する筋肉群であり，軟骨を動かすことで声門の閉鎖や開大，声帯の緊張や弛緩を実現する。

甲状披裂筋 thyroarytenoid muscleは，披裂軟骨を甲状軟骨方向に引き

a. 甲状披裂筋
披裂軟骨を前方に引き，声帯を短縮する

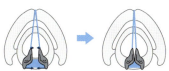
b. 披裂筋
左右の披裂軟骨を引き寄せ声門を閉じる

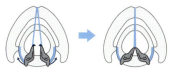
c. 外側輪状披裂筋
筋突起が外前方に引かれ，声帯突起は内転する

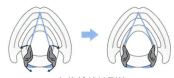
d. 後輪状披裂筋
筋突起が内後方に引かれ，声帯突起は外転する

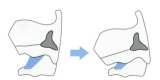
e. 輪状甲状筋
甲状軟骨を前傾させることで声帯を伸長させる

図2-23　内喉頭筋群

表2-4　内喉頭筋群

筋　肉	起　始	停　止	支配神経	機　能
甲状披裂筋（内　筋）	甲状軟骨正中内面	披裂軟骨声帯突起	下喉頭神経	声帯の短縮および内転
披裂筋（横　筋）	披裂軟骨外側縁	披裂軟骨外側縁	下喉頭神経	（特に後部の）声門閉鎖
外側輪状披裂筋（側　筋）	輪状軟骨外側面	披裂軟骨筋突起	下喉頭神経	声帯の内転（声門閉鎖）
後輪状披裂筋（後　筋）	輪状軟骨後　面	披裂軟骨筋突起	下喉頭神経	声帯の外転（声門開大）
輪状甲状筋（前　筋）	輪状軟骨下　縁	甲状軟骨下　縁	上喉頭神経外　枝	声帯の伸長（うら声発声）

寄せることで声帯を短縮させ，かつ厚みを増す。この披裂軟骨の前後方向の移動は回転 rockingと呼ばれ，内転効果も有する。内側部の筋束は声帯筋と呼ばれ，声帯の盛り上がりを形成する。

披裂筋 arytenoid muscleは，左右の披裂軟骨の間を横走する横披裂筋と，X状に斜走する斜披裂筋の２種類の筋肉からなる。左右の披裂軟骨を内方に引き寄せることで声門，特に後部声門を閉鎖させる。この披裂軟骨の左右方向の移動を滑走 glidingと呼ぶ。

外側輪状披裂筋 lateral cricoarytenoid muscleは，披裂軟骨の筋突起を前外側方向に引き寄せることで披裂軟骨を回転させ，結果として声帯突起は後内側方に内転 adductionし，声門は閉鎖する。

後輪状披裂筋 posterior cricoarytenoid muscleは，披裂軟骨の筋突起を後下内側方向に引き寄せることで披裂軟骨を回転させ，結果として声帯突起は上外側方に外転 abductionし，声門は開大することとなる。

輪状甲状筋 cricothyroid muscleは，甲状軟骨前部を輪状軟骨方向に引き寄せることで，輪状甲状関節を軸に甲状軟骨が前傾し，声帯が伸長する。

支配神経は，甲状披裂筋，披裂筋，外側輪状披裂筋，後輪状披裂筋の４つは下喉頭神経の支配を受けており，輪状甲状筋のみが上喉頭神経外枝支配である。

筋肉を構成する筋線維には以下の３種類がある。

①　遅筋（TypeⅠ）　　赤筋とも呼ばれる。長時間収縮し続けることができ，持続的な運動を行うときに働く。

②　中間筋（TypeⅡa）　　TypeⅠとTypeⅡbの中間。

③　速筋（TypeⅡb）　　白筋とも呼ばれる。収縮速度が速く，大きな力を短時間に発揮することができる。ただし疲労には弱い。

♪ 筋肉の名称−起始・停止 ♪♪

一般に，筋肉の両端のうち，筋肉が収縮するときに動かない（あるいは動きが小さい）ほうが「起始」，動きが大きいほうが「停止」と定義されている。頭頸部領域の音声や嚥下に関連する筋肉の多くが"「起始」＋「停止」＋筋"の順に名づけられている。

例えば胸骨甲状筋は，起始が胸骨で停止が甲状軟骨なので，収縮することで甲状軟骨が胸骨方向に引っ張られる，つまり喉頭を下降させる筋肉である。同様に，オトガイ舌骨筋は，オトガイ（下顎の正中部分）が起始で舌骨が停止なので，舌骨を下顎方向に引く，つまり喉頭挙上する筋肉である。頭頸部には非常にたくさんの筋肉があり，覚えるのが大変であるが，このように，筋肉の名称から機能をイメージして覚えていけば理解がしやすい。

声門を閉鎖する筋肉では，迅速に声門を閉じて下気道を守る必要があるため，TypeⅡb（速筋）の占める割合が多い。一方，継続的に声門を開大する働きをもつ後輪状披裂筋はTypeⅠ（遅筋）の占める割合が多い。輪状甲状筋では速筋と遅筋が半々で存在する。

❺ 発声時の喉頭調節

喉頭調節とは，「呼気」という「空気力学的エネルギー」を，「音声」という「音響エネルギー」に変換するために，喉頭の物理的特性を変化させることをいう。

特に声の高さは主に喉頭調節（および呼気調節）で行われる。特に甲状披裂筋と輪状甲状筋が声の高さの調節に関与する。甲状披裂筋は，収縮することで声帯の厚みが増し，緊張が低下し，pitchを下げる。一方，輪状甲状筋は，収縮することで甲状軟骨を前傾させ，声帯は伸長し，緊張が増し，pitchを上げる。話声位では甲状披裂筋が優位に，うら声発声では輪状甲状筋が優位に働く。

pitch
音の高さの意味。音声の高さは基本周波数に対応することから，それをピッチと呼ぶ場合がある。

話声位
日常会話における声の高さのこと。

Ⅳ 声帯振動

❶ 声帯の構造

ヒトの声帯は，粘膜上皮，粘膜固有層，声帯筋の三層構造をしている[13]（図2-24）。

粘膜は，気管，気管支と同じく多列線毛上皮であるが，声帯縁だけは食道と同じ重層扁平上皮で構成されている。これは，重層扁平上皮のほうが摩擦などの物理刺激に強いためだと考えられる。

粘膜固有層 lamina propriaはさらに，浅層，中間層，深層の三層に分けられる。浅層はラインケ腔とも呼ばれ，線維や細胞の少ない疎で軟らかい層であり，保水性の非常に高いヒアルロン酸などのムコ多糖が豊富である。

中間層はエラスチンなどの弾性線維，深層はコラーゲンなどの膠原線維が豊富に含まれており，浅層と比較すると固い層となっている。中間層と深層は合わせて声帯じん帯とも呼ばれる。声帯じん帯は成人にしかなく，他の哺乳類や新生児にはない。

粘弾性
viscoelasticity
声帯のように，粘性と弾性の両方を合わせた性質を「粘弾性」と呼ぶ。ゴムなどの高分子物質にみられる。

ヒアルロン酸
声帯の粘膜固有層浅層に多く存在するヒアルロン酸は，1gで6Lの水分を保持することができる，非常に保水性の高い物質であり，声帯の粘弾性の要である。その保水力の高さから，化粧品やシワ取り注射などにも用いられている。

声帯振動のメカニズム

声帯振動と喉頭原音の生成は，よく風船に例えられる。つまり，膨らませた風船の口を広げたままにしておくと空気が出ていくだけだが，口を引っ張って狭くすると口の部分が振動して「ピィー」という音が鳴るのと同じ現象である。

自励振動

非振動的な外部入力により，周期的な振動が引き起こされる現象。例えば，ブランコに「押す」という振動ではない外力を加えると，ブランコは「前後に揺れる」という周期的な振動をする。この場合，ブランコ自体にモーターがついていて揺れているわけではない。声帯も呼気という外力で振動が引き起こされているのであって，声帯自身の筋力で振動をしているわけではない。

ベルヌーイ効果

空気や水などの流体が流れる際に，流体周辺の圧力が低くなることで周囲の物質が流体に引きつけられる現象。シャワーカーテンがシャワーに引き寄せられる現象や，飛行機の翼の揚力もベルヌーイ効果によるものである。
発声においては，狭めた声門から呼気が勢いよく流れ，まわりの圧力が小さくなることによって，弾性に富んだ声帯が引き寄せられ声門が閉じる。

声帯振動数

声帯振動数（1秒間に声帯が振動する回数）は声の高さを決定する。単位はHz（ヘルツ）で表され，振動数が大きいほど声は高くなる。

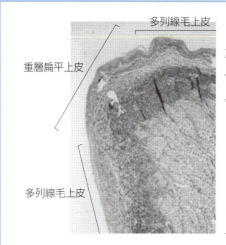

図2-24　声帯の層構造

このように，声帯は固いbody部分（声帯筋）の上に，移行部（粘膜固有層中間層と深層）を介して軟らかいcover（粘膜と粘膜固有層浅層）が乗っている構造をしており，この層構造のおかげで1秒間に数百回という声帯の振動を可能にしていると考えられている。これは「body & cover 理論」と呼ばれる[14]。

❷ 声帯振動のメカニズム

声帯振動は，呼気による自励振動であるが，声帯の粘弾性により非常に特徴的な振動の様式を示す[15]。

内喉頭筋の働きで声門が閉じている状態で肺から呼気が到達すると，声門下の空気圧（声門下圧）が高まる。すると，左右の声帯間に間隙が開き，呼気が流出する。呼気の流れが落ち着く（声門下圧が低下する）と，声帯自体の復元力とベルヌーイ効果により声帯間の間隙は徐々に閉じていき，呼気の流出が止まる。声帯間の間隙が閉じると再び呼気により声門下圧が高まっていき，再び間隙が開き，呼気が流出する（図2-25上段）。この声帯振動による声帯間の間隙の開閉の繰り返しにより，声帯間で呼気流が周期的に通過と遮断を繰り返すこととなる。その結果，気圧が薄い（疎な）部分と気圧が濃い（密な）部分が交互に繰り返され，疎密波が形成される。この疎密波が喉頭原音という音波そのものとなる。声門の開大期では気流は比較的ゆっくりと通過していくが，閉鎖は比較的短時間に起こるので，声帯間隙を通過する呼気流の体積は完全な正弦波ではなく，図2-25下段

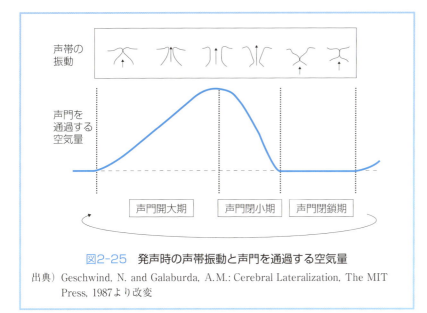

図2-25 発声時の声帯振動と声門を通過する空気量
出典）Geschwind, N. and Galaburda, A.M.: Cerebral Lateralization, The MIT Press, 1987より改変

のような波形となる。そのため，喉頭原音は純音ではなく，「ブー」というブザーのような複合音となる。

　声帯振動を上方から観察すると，声帯上面があたかも波打っているようにみえる。これを声帯の粘膜波動という。瘢痕などで硬くなった声帯では粘膜波動が減弱しており，粘膜波動の様子から声帯の硬さ（粘弾性）を推測することができる。

V 音声の物理

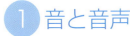 音と音声

1）音とは

　私たちが「音が聞こえた」と感じるとき，発生源において何らかの振動があり，これを音源という。その振動は，例えば空気など音を伝える媒質を介して音波として周囲に伝わる。最終的に，私たちは聴覚器官を介してその音源から伝わってくる音波を「音」として聞く。媒質が空気の場合，音波がないときの大気圧に比べ，ある場所では音波が存在することによって気圧が時間とともに上下を繰り返す。その気圧の振動幅が音圧であり，単位はパスカル（Pa）で表す。

> **媒質**
> 波を伝えるもの。音波の場合，空気などの気体以外に，水などの液体，金属などの固体も媒質になる。

声　道
p.16参照。

共　鳴
音響管などがもつ固有周波数に合わせて，同じ周波数の音を外から与えると，音波の振幅が大きくなる現象。

母　音
通常は声帯振動が音源となり，声道で共鳴してつくられる言語音。

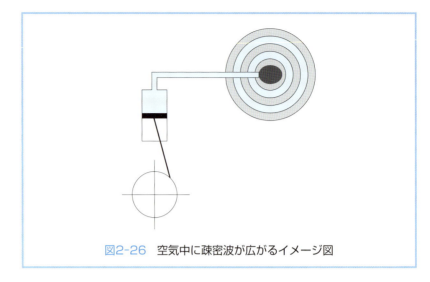

図2-26　空気中に疎密波が広がるイメージ図

　図2-26は，ピストンが上下することで，管でつながれた風船が膨らんだりしぼんだりを繰り返す結果，周りの空気が圧縮されて「密」になったり膨張して「疎」になったりする様子を示している。このように，音波は空気中を疎密波として伝搬する。

　音波は波の一種であるため，波がもつ曲がる性質（屈折），回り込む性質（回折），跳ね返る性質（反射）などを，音も有する。音波の山と山が重なり強め合ったり，山と谷が重なり弱め合ったりもする（干渉）。

　図2-26において，ピストンの上下運動が円運動を基本とするような場合，空気圧の疎密の変化は時間とともに正弦波を描き，聞こえる音としては純音になる。純音は周波数成分を1つしかもたない。一般的な音は，複数の周波数成分をもつため，複合音と呼ばれる。

2）音声とは

　私たちが普段，音声を介したコミュニケーションをする際，音声は口や鼻から空気中へ放射される。音声は音の一種であるが，そのつくられる過程は様々である。例えば，音声がつくられるときに声帯が振動している場合は，その声帯振動が音源となる。音源から発せられた音波は咽頭腔から口腔，鼻腔といったいわゆる声道によって共鳴し，口唇や鼻孔から放射される。通常の発声による母音であったり，いわゆる有声子音ではこの声帯振動を伴う。一方，声帯振動を伴わないささやき声であったり，無声子音も音声には含まれる。

② 音声の高さと強さ

　図2-26において，ピストンの上下の動きが速ければ空気の疎密の繰り返しが速くなり，結果として音の周波数が上がると同時に音は高く聞こえる。一般に，可聴周波数は20 Hzから20 kHzといわれている。一方，ピストンの振動幅が大きければ疎密の気圧差（音圧の振幅）は増加し，音の強度が増すと同時に音は大きく聞こえる。一般に，健聴者は1気圧の50億分の1程度の弱い音（基準音圧20×10⁻⁶ Paは音圧レベル0 dBでその程度の音）から，それを基準にして音圧が百万倍もの強い音までを聞く。ただし，最小可聴値は周波数によって変化する。

1）音声の高さ

　音声は周波数成分を複数有する複合音である。さらに，健常者の通常発声による母音を観測するとほぼ周期的である。周期的な複合音の場合，周波数成分は基本音とその倍音 harmonicsからなる。このとき，音の高さは基本音の周波数である基本周波数に対応する。図2-27は健常の日本語母語話者（男性）が母音の/a/を通常発声（a）と嗄声を伴って発声した場合（b）を模擬した時間波形である。前者ではほぼ周期的であるのに対し，後者では周期性が崩れている様子がわかる。図2-27aでは50 ms（ミリ秒，1,000分の1秒）の時間幅において約8周期の繰り返しが観測されることから，基本周波数は約160 Hzであることがわかる。

2）音声の強さ

　音を音圧で表現すると，前述のように大きな桁を扱わなければならないこともあり，音圧レベルなどで表現することも多い。この場合，単位はデ

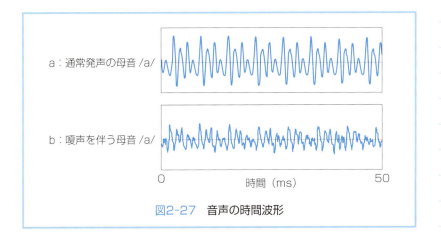

図2-27　音声の時間波形

可聴周波数
健聴な人が聞き取ることができる音の周波数レンジ。

音圧レベル
基準音圧を20×10⁻⁶ Paとしたとき，注目する音の音圧と基準音圧の比の常用対数の20倍。

音声の高さ
ピッチ pitch。
p.25参照。

倍音
基本音を除く定義もあるが，ここでは基本音を第1倍音と呼ぶことにする。基本音の周波数が基本周波数であり，そのn倍の周波数の成分が第n倍音と呼ばれる。

デシベル（dB）
音圧レベルの場合は基準音圧が定められている。一方，ソフトウェア上のdB値は最大振幅に対する相対値であるなど，基準が異なる。

第2章　発声のメカニズム

> ♪ 音や音声の録音 ♪♪
>
> 　音声を含め音は通常，マイクロホンを介して録音される。空気の振動は，マイクロホンによって電気信号に変換される。最近では簡単にPCを含むデジタル機器に音を録音することができるようになったが，その過程には時間軸における離散化である標本化と，振幅方向の離散化である量子化とがある。標本化は録音される音の最高周波数に関係する。標本化周波数として44.1 kHzや48 kHzを選択すれば，20 kHz程度まで録音されるので，音声を録音するには十分である。一方，量子化は最低でも16ビットはほしい（16ビットは2^{16}＝65,536ステップの細かさで振幅を表現）。

シベル（dB）である。音声の強弱を音圧レベルなどで調べるには，騒音計を用いる。一度，録音された音声に対し，ソフトウェアを用いて音響分析する際，音の強さ（インテンシティ）がdBを単位として表示されるものも多い。図2-27における時間波形の周辺をaとbでインテンシティの平均値を測定した結果，あるソフトウェアでは80.3 dBと72.6 dBという値を表示したとしよう。この場合のdB値は音圧レベルではない。つまり，基準音圧20×10^{-6} Paに対して80.3 dBなどという意味ではないので，注意が必要である。このような場合であっても，aとbの相対的なレベル差を考えることができる。図2-27のaとbでは発話者の口元とマイクロホンの距離は変えておらず，またレコーダのレベル調整も変えていないため，aに比べてbは平均で7.7 dB弱いなどという議論は可能である。

③ 喉頭原音

　通常発声による母音の場合，音源は喉頭にある声帯の振動である。このように，発声における声帯による音源は，喉頭原音と呼ばれる。声帯振動は，音声の中でも主要な音源である。多くの言語で音声は呼気によってつくられるが，声帯は肺から送られる空気の流れによって振動する。左右の声帯の隙間は声門と呼ばれ，声門が狭いときに呼気が通過すると，声帯の振動が引き起こされる。声帯が振動すると，声門の開口面積である「声門面積」が時間とともに変化するが，開大期には声門面積が増加，閉小期には声門面積が減少，閉鎖期では声門面積は0である。開大期と閉小期の時間はほぼ同じで三角波をなすが，声門が開いている開放期と閉じている閉鎖期がある結果，断続的な気流がつくられる。声門を単位時間に通過する気流の体積は，声門体積速度波形として図2-28のように描かれる。ここで注目したいのは，体積速度は声門が開くと徐々に上昇するのに対し，そ

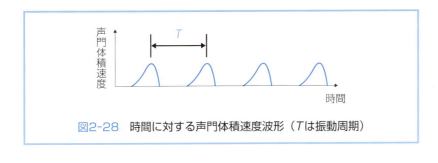

図2-28　時間に対する声門体積速度波形（Tは振動周期）

声門開放率（OQ）
OQの値は，通常発声，気息声，きしみ声などによって変化する。

線スペクトル
振幅スペクトル上に縦棒が等間隔に並び，基本周波数の整数倍にしか成分が存在しない。対語は連続スペクトル。

の後は声門が閉じるのに従って急激に0になる点である。なお，声門が開いている時間が声帯振動周期Tに占める割合は，声門開放率（OQ）と呼ばれる。

４ 声道の伝達特性と共鳴

　声帯振動による喉頭原音は声道において共鳴し，音声として放射される。その様子を図2-29に示す。この図において，上段はブロック図になっており，例えば母音の場合，喉頭原音が声道に入力し，口から音声として放射される様子を模式的に表している。Chiba and Kajiyama（1941-42）が世界に先駆けて行った研究が基礎となり，その後，Fant（1960）やStevens（1998）によって音声の生成理論が確立されていくが，中でも音源（ソース）フィルタ理論は，音源が声道において共鳴によるフィルタとしての作用を受け音声がつくられるという考え方である。

　この理論は母音のみならず，子音に対しても適用される意味で重要である。ただし，音源とフィルタが独立していて相互作用がないものとして線形システムに対する入出力を扱うこの音源フィルタ理論はあくまでも近似であり，実際の人間の場合には音源とフィルタの間に相互作用が無視できない場合もある。むしろ，チューブ発声法などの訓練では，音源とフィルタの間の相互作用が積極的に用いられている。

１）喉頭原音の周波数表現

　図2-28でTがもし8 msであった場合，音源の基本周波数f_0は125 Hzとなる。喉頭原音は基本音のみならず，基本周波数f_0の整数倍の倍音成分も有する。その結果，喉頭原音の周波数表現として振幅スペクトルを模式的に表すと，図2-29の左下のようになる。ここで，横軸は周波数，縦軸は各成分の振幅を表している。このようなスペクトルは縦線の集まりであることから，線スペクトルと呼ばれる。左側から1本目の縦線は基本音に対

OQ：open quotient

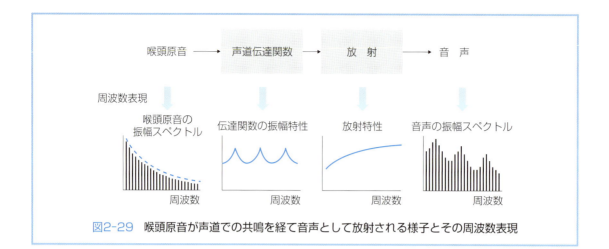

図2-29 喉頭原音が声道での共鳴を経て音声として放射される様子とその周波数表現

応し，その周波数が基本周波数f_0である．以降，順番に第2倍音（周波数は$2f_0$），第3倍音（周波数は$3f_0$）と続く（倍音構造）．同図の破線はスペクトルの包絡を表しており，周波数が2倍になると約12 dB減少するといった，右下がりの特性となっている．これを，スペクトルの傾きが-12 dB/octと表現する．

2) 声道における共鳴

実際の人間の声道は，その形状がかなり複雑である．喉頭側の入り口は1つであるが，咽頭腔を経て口腔と鼻腔に分かれる．その他，各部位において細かい突起や分岐があり，その構造は単純ではない．しかし，今ここで声道形状を単純化して断面積が変わらない一様音響管 uniform acoustic tubeであると仮定する．そして，喉頭側は閉じて口唇側が開いているものとすると，この音響管において音が共鳴する条件を近似することができる．閉じた端には小さな穴が開けられて，そこから音が入力されるものとする．音波は管を進むが，管の端では反射を起こす．このとき，閉じている端で反射をするのみならず，開いている端でも反射を起こすことに注意されたい．反射を起こす結果，進む進行波と反射して逆向きに戻る後退波が重なり合って定常波（定在波）ができる．穴から入力される音波の周波数によっては，音響管の中にすでにある音波とタイミングよく重なり合って波の振れ幅が成長する．これが共鳴現象である．

例えば，片側が閉じて片側が開いた約17 cmの音響管（成人男性の平均的な声道の長さに近い）の場合，1つ目の共鳴周波数は約500 Hzであり，以降，約1,500 Hz，2,500 Hzに第2，第3の共鳴が続く．その様子を示したのが，図2-29の下段，左から2つ目の図にある声道の伝達特性である．この図では3つのピークがあるが，それぞれが最も共鳴する周波数（上の

一様音響管
断面積が変化しない音響管のこと．英語の中性母音schwaを発するときの声道形状が，これに近い．

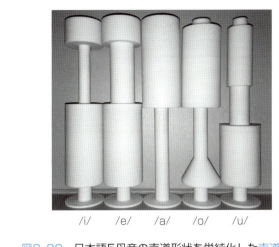

図2-30　日本語5母音の声道形状を単純化した声道模型

声道模型
vocal-tract model
声道の形状を模擬した音響管。例えば，喉頭側から喉頭原音を入力すると，母音に似た音が生成される。

例では500，1,500，2,500 Hzに相当）に対応する。

3）音声のスペクトル

　最終的な音声は，口唇部といった管の開口端から放射される。放射に際しては，図2-29の下段，左から3つ目の放射特性が加わる。この放射特性は，周波数が2倍になると約6 dB増加するといった，右上がりの特性となっている（＋6 dB/oct）。

　以上より，結果として得られる音声のスペクトルは図2-29の右下の図のように，倍音構造の上に共鳴による伝達特性と放射特性が重畳した振幅スペクトルを呈する。

　私たちが母音のスペクトルを分析すると，声道形状によって異なる伝達特性がスペクトル包絡として観測されると同時に，音源の様子は倍音構造などにみることができる。そして，そのスペクトルのピークがフォルマントであり，低い周波数から第1フォルマント，第2フォルマントなどと呼ぶ。図2-29の例では声道を一様音響管としたが，日本語5母音は例えば図2-30のように単純化される。形状が違えば，一般にはフォルマント周波数も異なる。

〔引用文献〕

1) 楯谷一郎・平野　滋・内藤　泰他：視覚・触覚による言語中枢処理機構．耳鼻咽喉科臨床，**93**(2)：157-165，2000

2) 坂本尚志：中心灰白質と発声．神経研究の進歩，**38**(3)：378-391，1994

3) Hisa, Y., Sato, F., Fukui, K., *et al*.: Nucleus ambiguus motoneurons innervating the canine intrinsic laryngeal muscles by the fluorescent labeling technique. *Exp Neurol*, **84**(2): 441-449, 1984

4) 杉山庸一郎：電気生理学的アプローチによる喉頭基礎研究．喉頭，**27**(2)：62-66，2015

5) Hisa, Y., Toyoda, K. and Uno, T., *et al*.: Localization of the sensory neurons in the canine nodose ganglion sending fibers into the internal branch of the superior laryngeal nerve. *Eur Arch Otorhinolaryngol*, **248**(5): 265-267, 1991

6) 広戸幾一郎・豊住頼一・矢武良規：喉頭神経の比較解剖学的考察．日本耳鼻咽喉科学会会報，**71**(2)：212-216，1968

7) Mandell, L.A. and Niederman, M.S.: Aspiration Pneumonia. *N Engl J Med*, **380**(7): 651-663, 2019

8) 玉置　淳：呼吸機能検査　呼吸の生理　肺の構造と機能．呼吸，**27**(2)：158-163，2008

9) 田村悦代・山田千積・飯田政弘他：発声機能における加齢変化．日本耳鼻咽喉科学会会報，**123**(9)：1175-1182，2020

10) Sawashima, M., Hirose, H. and Hibi, S., *et al*.: Measurements of the Vocal Fold Length by Use of Stereoendoscope: A Preliminary Study. *Ann Bull RILP*, **15**: 9-16, 1981

11) Hirano, M., Kurita, S. and Kiyokawa, K., *et al*.: Posterior glottis. Morphological study in excised human larynges. *Ann Otol Rhinol Laryngol*, **95**(6 Pt 1): 576-581, 1986

12) Blitzer, A., Jahn, A.F. and Keidar, A.: Semon's law revisited: an electromyographic analysis of laryngeal synkinesis. *Ann Otol Rhinol Laryngol*, **105**(10), 764-769, 1996

13) 平野　実：音声外科の基礎と臨床．耳鼻と臨床，**78**(sokai)：1057-1063，1975

14) 平野　実・栗田茂二朗・永田和人：声帯の層構造と振動．音声言語医学，**22**(3)：224-229，1981

15) 垣田有紀・平野　実・川崎　洋他：声帯の層構造を考慮した振動状態の模式的表示―正常声帯の場合．日本耳鼻咽喉科学会会報，**79**：1333-1340，1976

〔参考文献〕

- Geschwind, N. and Galaburda, A.M.: Cerebral Lateralization, MIT Press, 1987
- Penfield, W. and Roberts, L.: Speech and brain mechanisms, Princeton Legacy Library, 1959
- 日本呼吸器学会：呼吸機能検査ハンドブック，メディカルレビュー社，2021
- 日本音声言語医学会：新編 声の検査法，医歯薬出版，2009
- 日本音声言語医学会：音声障害診療ガイドライン2018年版，金原出版，2018
- 日本音声言語医学会：音声言語認定医・認定士テキスト，インテルナ出版，2022
- 廣瀬　肇：新ことばの科学入門 第2版，医学書院，2008
- 本庄　巌：脳からみた言語，中山書店，1997
- 天津睦郎編：耳鼻咽喉科領域の臨床（CLIENT21）14 喉頭，中山書店，2001
- Titze, I.（新美成二 監訳）：音声生成の科学，医歯薬出版，2003
- Borden, G.J. 他（廣瀬　肇訳）：新 ことばの科学，医学書院，2005
- 今泉　敏：言語聴覚士のための音響学，医歯薬出版，2007
- Kent, R.D. and Read, C.（荒井隆行・菅原　勉監訳）：音声の音響分析，海文堂出版，1996
- Chiba, T. and Kajiyama, M.: The Vowel: Its Nature and Structure, Kaiseikan, 1941-1942
- Fant, G.: Acoustic Theory of Speech Production, Mouton, 1960
- Stevens, K.N.: Acoustic Phonetics, *MIT Press*, 1998

【第2章　まとめ】
- ●喉頭の枠組み軟骨と内喉頭筋の解剖を実際に描いてみよう。
- ●内喉頭筋の働きにより声帯の位置にどのような変化が起こるか実際に書いてみよう。
- ●発声時の声帯振動の模式図を実際に描いてみよう。

第3章
音声障害の発生メカニズムと原因疾患

【本章で学ぶべきポイント】
- 音声障害は発声機能(呼吸,発声,共鳴)の不具合やバランスの崩れによって生じる。
- 音声障害の発生には聴覚,体性感覚,全身性疾患,心理的要因,社会的要因も関与する。
- 音声障害を呈する疾患には,生命維持,呼吸,感染予防の観点から特に注意を要するものがある。
- 音声治療の適応となる疾患とその病態を理解する。
- 音声治療の適応とならない疾患とその理由を理解する。

I 音声障害の病態と診断・治療の流れ

1 音声障害の病態

　音声障害は発声機能 vocal function の障害である。発声機能は,呼気流をつくり出し(呼吸 respiration),それをエネルギーとして音源をつくり(発声 phonation),音色を付加する(共鳴 resonance)3つのレベルからなる運動過程である。したがって,音声障害は3つのレベルのいずれかに不具合を生じた状態,あるいは3つのレベルのバランスが崩れた状態であるといえる。
　音声障害は多種多様な疾患によって生じる。最も多いのは音源をつくり出す喉頭,特に声帯の疾患であるが,呼吸にかかわる肺,気管,気管支お

および胸部・腹部などにある呼吸筋群，共鳴にかかわる咽頭（特に軟口蓋），鼻腔，口腔などの疾患でも起こる。また，呼吸，発声，共鳴にかかわる運動を支配する中枢および末梢神経系や，フィードバック系である聴覚や体性感覚を司る神経系の障害も音声障害の発症に関与する。さらに，声は人が社会生活において特定の相手に対して発するものであるから，発声機能の維持には心理的要因や社会的要因が深く関与する。

　音声障害の治療は，発声機能のどのレベル，あるいはどの関連要因が不調をきたしているのかを評価し，これを可能な限り正常な状態に近づけることである。例えば，外科的治療（第6章IIIを参照）は主として発声のレベルに対する働きかけであり，声帯の病変や余剰粘膜を除去する，声帯に不足しているものを補足する，声帯の位置や性状を変えるといった方法で発声器官である喉頭に物理的修正を加える。一方，音声治療は発声のレベル（喉頭）を最も重視する点は外科的治療と同様であるが，呼吸，共鳴を含めた3つのレベルのすべてと各レベルのバランスに重点を置くとともに，音声のフィードバック系，さらには心理的・社会的要因にも積極的に介入する。この意味で音声治療はより包括的，全体的な治療方法である。

② 医学的診断と治療の流れ

　音声障害を訴える患者が医療機関を受診すると，まず耳鼻咽喉科医が診察し医学的診断を行う（第4章IIを参照）。ここで最も重要なのは病名の決定である。音声障害（多くの場合嗄声）は喉頭疾患において最もよくみられる症状であると同時に，喉頭がんをはじめとする腫瘍性疾患や気道の狭窄・閉塞をきたす致死的な喉頭疾患，喉頭結核やジフテリアといった特殊な感染症による喉頭炎，重症筋無力症や筋萎縮性側索硬化症をはじめとする神経・筋疾患の初期症状でもあるからである。

　したがって，音声障害を訴える患者に対する臨床上の基本的な初期対応は，生命もしくは呼吸機能の維持に危険がある疾患，あるいは音声障害よりも優先的に治療すべき症状がないことを確認することである。音声障害の治癒・改善を目的として介入するか否かは，このような疾患や症状が除外された後に検討する。

　次節で述べる音声障害の原因疾患には音声障害を主訴として受診するものとそうでないもの，病名の診断後に音声障害の治療へと進むものとそうでないもの，音声治療の対象となるものとそうでないものが含まれる。これらの区別に着目して，各疾患に対する臨床上の対応を理解することが重要である。

喉頭疾患において最もよくみられる症状
喉頭疾患の症状には音声障害のほかに咽頭痛，咽喉頭異常感，呼吸困難，喘鳴，咳嗽がある。

Ⅱ 音声障害の分類と各疾患の特徴

> 気道確保
> 第8章Ⅰ-1（pp.205〜208）参照。
>
> 粘膜固有層
> 図2-24（第2章Ⅳ-1（p.26））参照。

1 音声障害の分類

　本項では音声障害を呈する主要な疾患を喉頭内視鏡所見に基づいて，1）声帯の器質的異常による音声障害，2）声帯の運動障害による音声障害，3）声帯に明らかな異常が認められない音声障害の3つに大別する。

　上記の分類については「音声言語認定医・認定士テキスト」[1]，各疾患名については「音声障害診療ガイドライン2018年版」[2]に準じる。

2 音声障害を生じる疾患とその特徴

1）声帯の器質的異常による音声障害

　本項で取り上げる音声障害のうち，良性腫瘤性病変の大多数には何らかの音声治療の適応がある。一方で腫瘍性病変はいずれも音声治療の適応にはならず，疾患に応じた医学的治療が急がれる。

　炎症性疾患および炎症を伴うその他の病変は，広い意味での声の衛生指導（声の安静，禁煙など）の適応となるが，高度の急性炎症や呼吸障害またはそのリスクがある場合は音声治療は行われず，薬物治療または気道確保が優先される。また喉頭結核のような特殊な感染症では原疾患の治療と感染予防が優先され，音声治療の対象となることはない。

（1）良性腫瘤性病変

　① 声帯結節　　両側声帯に対称性に生じる結節状の腫瘤性病変である。不適切な発声法，特に持続的な音声酷使によって声帯粘膜に機械的な刺激が加わり，粘膜固有層の浮腫，線維化あるいは上皮の肥厚を生じたものであり，いわば「ペンだこ」のような病変である。

　成人では若い女性に多く，特に声を多用する職業，例えば保育士，幼稚園または学校の教員，スポーツインストラクターなどに多くみられる。10歳以下の小児では圧倒的に男児に多い。

　喉頭内視鏡所見（以下，喉頭所見と略す）では，両側声帯膜様部中央付近に表面が滑らかで，正常な粘膜と区別しにくい色の，基部の広い（広基性）病変が，通常は対称性に観察される。硬さや大きさは様々である。典型例では発声時に病変部のみが接触し，病変の前後に声門間隙が観察され

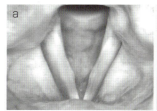 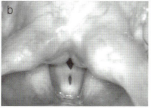

　　　　吸気時　　　　　　　発声時

図3-1　声帯結節

出典）図3-1〜3-12　日本音声言語医学会：動画で見る音声障害（Endoscopic Findings of Voice Disorders）ver2.0（DVD-ROM），インテルナ出版，2018より引用

> **直達鏡下喉頭微細手術**
> 第6章Ⅲ-2.1（p.166）参照。
>
> **局所麻酔下喉頭内視鏡手術**
> 第6章Ⅲ-2.2（p.166）参照。
>
> **小児の音声訓練**
> コラム「小児の声帯結節症例に対する音声訓練」（第6章Ⅱ-4（p.144））参照。

る（図3-1）。

　成人の場合，原則的に音声治療の対象となる。特に発症から日の浅いもの，病変が小さく軟らかいものはよい適応となる。炎症が強い場合には薬物治療が行われる。治療を急ぐ場合や音声治療で十分な効果が得られなかった場合は直達鏡下喉頭微細手術（以下，喉頭微細手術と略す）もしくは局所麻酔下喉頭内視鏡手術による病変切除が検討される。

　小児では成長に伴い思春期頃までに自然に改善することが多く，従来は耳鼻咽喉科外来での経過観察のみとすることが多かったが，近年では音声

♪「機能性発声障害」と「音声障害診療ガイドライン2018年版」♪♪

　音声障害を喉頭内視鏡所見により2つに大別し，声帯に明らかな異常が認められないものを機能性発声障害，声帯に器質的異常もしくは運動障害のあるものを器質的発声障害とする分類法がこれまで国内で広く認識されてきた。

　一方，欧米では機能性発声障害（functional dysphonia）を不適切な発声法や習慣による音声障害という意味で用いることがある。この場合，「機能性」とは音声障害の原因をさしており喉頭内視鏡所見とは無関係である。したがって，例えば声帯結節や声帯ポリープは機能性発声障害に含まれる。

　音声障害を喉頭内視鏡所見によって分ける前者は実臨床にかなった分類である。一方，音声障害を原因により分ける後者は，臨床上まれなものも含め，音声障害の原因疾患を網羅していて理解しやすい。

　日本で初めて刊行された「音声障害診療ガイドライン2018年版」では，大分類では後者の立場に立つアメリカ言語聴覚協会（ASHA）による分類に準じ，中分類，細分類および用語の一部を変更し，前者の分類法と用語をも考慮した分類表が作成された。ここで示された「機能性発声障害」とは不適切な発声法や習慣による発声機能の障害であり，かつ喉頭にもその他の身体部位にも何ら医学的疾患が認められない音声障害を表す用語である。本書における「機能性発声障害」はこれと同様の意味である。

訓練を行うことが増えている。また一方で、音声障害が高度である場合、学業や日常生活に支障をきたしている場合などには成人と同様に外科的治療が検討される。

② **声帯ポリープ**　声帯縁に好発する浮腫性・炎症性の隆起性病変である。不適切な発声や頻回の咳・咳払いによって粘膜内に血液循環障害や出血が生じ、ポリープが形成されると考えられている。いわば「血豆」のような病変である。

声をよく使う職業や趣味をもつ人に多い傾向があるが、一過性の強度の発声（スポーツ観戦、大声での歌唱など）によっても生じる。男女ともにあらゆる年齢層でみられ、成人では30歳代から50歳代に多くみられる。小児の発症はまれである。

喉頭所見上、病変の表面は滑らかである。形は半球状、有茎性半球状、広基性など様々で、色も透明、声帯粘膜と同じ色、赤色など様々である。一側性であることが多い（図3-2）。

基本的には喉頭微細手術や局所麻酔下喉頭内視鏡手術による切除が必要となる。発症早期の小病変は音声治療や薬物治療で縮小・消失することもある。

③ **ポリープ様声帯**　声帯の粘膜固有層浅層（ラインケ腔）（図2-24、第2章Ⅳ-1（p.26）参照）の浮腫性変化により、両側声帯膜様部のほぼ全長にわたって腫脹をきたす疾患である（図3-3）。ラインケ浮腫とも呼ばれる。

40歳以上の喫煙者に多くみられ、発症には喫煙が強く関与すると考えられている。性差に関しては女性に多いとする報告が多い。音声酷使との関連も指摘されているが、声帯結節や声帯ポリープにおけるほど強い関連ではないと考えられている。

粗糙性嗄声と低音化が主な症状である。高度な病変では呼吸困難をきたすことがあるので注意が必要である。

> **ポリープ**
> 粘膜に生じた突起物をさす医学用語であり病理組織学的診断を反映するものではない。例えば、大腸や胃のポリープは同じく粘膜の突起物であるが腫瘍性病変であり病態は全く異なる。

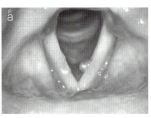 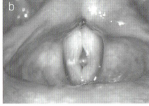

吸気時　　　発声時

図3-2　声帯ポリープ

II. 音声障害の分類と各疾患の特徴

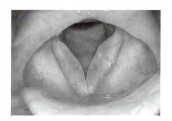
両側の声帯全体に浮腫性の肥厚を認める

図3-3　ポリープ様声帯

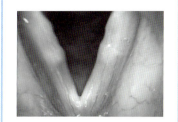
左右声帯の中央部粘膜上皮下に嚢胞を認める

図3-4　声帯嚢胞

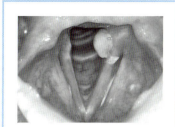
左声帯突起部に肉下腫を認める

図3-5　喉頭肉芽腫

　禁煙をはじめとする声の衛生指導と薬物治療の適応となる。浮腫が高度で呼吸困難を生じている場合は喉頭微細手術で浮腫状組織を除去する。

④　**声帯嚢胞**　声帯遊離縁に生じる嚢胞性疾患である。先天性と後天性があり、臨床的には後者が多い。形や色は声帯ポリープに似ているが、声帯粘膜内に透けて見える白色あるいは黄色調で球状の隆起性病変が特徴である。喉頭ストロボスコープ検査で病変部に粘膜波動が生じないことが診断上有用な所見となる（図3-4）。

　手術的に切除することが必須である。音声治療の適応にはならない。

⑤　**喉頭肉芽腫**　披裂軟骨の声帯突起付近に好発する炎症性腫瘤病変である（図3-5）。原因により①術後性（手術操作によるもの），②挿管性（気管内挿管によるもの），③接触性（慢性咳嗽，音声酷使，過度の咳払いによるもの），④胃食道逆流症性（胃酸による化学的刺激によるもの）に分けられる。

　声帯突起付近は軟骨を直接粘膜が覆うため外傷を受けやすく，上述の刺激による外傷に細菌感染が加わって炎症性肉芽を生じ，増大して肉芽腫を形成すると考えられている。

　好発部位が声門後部であるため音声障害を生じないことも多いが，病変が声門閉鎖に影響を及ぼした場合は嗄声や発声困難感が生じる。痰が引っかかっているような不快感を伴い，咽喉頭異常感のために過剰な咳・咳払いをしてしまうという悪循環に陥ることが少なくない。咽喉頭異常感は胃食道逆流症の症状であることもある。

　原因に応じて薬物治療，音声治療，外科的治療が行われる。外科的に切除しても再発しやすいため，薬物治療（副腎皮質ステロイドホルモンの吸入あるいは全身投与，胃食道逆流症性喉頭肉芽腫に対するプロトンポンプ阻害薬内服など）あるいは音声治療が優先される。

嚢胞
体内に生じた病的な袋状のものをさす医学用語。一般に嚢胞の内側は上皮に覆われ、液状の内容物が入っている。

副腎皮質ステロイドホルモン
第6章IV-2.1（p.175）参照。

プロトンポンプ阻害薬
胃酸分泌抑制薬のひとつである（第6章IV-2.3（p.176）参照）。

41

第3章　音声障害の発生メカニズムと原因疾患

補中益気湯
第6章Ⅳ-2.5（p.176）参照。

声帯内注入術
第6章Ⅲ-2.3（pp.169〜171）参照。

甲状軟骨形成術
第6章Ⅲ-2.4（pp.171〜174）参照。

瘢痕
擦り傷，切り傷などの外傷や，熱傷あるいは手術などによる傷跡。成熟瘢痕（傷が治ってから長い時間が経過して白くなった傷跡），肥厚性瘢痕（傷跡が周囲より盛り上がり，元の傷と同じ範囲にできる），ケロイド（痛みやかゆみを伴うことが多く，元の傷よりも広範囲に広がってできる），瘢痕拘縮（肥厚性瘢痕やケロイドが長期に及び傷跡が硬くなり引きつれができてしまった状態）の4つに分類される。

（2）声帯萎縮・瘢痕性疾患

①　**加齢性声帯萎縮**　　加齢性変化として声帯粘膜や声帯筋が萎縮し，呼吸筋群の筋力低下が加わって，発声時の声門閉鎖不全や呼気圧および呼気流量低下により嗄声をきたす疾患である。声帯の萎縮性変化は男性に多くみられる。気息性嗄声，声量低下，声域の狭小化が主症状である。

　まず，音声治療，薬物治療（補中益気湯など）が試みられる。声門閉鎖不全の改善を目的として声帯内注入術や甲状軟骨形成術Ⅰ型が行われることがある。

②　**声帯溝症**　　声帯膜様部のほぼ全長にわたって，遊離縁に沿って前後に走る溝状の陥凹が存在する疾患である（図3-6）。これにより声帯振動や粘膜波動が障害され気息性を主体とした嗄声を生じる。原因は不明であるが，先天性と後天性があり，後者は加齢による萎縮性変化あるいは繰り返された炎症が原因であると考えられている。

　外科的治療による病変部の切除や声帯内注入術が行われるが，声帯溝症では声帯粘膜に組織欠損があり，これを直接的に改善することは困難であり難治疾患である。音声治療が行われることもある。

③　**声帯瘢痕**　　炎症，外傷，熱傷，手術などにより声帯膜様部の粘膜が瘢痕化した病変である。瘢痕の部位や範囲によって音声障害の程度は異なる。薬物治療が試みられている。

④　**喉頭横隔膜症（後天性）**　　炎症，外傷，熱傷，手術，放射線治療などにより声帯膜様部の一部が膜状に癒着した疾患である（図3-7）。声門前方の病変では嗄声あるいは失声が，後方の病変では呼吸困難が主症状となる。治療としては膜状構造を手術的に切離する。音声治療の適応とはならない。

（3）喉頭の炎症性疾患

①　**急性喉頭炎**　　喉頭粘膜の炎症性疾患であり，感冒（かぜ症候群）の部分症状であることが多い。原因は主にウイルス感染であるが，細菌感染，過激な発声や歌唱，強い咳・咳払い，くしゃみの連続などの機械的刺激，喫煙や刺激性ガスの吸引による化学的刺激，喉頭がんに対する放射線治療の副作用によるものもある。症状は嗄声のほか，咽頭痛，咳，痰，発熱などである。

　喉頭所見では，声帯粘膜に発赤，充血，血管拡張あるいは浮腫がみられる（図3-8）。

　主に薬物治療（抗炎症薬など）が行われる。声の衛生指導（声の安静，禁煙など）が行われることもある。

②　**慢性喉頭炎**　　急性喉頭炎が慢性化したものであり，症状は嗄声，咽喉頭異常感，咳，痰などである。慢性化の原因には急性喉頭炎の反復，

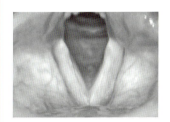
右声帯に前後方向の深い溝を認める。左声帯にも浅い溝を認める

図3-6　声帯溝症

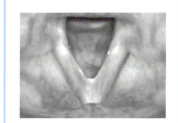

図3-7　喉頭横隔膜症（後天性）

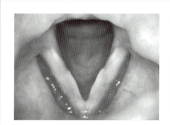
両側声帯に発赤を認める

図3-8　急性喉頭炎

慢性副鼻腔炎に伴う後鼻漏による慢性的な刺激，音声酷使，喫煙や刺激性ガスなどによる化学的刺激，胃食道逆流症，アレルギーなどがある。治療の基本は原因の排除すなわち広い意味での声の衛生指導と薬物治療である。

③　**急性喉頭蓋炎**　細菌感染による喉頭蓋の急性化膿性炎症性疾患であり，喉頭蓋が急激に腫れて気道狭窄をきたす最も危険な救急疾患のひとつである。日本での主な起炎菌はインフルエンザ菌などのグラム陰性菌，A群β溶連菌，黄色ブドウ球菌，肺炎球菌などのグラム陽性菌である。

症状には咽頭痛，嚥下痛，嚥下困難，発熱などがある。流涎（喉が痛くて唾液が飲み込めない），含み声のあるものは進行した病状である。さらに悪化すると喘鳴，呼吸困難，チアノーゼ，下顎呼吸などの気道狭窄症状が出現し，気道確保が遅れると致死的となる。

腫脹が軽度で気道狭窄症状がない場合は，薬物治療が行われる。中等度から重度の腫脹がある場合は，気道確保が行われる。音声治療の適応とはならない。

④　**喉頭結核**　ほとんどが肺結核に続発する結核性病変である。症状には嗄声，咽頭痛，嚥下痛，咳嗽などがある。日常臨床ではまれとなった疾患であるが，音声障害のみを主訴として受診することが多く[3]，また，初診時の喉頭所見では喉頭腫瘍，他の感染性喉頭炎，肉芽病変との鑑別が難しい。したがって，言語聴覚士も一側性の声帯炎では本疾患を念頭に置いて問診や音声検査にあたることが求められる。

診断は胸部X線検査，**インターフェロンγ遊離試験**，喀痰抗酸菌塗抹・培養検査，PCR検査，喉頭**生検**による。

（4）喉頭の腫瘍性病変

①　**喉頭がん**　喉頭に発生する上皮性悪性腫瘍である。病変の部位により声門がん，声門上がん，声門下がんの3つに分類される。このうち声

インターフェロンγ遊離試験
被検者から採取した血液に結核菌特異抗原を加えて培養し，血液中に遊離したインターフェロンγ（サイトカインの一種。サイトカインとは主に免疫系細胞から分泌され細胞間の情報伝達を担っている生理活性物質）を測定する方法の総称である。現在，クォンティフェロン検査とT-SPOT検査の2種類が行われている。

生　検
身体の病変組織を一部採取して顕微鏡で観察する検査法である。採取した組織の病理診断を行う。

第3章　音声障害の発生メカニズムと原因疾患

喉頭白板症
白斑症，角化症，声帯上皮過形
成症，ロイコプラキーなどとも
呼ばれる。

帯に発生する声門がんが最も多く（約70％），次いで喉頭蓋や仮声帯など
に発生する声門上がん（約30％），声門下に発生する声門下がん（数％）
の順である。喫煙が危険因子として重視されており，60歳代から80歳代の
高年齢層に多く，性差はおよそ10：1で男性に多い。

　声門がんは初期から粗糙性嗄声を生じ医療機関を受診することが多いた
め，早期に発見されやすい。喉頭所見では表面が粗く，境界不鮮明な白色
の腫瘤が観察される。汚い苔や潰瘍を認めることもある（図3-9）。

　声帯はリンパ流が少ないことから頸部リンパ節に転移することが少ない
ため，声門がんの予後は声門上がんおよび声門下がんと比べて良好である。
初期の病変では，喉頭ストロボスコープ検査で腫瘍の浸潤によって声帯粘
膜の硬化した部位において粘膜波動の消失が観察される。

　声門がんが進行すると努力性嗄声が加わり，さらに腫瘍が粘膜固有層か
ら筋層まで浸潤すると声帯運動が障害され気息性嗄声，呼吸困難，喘鳴，
痛み，血痰などをきたすようになる。

　診断には病理組織学的検査が必須である。治療は，早期がんであれば放
射線治療や経口的切除が行われるほか，各種の喉頭部分切除術が行われる。
進行例や再発例に対しては，喉頭全摘出術や化学療法が必要となる。

　原疾患の診断と治療が緊急的に優先される。喉頭全摘出術後には無喉頭
音声のリハビリテーションが行われる（第7章参照）。

　②　**喉頭白板症**　　粘膜上皮が過形成を起こし肥厚した一側性または両
側性白色病変の総称である。多くは炎症に伴い粘膜上皮が増生，肥厚した
ものであるが，異形成上皮あるいはがんの場合もあるため，前がん病変と
して取り扱われる（図3-10）。

　病理組織学的診断が行われる。診断結果により外科的治療や放射線治療
などの適応となる。異形成がなければ経過観察となる場合もある。音声治
療の対象にはならない。

　③　**喉頭乳頭腫**　　ヒトパピローマウイルスを原因とする喉頭の良性腫
瘍であり，多発性で再発が多いことを特徴とする（図3-11）。好発年齢
は乳幼児と成人である。乳幼児では母体からの出生時の垂直感染とされて
いる。成人では性交渉の関与が疑われているが不明な点も多い。

　声帯膜様部に発生した場合は嗄声，声門後部に発生した場合は呼吸困難
が主症状となる。

　治療は外科的切除が基本となる。補助的に薬物治療が行われることもあ
る。音声治療の適応にはならない。

（5）喉頭の外傷

　交通事故やスポーツなどにおける外力による狭義の外傷（外損傷）と，
気管内挿管や手術などに伴う内腔からの力による外傷（内損傷）がある。

44

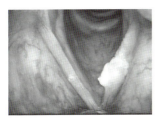
左声帯に白色の表面不整な腫瘍を認める

図3-9　声門がん

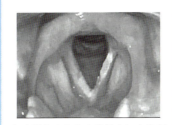
左声帯後方と右声帯前方に白色病変を認める

図3-10　喉頭白板症

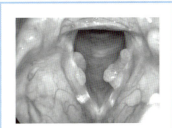
両側声帯後方に多発性の乳頭腫を認める

図3-11　喉頭乳頭腫

さらに外損傷は皮膚損傷のない閉鎖性外傷と皮膚損傷のある開放性外傷とに分けられる。

　症状は外傷の部位と程度により呼吸困難，嗄声，失声，血痰，吐血，頸部腫脹，皮下気腫，嚥下障害など多様であり，治療法もまた症例ごとに異なる。

♪　急性喉頭蓋炎とジョージ・ワシントン　♪♪

　急性喉頭蓋炎は英語ではcherry-red epiglottitisとも呼ばれる。さくらんぼのように赤い（cherry-red）喉頭蓋炎（epiglottitis）という意味である。喉頭蓋が真っ赤に腫れてみえることに由来する。
　急性喉頭蓋炎の症状は一見すると感冒（風邪）と区別がつきにくいが，急激に増悪して気道閉塞をきたす命にかかわる病気である。
　この病気で亡くなった有名人に初代アメリカ大統領ジョージ・ワシントンがいる。1789年から1797年までアメリカ大統領を務めた後，1799年12月12日にみぞれと雪の降る中，馬に乗ってみずからが所有する農園を見回った彼は，翌日に激しい喉の痛みを発症し14日に亡くなった。
　伝記に書かれた有名なエピソードに，ジョージ・ワシントンが少年だった頃，父が大切にしていた桜の木を切ってしまい，素直に謝ったところ，怒られるかと思いきや正直さをほめられたというものがある。
　若い頃からマラリア，天然痘，結核，赤痢といった様々な病気に罹り，独立戦争に従軍して負ったけがからもその都度生還したジョージ・ワシントンが，桜の実の名前のついた病気で亡くなったのは感慨深い。

（6）先天性の喉頭異常

① **喉頭横隔膜症（先天性）**　両声帯の前連合から種々の長さで後方に，膜状の構造（横隔膜）が張っている疾患である。原因は不明である。無症状のまま経過し，成人になってから胃の内視鏡検査の際などに発見されることもある。膜状構造が大きいと嗄声や失声の他に呼吸困難，特に新生児では窒息を起こすことがあり注意を要する。外科的治療の対象となる。音声治療の適応にはならない。

② **喉頭軟弱症**　喉頭が小さく，喉頭上部の軟骨組織が軟弱であるため，吸気時にこれら組織が喉頭腔内に落ち込み喘鳴や異常な振動音を引き起こす疾患である。出生後まもなく，あるいは数週間で発症する。号泣時にはチアノーゼが起こることがあり，哺乳障害や体重増加不良を認めることもある。

外科的治療が検討される。喘鳴，吸気性雑音は2歳頃までに自然軽快することが多いため，積極的な治療を行わず耳鼻咽喉科外来にて経過観察を行うこともある。

2）声帯の運動障害による音声障害

（1）一側性声帯麻痺（反回神経麻痺）

内喉頭筋を支配する反回神経の障害により発声時に声門閉鎖不全をきたすものである。音声障害としては気息性嗄声を主体とし，嚥下障害を生じることもある（図3-12）。麻痺側声帯が外側にある場合，高度な気息性嗄声または失声となり，時に声門上部に代償的な過緊張を生じて粗糙性あるいは努力性嗄声を呈することもある。一方，麻痺側声帯が正中位にある場合，音声障害は目立たない。

原因には，医原性（手術操作や気管内挿管によって神経を損傷または圧迫したことによる），頭蓋，頭蓋底，頸部および胸部疾患（脳腫瘍，脳血管障害，上咽頭がん，食道がん，甲状腺がん，肺がん，肺結核，心疾患，

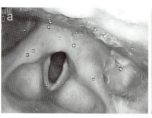 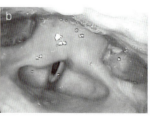

吸気時　　　　　　　　　発声時
左声帯は中間位に固定し，弓状弛緩が著明である

図3-12　一側性声帯麻痺

胸部大動脈瘤など）の神経への浸潤または圧迫によるもの，水痘帯状疱疹ウイルス感染などがあり，特発性も少なくない。原因疾患の検索のために各種の画像診断（X線検査，CT検査，MRI検査）や血清学的検査（ウイルス抗体価の測定）などが行われる。

　主に外科的治療が行われる。声門閉鎖不全の程度や声帯のレベル差を考慮し，披裂軟骨内転術，甲状軟骨形成術Ⅰ型，声帯内注入術が適宜組み合わせて行われる。発症初期に薬物治療が行われることがある。音声治療は声門閉鎖不全が軽度である場合に行われることがある。

（2）両側性声帯麻痺（反回神経麻痺）

　両側反回神経の障害により両側声帯の可動性が失われた病態であり，声帯の位置によって気息性嗄声あるいは失声，嚥下障害の他に呼吸困難をも生じる。

　声帯の位置が正中位もしくは傍正中位にあり，呼吸困難や喘鳴がある場合は気管切開術が必要となる。基本的に音声治療の適応とはならない。

（3）上喉頭神経麻痺

　輪状甲状筋を支配する上喉頭神経（外枝）の障害により高音の発声が困難となる疾患である。通常の会話には支障がなく，うら声発声や歌唱の際のみ自覚症状がみられるのが普通である。原因の多くは甲状腺手術である。

（4）披裂軟骨脱臼症

　気管内挿管や喉頭外傷などによる輪状披裂関節の脱臼・亜脱臼により声帯運動障害を生じる疾患であり，主な症状は気息性嗄声と嚥下痛である。治療として徒手的整復やバルーンを用いた整復などが行われる。音声治療の適応にはならない。

3）声帯に明らかな異常が認められない音声障害

（1）機能性発声障害

　① 過緊張性発声障害　　声帯の器質的異常や運動障害，その他の医学的疾患がないにもかかわらず，発声時に過大な呼気努力と過度な声門閉鎖が認められる疾患である。努力性嗄声を主体とし粗糙性嗄声を伴うこともある。喉頭所見では発声時に声帯および仮声帯の過内転，喉頭蓋と披裂部との接近や声帯前後径の短縮が観察される。

　診断に際しては内転型痙攣性発声障害（ADSD）との鑑別が必要である。音声治療が有効であり，声門閉鎖を緩和する音声訓練（第6章Ⅱ-4.5 pp.150〜157を参照）により著効が得られることが鑑別診断上有用な所見となる。

　② 仮声帯発声　　前項で述べた過緊張性発声障害のひとつの型である。発声時に声門上部構造，特に仮声帯に過緊張が生じ，低音化，高度の努力性または粗糙性嗄声あるいは喉詰め発声を呈する。喉頭所見では発声

特発性
適切な医学的検索を行っても原因を特定することができないことを「特発性」という。

上喉頭神経麻痺
内視鏡所見上，声帯の内転および外転運動に異常は認められないが，内喉頭筋の神経原性麻痺による音声障害であるので，便宜上本項で扱う。

機能性発声障害
本書では「発声機能にのみ障害が認められ，その原因となるいかなる医学的疾患も認められない音声障害」を機能性発声障害と定義する[2]。中枢神経および神経筋接合部の障害，心理的・精神的疾患および全身性疾患による音声障害を機能性発声障害に含める分類法がこれまで日本で広く認識されてきたが[2]，これらについては機能性発声障害とは別に扱う。

ADSD：adductor spasmodic dysphonia

時における仮声帯の過内転が特徴的であり，左右の仮声帯が高度に接近または接触した喉頭像がみられる。必ずしも名前のとおり仮声帯が振動源であるとは限らず，声門上部の過緊張による気流雑音が音源であることもある。音声治療が有効である。

③　低緊張性発声障害　声帯の器質的異常や運動障害，その他の医学的疾患がないにもかかわらず，発声時に十分な呼気努力と声門閉鎖が得られず，音量の低下，無力性または気息性嗄声を呈する疾患である。主訴には「大きい声が出せない」「声が続かない」「声が通らない」などがあり，発声に伴う疲労感，喉頭周辺の痛み，咽喉頭異常感などを訴えることもある。従来，音声衰弱症と呼ばれた病態はこの疾患に相当する。重症筋無力症や筋ジストロフィーといった神経疾患との鑑別が必要である。

声を使う機会の多い人に起こりやすく，原因は音声酷使による筋の疲労であるとの説もあるが，心理的要因の関与が疑われることも少なくない。音声治療が主な治療法である。

④　機能性ピッチ障害　声帯に器質的異常や運動障害がないにもかかわらず，年齢，性別，社会的背景を考慮して適切と考えられる範囲を逸脱した高すぎる，あるいは低すぎるピッチ（高さ）で話す疾患である。臨床的にはうら声様の過度に高い話声位で話す症例がほとんどである。男女ともにみられ，心理的要因の関与が認められる場合が多い。音声治療が有効である。

⑤　変声障害　思春期における変声（声変わり）の経過が正常でなく種々の音声障害が現れる疾患である。臨床的に2つの型に大別される。ひとつは変声期の声の状態が長引くものであり（遷延性変声），もうひとつは生理的・解剖学的に変声が終了しているにもかかわらず成人の話声位に低下せず，うら声発声を続けているもの（持続性変声）である。

音声はうら声発声を主体とし，うら声と地声が不随意に混じる「声の翻転」を呈することもある。多くの症例で発声時に異常な喉頭挙上が観察され，外喉頭筋にも調節障害が生じていると考えられている。主訴としては「声が出しにくい」「声が嗄れる」「大きい声が出せない」などがあり，話声位が高すぎることが主徴候であるが，必ずしも「声が高い」と訴えるわけではない。

変声障害が生じるメカニズムは，変声に伴う喉頭および声帯の急速な発育に際して運動調節がスムーズに追従しないこと，すなわち喉頭筋の協調運動障害であると考えられている。

音声治療が有効である。発声時に異常な喉頭挙上が観察される症例に対してカイザーグーツマン法（第6章II-4.5（p.159）を参照）がよく用いられる。

（2）中枢神経障害

① 痙攣性発声障害　内喉頭筋に生じる局所性ジストニアである。大多数を占めるのは内転型痙攣性発声障害（ADSD）であり，典型例ではきわめて特徴的な喉詰め発声や断続的な声の途切れ，声の震えが聴取される。主訴には「声がつまる」「声が出しにくい」「喉が締めつけられる」などがある。喉頭所見では，安静呼吸時には異常を認めないが，典型例では発声時に声帯の内転筋群の過緊張を示す喉頭像，すなわち声帯および仮声帯の過内転，声帯前後径の短縮像が観察されることがある。

　一方，少数の外転型痙攣性発声障害（ABSD）では，発話時に不随意で断続的な無声化，無声子音の伸長，気息性嗄声などの音声異常が出現する。音声異常は無声子音（パ行音，タ行音，カ行音，サ行音など）産生時に生じることが多い。喉頭所見では，音声異常と同期して声帯に不随意かつ断続的な外転が観察される。主訴には「声が抜けてしまう」「声が出ない」などがある。

　なお，まれではあるがADSDとABSDの症状を併せもつ場合があり，混合型痙攣性発声障害（mixed spasmodic dysphonia）と呼ばれる。

　痙攣性発声障害における音声および喉頭の異常は連続発話（文章音読，会話など）で出現しやすく，母音持続発声では出現しにくいことが知られている。したがって，検査時には硬性内視鏡よりも連続発話時の喉頭観察が可能な軟性内視鏡が適している（第5章参照）。

　軽症例では検査時の異常所見に乏しく診断が難しい場合がある。この場合，感覚トリック，動作特異性，症状変動性といった臨床特徴が診断に有用な所見となる。なお，痙攣性発声障害の診断基準および検査用の短文が日本音声言語医学会のホームページ[4]に公開されている。

　治療としてボツリヌス毒素（ボツリヌストキシン）声帯内注入術（第6章参照）や外科的治療（甲状軟骨形成術Ⅱ型，甲状披裂筋切除術など）が

♪ 変声（声変わり）♪♪

　変声（声変わり）は第二次性徴のひとつとみなされる生理的現象であり，日本人男性では12歳頃，女性ではこれより早期に始まる。この時期（変声期）に男性では喉頭の上下および前後径が急激に増大し，喉頭隆起（いわゆる喉仏）が目立って前方に突出してくる。変声期の喉頭所見としては軽度の充血や浮腫などの炎症性変化が観察され，種々の程度の嗄声を呈する。このような状態はおおよそ3〜12か月以内に消失し，成人の声に移行するのが一般的な経過である。変声が正常に経過した場合，男性では話声位が約1オクターブ低下する。女性でも話声位は4半音程度低下するが，男性と比べると明らかな声の変化は感じられないことが多い。

ジストニア（ジストニー）
病名ではなく，運動異常症の中の一症候名である。中枢神経系の障害により，骨格筋の持続のやや長い収縮が生じ，姿勢異常，全身性あるいは身体の一部のねじれ，硬直，痙攣などが出現する。主な局所性ジストニアに書痙，眼瞼痙攣，痙性斜頸，痙攣性発声障害がある。

感覚トリック
特定の感覚刺激によってジストニアが軽快（増悪）するとき，その動作をさす。痙攣性発声障害の場合，頸部に手を当てると音声異常が軽減することが多い。

動作特異性
異常が特定の動作時にのみ出現すること。痙攣性発声障害の場合，ジストニアは発声時にのみ出現し，嚥下や呼吸といった動作では出現しない。

症状変動性
発話の課題や場面によって症状出現の頻度や程度が異なること。痙攣性発声障害の場合，高い声，うら声，笑い声，歌声などでは症状が軽減または消失し，逆に，精神的緊張場面，電話での会話で増悪する。

ABSD：abductor spasmodic dysphonia

第3章　音声障害の発生メカニズムと原因疾患

本態性振戦症
明らかな原因がない（本態性）にもかかわらず身体の一部が規則的に震える疾患である。震えの他に症状はない。最も多いのは手の振戦であり，他に頭，喉頭（声），腕，脚にも起こる。加齢とともに進行することが多い。

振　戦
筋肉が意思とは関係なく規則的に収縮し，身体の一部が一定方向に震える不随意運動。

リーシルバーマン法（Lee Silverman Voice Treatment®）
リーシルバーマン協会による登録名称であり，実施にあたっては協会が主催する講習会を受講し試験に合格する必要がある。詳細は本シリーズ別巻「6成人発声発語障害」第7章II．パーキンソン病（運動低下性構音障害）を参照。

仮性球麻痺（上位運動ニューロンの両側性障害）
病態および発話特徴については本シリーズ別巻「成人発声発語障害」第7章を参照。

小脳疾患（変性疾患，脳血管障害，外傷，炎症，腫瘍など）
病態および発話特徴については本シリーズ別巻「成人発声発語障害」第7章を参照。

球麻痺（下位運動ニューロンの障害）
病態および発話特徴については本シリーズ別巻「成人発声発語障害」第7章を参照。

重症筋無力症
病態および発話特徴については本シリーズ別巻「成人発声発語障害」第7章を参照。

筋萎縮性側索硬化症
病態および発話特徴については本シリーズ別巻「成人発声発語障害」第7章を参照。

行われており，ADSDに対する有効性が知られている。音声治療は過緊張性発声障害との鑑別診断に有用であるほか，効果は限定的であるがADSDに対して行われている。

②　**本態性音声振戦症**　本態性振戦症の部分症状である。喉頭筋を中心とした声道の諸筋に振戦が生じ，声の大きさや高さが規則的に変動し，声が震えているように聞こえる。音声振戦の頻度は4～6Hzであることが多い。軽症の場合，会話で音声振戦は目立たないが，母音持続発声を行わせると症状が顕在化する。

薬物治療が行われているが現時点で有用性が示された薬剤はない。ボツリヌストキシン声帯内注入術により自他覚的に軽減することがある[5]。手術治療の有効性に関する報告は限られている[6]。音声治療も試みられている。

③　**パーキンソン病**　パーキンソン病では約9割の症例が音声障害をもつことが報告されている[7]。主な音声異常は声の減弱と気息性嗄声であり，他に声の震え，声がだんだん小さくなるといった異常も出現する。音声障害は病初期から認められ，初発症状であることも珍しくなく，構音障害とあいまって会話明瞭度やQOLを低下させる要因となる。

治療は構音障害や運動障害に対する治療と合わせて行われる。音声に関する訓練法として，声量増大を目的とするリーシルバーマン法がある。

④　**その他**　仮性球麻痺（上位運動ニューロンの両側性障害）では粗糙性あるいは努力性嗄声を呈することが多い。また，気息性嗄声や開鼻声を呈することもある。

小脳疾患では，声質や声の高さに異常を生じることは少ないが，時に爆発性発語（explosive speech）といわれる一時的で急な声量増大がみられることがある。また，喉頭筋や呼吸筋における振戦と同期する3Hz前後の声の震えが生じることがある。

球麻痺（下位運動ニューロンの障害）では開鼻声，気息性嗄声，粗糙性嗄声のほか，抑揚に乏しい，短く区切れた発話といった異常な発話特徴が様々な程度に生じる。

重症筋無力症は声の易疲労性が認められ，文章音読や1～200まで声に出して数えるような負荷のかかる課題では，声の減弱，息継ぎが多くなる，といった異常が顕在化する。

筋萎縮性側索硬化症では，開鼻声，粗糙性嗄声，気息性嗄声といった声質の異常や発声持続時間の短縮などが認められる。

（3）心理的疾患・精神疾患

①　**心因性発声障害**　転換性障害（心理的葛藤が身体症状として表れる）のひとつである。転換性障害の症状には脱力または麻痺，異常運動（振

戦，ジストニア，ミオクローヌス，歩行障害），嚥下障害，発話障害（失声，構音障害など），発作または痙攣，知覚麻痺または感覚脱失，感覚障害（視覚，嗅覚，聴覚の障害）などがある。音声障害では失声が最も多く，これは心因性失声症と呼ばれる。

　心因性失声症の発症は急であることが多い。患者は「声が出なくなった」と訴えて医療機関を受診する。大多数の場合，声帯振動を伴う声は出せないが，ささやき声で話すことができる。一方，まれには口を動かすだけでささやき声も出せない患者や，口も動かさずに筆談をする患者もいる。若い女性に多くみられる。15歳以下の小児にもみられ，この年齢では性差は明らかではない。発症の誘因を初診時に患者が自覚していることもあるが，自覚がなく特定困難であることのほうが多い。

　診断では，まず失声の原因となる他の声帯運動障害を否定することが必要である。喉頭内視鏡下で，発声を指示すると声門閉鎖は得られないが咳払いをさせると声門が十分に閉じ，かつ吸気時には両声帯が十分に外転することを確認する。

　治療は音声治療と精神神経科での治療を組み合わせることが基本である。大多数例が治療もしくは自然治癒により発声機能を回復するが，若年症例，心理的要因の関与が深い症例，病悩期間が長い症例では治療期間が長くなる傾向がある。

　心因性発声障害では，失声以外にも多種多様な声質異常，ピッチ障害，声の大きさの障害（大きい声が出せないなど）を生じることがあり，また，一人の患者の中で音声異常の程度が大きく変動したり，失声と嗄声とが混在することがある。

　なお，本症は米国精神医学会によるDSM-Ⅳでは身体表現障害中の「転換性障害」に相当したが，DSM-5-TRでは身体症状症および関連症群中の「機能性神経学的症状症（変換症）」に代わった。

　②　**精神疾患**　　統合失調症や気分障害（うつ病，双極性障害など）といった内因性精神疾患患者において，様々な音声の異常（声が高すぎる/低すぎる，大きい声が出せない，声質の異常，抑揚の乏しさ/過剰な抑揚）が生じることが知られている[8]。ただし，特定の音声異常が特定の疾患を原因として生じることは確認されていないので，むしろ，偏った，あるいは病的な意識状態，人格ないし性格，感情（喜び，悲しみ，抑うつ，恐怖，不安など）が声に反映されたものと解釈するのが妥当であろう。

　③　**性同一性障害**　　性同一性障害（GID）において音声障害の訴えがある場合，治療対象となることがある。GIDは，みずからが解剖学的な性とは反対の性に属しているという強い確信を中核とする病態である。声に関しては男性から女性型GID（MTF GID）が女性の声を強く求めて受診

DSM-Ⅳ
Diagnostic and Statistical Manual of Mental Disorders 4th editionの略。日本語版は「DSM-Ⅳ精神疾患の分類と診断の手引き　第4版」

DSM-5-TR
Diagnostic and Statistical Manual of Mental Disorders 5th edition, text revisionの略。日本語版は「DSM-5-TR精神疾患の分類と診断の手引」

性同一性障害（GID）
従来，精神神経科領域では人格もしくは行動異常のひとつに分類されてきたが，その名称がDSM-5（2013年）では「性別違和（gender dysphoria）」へ，ICD-11（2022年に発効）では「性別不合（gender incongruence）」へと変更された。名称の変更とともにそのとらえ方は精神疾患というより「性の健康に関連する状態」へと変化する方向にある。なお，本書では広く認識されているGIDという用語を用いた。

GID：gender identity disorder
MTF GID：male to female GID

クラインフェルター症候群
男性の性染色体にX染色体が1つ以上多いことで生じる疾患の総称。主症状に長い腕と脚，思春期の遅れ，小さな精巣，不妊症，女性化乳房がある。

カルマン症候群
遺伝性疾患であり，主症状に思春期の遅れと嗅覚障害がある。小児では黄体形成ホルモンおよび卵胞刺激ホルモンの量が不足し，男児では異常に小さな陰茎および停留精巣がみられる。

した場合に治療対象となることが多い。

音声治療では基本的に声を高くする方法が採用される。同様の目的で甲状軟骨形成術Ⅳ型が行われる。

（4）内分泌・代謝性疾患，ホルモン剤の副作用

各種ホルモンの分泌と代謝の異常により音声障害が生じることがある。多くは身体症状が病態の中核であり，薬物治療の適応である。言語聴覚士がこれらの疾患に接する機会はあまりないが，著明な嗄声をきたすものや嗄声が初発症状である疾患があるので，音声障害の原因疾患として留意すべきである。

① **類宦官症**　性腺機能低下症の一部であり，男性ホルモンが分泌されない，あるいは異常に低下しているために起こる。陰毛やひげが生えてこない，陰茎や精巣が小さい，変声が起きないといった第二次性徴の異常が特徴的である。音声所見としては話声位が異常に高いことが認められる。原因は，精巣に障害があるもの（原発性）では，性腺腫瘍，精巣への放射線治療および化学療法，睾丸の外傷や去勢，クラインフェルター症候群などがある。また，脳下垂体から性腺刺激ホルモンが分泌されないことによるもの（続発性）では脳の器質的疾患，脳への放射線治療の影響，カルマン症候群などがある。治療では性ホルモン剤の投与が有効である。

② **甲状腺機能低下症**　先天性甲状腺機能低下症（クレチン症）と成人期に発症する粘液水腫とに分けられる。クレチン症では全身的な成長障害とともに喉頭の発育不全がみられ，話声位が高い，声域が狭い，男子では変声が起きないなどの音声障害を生じる。粘液水腫は食物中のヨードの不足，甲状腺炎，甲状腺摘出あるいは橋本病などにより生じ，声帯粘膜の浮腫により著名な嗄声や話声位の低下をきたす。いずれに対しても薬物治療が行われる。

③ **甲状腺機能亢進症（バセドウ病）**　甲状腺ホルモンの過剰分泌による疾患であり，基礎代謝の亢進，甲状腺腫，手指の震えなどとともに，声の易疲労性，軽度の気息性嗄声，発声持続時間の短縮といった音声障害がみられる。

④ **先端巨大症（末端肥大症）**　脳下垂体前葉からの成長ホルモンの過剰分泌により，身体の変化や代謝異常が起こる疾患である。以前は末端肥大症と呼ばれていた。原因の大多数は成長ホルモン産生下垂体腺腫である。主症候として手足の容積の増大（以前入っていた指輪や手袋が入らなくなる，足のサイズが大きくなる），先端巨大症様顔貌（眉弓部膨隆，鼻・口唇の肥大，下顎の突出など），巨大舌がある[9]。この他に喉頭隆起の突出，声帯や披裂部の肥大が観察され，音声では話声位の低下や声域の狭小化が起こる。

⑤　**副腎性器症候群**　　過剰な副腎アンドロゲンが身体の様々な部位に男性化を引き起こす病態であり，原因は先天性副腎過形成または副腎腫瘍である。男女ともに発症するが，影響は女性の場合により大きく，成人女性では，無月経，子宮萎縮，陰核肥大，乳房縮小，ざ瘡，多毛，頭部脱毛，性欲亢進などとともに声の低音化を生じる。

⑥　**ホルモン音声障害**　　乳がん術後，更年期障害，月経困難症などに対して男性化作用のある薬剤（男性ホルモン剤およびたんぱく同化ステロイド剤）が投与されたとき，その副作用として女性音声の男性化をきたす疾患である。主な症状は声の低音化であり，話声位の不安定さ，嗄声，声の出しづらさなども生じる。

症状発現のメカニズムは十分には解明されていないが，ヒト（女性）の剖検例において声帯筋筋線維の肥大化が報告されていることなどから[10]，声帯の物性の変化と，これに伴う喉頭筋の調節機構の障害によって引き起こされる音声障害であると考えられる。

原因となった薬剤の投与を中止することは重要ではあるが，これにより音声障害が改善するとは限らない。音声治療[11]あるいは外科的治療（甲状軟骨形成術IV型）が行われる。

（5）呼吸器疾患

①　**拘束性換気障害**　　気胸，間質性肺炎，じん肺，肺切除などによって生じる拘束性換気障害は肺の容積が減少し，コンプライアンス（＝膨らみやすさ）が障害される病態である。肺活量の減少により発声持続時間の短縮，頻回な息継ぎ，発声に伴う疲労感や息切れを生じることがある。

②　**閉塞性換気障害**　　慢性閉塞性肺疾患（COPD），肺気腫，慢性気管支炎，気管支喘息などにより気道の内腔が狭くなる閉塞性換気障害では，適切な呼気調節が困難となり，発声持続時間の短縮，頻回な息継ぎ，発声に伴う疲労感や息切れを生じることがある。

（6）聴覚障害

言語習得前失聴（おおむね2歳未満に聴力を失った，あるいは先天的にもたない聴覚障害）では，話声位の上昇または下降，抑揚の減少または過剰な変化，発声持続時間の調整の誤り，爆発的な声の強さの変動といった音声障害が生じることがある。また重度の聴覚障害では「ろう児声」といわれる「こもって緩慢な印象を与える声質，高さの調整が不適切であり極端に変動する，突然うら声になる」といった音声障害を呈することがある[13]。

音声障害の有無や程度は，主に聴力の程度と型によって決まる。音声障害が目立つのは重度（平均聴力レベル90 dB HL以上）の聴覚障害であるが，聴覚障害の発症時期・発見時期，発見後の治療・（リ）ハビリテーション，

ざ　瘡
いわゆる「にきび」のこと。顔面，胸，肩，背中の皮膚に吹き出物（隆起）が現れる。死んだ皮膚細胞の堆積物や細菌，乾燥した皮脂などが皮膚の毛包をふさぐことによって生じる。

ホルモン音声障害
ホルモンの分泌・代謝による疾患とは異なるが，ホルモン剤の副作用で生じる疾患であるのでここで述べる。

慢性閉塞性肺疾患（COPD）
肺の慢性的な炎症性疾患であり，原因の多くはタバコ煙の有害物質である。粘液の貯留や平滑筋の肥厚により気道が狭くなる。初期には無症状もしくは咳や痰がみられるのみであるが，徐々に労作時の息切れが顕在化し，進行すると安静時でも息切れが起こるようになる。大規模な疫学調査で日本における患者数は40歳以上の人口の8.6%，約530万人と推定されている[12]。

COPD：chronic obstructive pulmonary disease

家族の言語・文化・コミュニティ・価値観といった多数の要因により異なり，個人差が大きい。

　言語習得後失聴（おおむね5～6歳以降に聴覚障害を発症）では，大多数は音声障害を生じないが，重度の聴覚障害では自分の声に対する聴覚的フィードバックが適正にかからず，声が大きくなりすぎることがある。聴覚障害の原因として突発性難聴，外リンパ瘻，騒音性難聴，内耳炎，いわゆる加齢性難聴などがある。

〔引用文献〕

1) 日本音声言語医学会：音声言語認定医・認定士テキスト，インテルナ出版，2022

2) 日本音声言語医学会・日本喉頭科学会編：音声障害診療ガイドライン2018年版，金原出版，2018

3) 山下　勝・辻 智子・坂本廣子他：喉頭結核4例. 耳鼻臨床，**95**(3)：275-279，2002

4) 日本音声言語医学会ホームページ：痙攣性発声障害（SD）の診断基準および重症度分類.
https://www.jslp.org（2025年1月31日閲覧）

5) 日本神経治療学会：標準的神経治療：本態性振戦. 神経治療，**28**(3)：297-325，2011
https://www.jsnt.gr.jp/index.html（2025年2月6日閲覧）

6) Carpenter, M.A., Pahwa, R. and Miyawaki, K.L., *et al.*：Reduction in voice tremor under thalamic stimulation. *Neurology*, **50**(3)：796-798, 1998

7) Logemann, J.A., Fisher, H.B. and Boshes, B., *et al.*: Frequency and cooccurence of vocal tract dysfunctions in the speech of a large samples of Parkinson patients. *J Speech Hear Disord*, **43**(1)：47-57, 1978

8) Aronson, A.E. and Bless, D.M.: Clinical voice disorders (4th ed), Thieme, pp.193-203, 2009

9) 厚生労働省科学研究費補助金難治性疾患等政策研究事業「間脳下垂体機能障害に関する調査研究」班：先端巨大症及び下垂体巨人症の診断の手引き. 間脳下垂体機能障害の診断と治療の手引き（平成30年度改訂）. 日内分泌会誌，**95** Supple: ppii-60，2019

10) 加藤友康：蛋白同化ステロイドによる音声障害の研究. 日耳鼻会報，**76**(9) 1073-1094，1973

11) 楠山敏行・藤本裕一・佐藤麻美他：ホルモン音声障害に対する音声治療の経験－声帯粘膜波動に注目して－. 音声言語医，**46**(1)：16-20，2005

12) 日本呼吸器学会COPDガイドライン第5版作成委員会：COPD（慢性閉塞性肺疾患）診断と治療のためのガイドライン2018第5版，メディカルビュー社，2018

13) 教師養成研究会：Ⅴ. 聴覚障害児の教育方法 5聞こえの障害とはなしことば.
　　荒川　勇他編：聴覚・言語障害児教育，学芸図書，pp.292-297，1972

〔参考文献〕

・The death of George Washington : An end to the controversy?. *Am Surg*,
　74(8) : 770-774, 2008

【第3章　まとめ】
　音声障害を呈する疾患のうち
　●生命維持，呼吸，感染予防の観点から特に注意を要するものを
　　あげてみよう.
　●音声治療の適応となる代表的な喉頭疾患をあげてみよう.
　●機能性発声障害の代表例をあげてみよう.
　●心理的要因による音声障害とその治療法を説明してみよう.
　●音声治療の適応とならない疾患とその理由を説明してみよう.

第4章
音声障害の診察

【本章で学ぶべきポイント】
- 法律に沿った，音声障害診療における言語聴覚士と医師の役割の分担，診療のフローについて理解する．
- 内視鏡を用いて喉頭を観察する際に用いられる，診断に有用な発声タスクについて学ぶ．
- 機能性発声障害および痙攣性発声障害などの，声帯に器質的異常が認められない音声障害の発声時喉頭所見の特徴について学ぶ．
- 音声障害に対する治療方法には音声治療，薬物治療および外科的治療（手術）があり，主に音声障害疾患の種類により選択される治療法が異なる．

I 音声障害の診療における医師と言語聴覚士の役割

1 言語聴覚士の業務に関する法律

以下に言語聴覚士法の条文を提示する．

> 言語聴覚士法　第42条　【業務】
> 　言語聴覚士は，保健師助産師看護師法（昭和二十三年法律第二百三号）第三十一条第一項及び第三十二条の規定にかかわらず，診療の補助として，医師又は歯科医師の指示の下に，嚥下訓練，人工内耳の調整その他厚生労働省が定める行為を行うことを業とすることができる．

「診療の補助として」の表記は，日本のコメディカルの国家資格に関す

Ⅰ．音声障害の診療における医師と言語聴覚士の役割

る医事法においては必ず記載されており，後述する医師法第17条を受けたものである。また「医師又は歯科医師の指示の下に，（中略）業とすることができる」の表記は，医師が診察を行って医学的診断を下して治療方針を決定し，言語聴覚士（ST）に検査・訓練療法などを指示した後に，言語聴覚士が検査や訓練療法を行うという手順をとる必要があることを示している。

また「業」とは法律用語であり，「（対価を受け取りながら）反復継続する意思をもって行為を行うこと」を意味している。

ただし，音声機能，言語機能または聴覚に障害のある者に対して行う業務に関しては，第43条が追加されている。これらの条文では，医師，歯科医師その他の医療関係者と連携する必要性，また音声障害の診療の際に，主治医がある場合には，その指導を受ける必要性が記載されている。

> 言語聴覚士法　第43条　【連携等】
> 　1　言語聴覚士は，その業務を行うに当たっては，医師，歯科医師その他の医療関係者との連携を図り，適正な医療の確保に努めなければならない。
> 　2　言語聴覚士は，その業務を行うに当たって，音声機能，言語機能又は聴覚に障害のある者に主治の医師又は歯科医師があるときは，その指導を受けなければならない。
> 　3　言語聴覚士は，その業務を行うに当たっては，音声機能，言語機能又は聴覚に障害のある者の福祉に関する業務を行う者その他の関係者との連携を保たなければならない。

② 医師の業務に関する法律

1）医師の医業，および医行為に関する法律

日本で医師法が施行されたのは1948年10月27日である。医師法第17条は，医師が業務独占資格であることを定めている。

> 医師法　第17条　（業務独占）
> 　医師でなければ，医業をしてはならない。

「医業」とは「対価を受け取りながら，医行為を反復継続すること」と解釈されてきたが，「医行為」という用語は医師法内では使用されておらず，その定義はあいまいであった。後に2005年7月26日に厚生労働省から「医師法第17条，歯科医師法第17条及び保健師助産師看護師法第31条の解釈について」という通知が出され（平成17年通知），「医業」および「医行為」の用語の再解釈が行われた。この通知によれば，「医師，歯科医師，看護

業務独占資格
資格を有するものでなければ携わることが禁じられている業務を，独占的に行うことができる資格。

ST：speech-language-hearing therapist

師等の免許を有さない者による医業（歯科医師業含む）は，医師法第17条，歯科医師法第17条及び保健師助産師看護師法第31条その他の関連法規によって禁止されている。ここでいう『医業』とは，『当該行為を行うに当たり，医師の医学的判断及び技術をもってするのでなければ人体に危害を及ぼし，または危害を及ぼすおそれのある行為（医行為）を，反復継続する意思をもって行うことである』」とある。

♪「医行為」の定義 ♪♪

　2005年に「平成17年通知」によって「医行為」の用語が明確に定義にされるに至った社会的背景として，当時，高齢者や身体障害者の介護現場において，医師免許も看護師免許ももたない介護職にある者が，痰の吸引などの医行為を施行していたことが問題視されていたことがある。また，エステサロンで施行されたレーザー脱毛による火傷事故の問題に対して，2001年11月8日に厚生労働省より，医師免許をもたない者が行うレーザー脱毛・ケミカルピーリング・タトゥーを，医師法第17条に違反する行為として禁止するという行政通達が行われていたことも影響していた可能性がある。

　したがって，適切な医学的判断と十分な技術習得を前提条件として，人体に危害を及ぼす，またはその可能性のある（「侵襲を伴う」という）検査・手術を施行することができるのは医師（および歯科医師）のみである。

♪「医行為」と「医業」 ♪♪

　もし医師法第17条が「医師でなければ医行為をしてはならない」となっていたならば，医師でない人の目の前で偶然重篤なけが人や病人が発生した場合に，止血処置を行ったり，人工呼吸を行ったり，心停止した患者に除細動器を使用したりすることができなくなるという問題が生じる。ただし，これらの医行為は緊急事態のみに限り，施行が許されている。緊急事態でないにもかかわらず，医師（および歯科医師）でない者が人体に危害を及ぼす医行為を行った場合には「傷害罪」，あるいは「業務上過失傷害罪」が適用される可能性がある。

　また医師でない者が医業を行った場合（偽医者など）については，医師法第31条第1項で，医師法第17条に違反した者は「三年以下の懲役若しくは百万円以下の罰金に処し，又はこれを併科する」と定められている。

2）医師による医学的診断

　「医学的診断」とは「人の症状や兆候がどの疾患や病態で説明できるかを判断する過程」と定義される。しかしながら，医師法においては，「医師でないものが医学的診断を行ってはならない」とは明記されていない。実際，医師でなくとも「春になってくしゃみと鼻水が出てきたからアレル

ギー性鼻炎だ」「発熱して鼻汁が出て，数日後に耳痛と耳だれが出てきたから急性中耳炎だ」と思考すること，あるいは他人に意見として述べることは自由である。しかしながら，医学的診断が，公的な責任を伴う発言あるいは文書となる場合，例えば診療中に患者に病名を告知する，診断書を作成・交付する，および電子カルテに病名を入力するなどの場合には，これらの行為は医師（および歯科医師）により行われなければならない。特に医師（および歯科医師）でない者が診断書を偽造した場合は，刑法第159条の有印私文書偽造罪に該当する。

③ 法律を踏まえた音声障害診療における耳鼻咽喉科医師と言語聴覚士の役割

上述の言語聴覚士法第42・43条，医師法第17条，および平成17年通知により，音声障害の診療においては以下の制約が生じる。

第一に，公的な意味での医学的診断および言語聴覚士への検査・訓練療

Step Ⅰ	患者が耳鼻咽喉科外来を受診する（初診）。
Step Ⅱ	耳鼻咽喉科医師が患者に問診を行う。
Step Ⅲ	耳鼻咽喉科医師が患者の耳鼻咽喉領域の診察を行う。音声所見を GRBAS 尺度(p.66 参照)を用いて評価し，喉頭内視鏡検査（および他の検査）を施行し，発声時の喉頭内視鏡画像，および音声を電子カルテに同時記録する。また他の侵襲のある検査（病理組織検査用の病変の組織採取，針電極を用いた喉頭筋電図など）も，医師が行う。
Step Ⅳ	耳鼻咽喉科医師が医学的診断を行い，疾患名を記載・登録し，治療法（薬物治療，外科的治療（手術），and/or 音声治療）を決定する。また生活指導を行う。
Step Ⅴ	薬物治療，あるいは外科的治療（手術）が選択された場合，耳鼻咽喉科医師が処方箋を発行する，あるいは手術日程を決定する（手術施行に向けての業務の記載は省略する）。
Step Ⅵ	上記 Step Ⅳで音声治療が選択された場合，耳鼻咽喉科医師がリハビリテーション指示書を作成する。
Step Ⅶ	音声治療においては，言語聴覚士が患者の問診を行い，音声所見を GRBAS 尺度で評価し，同時に非侵襲的な音声検査（VHI，音響分析，発声機能検査など）を行い，声の衛生指導・音声訓練を行う。
Step Ⅷ	1週間ごと，あるいは（少なくとも）2週間ごとに言語聴覚士が音声治療のセッションを行う。
Step Ⅸ	4週間ごとに再評価を行う。医師が診察を行い，音声所見を GRBAS 尺度を用いて記録し，喉頭内視鏡検査を施行する。言語聴覚士は非侵襲的検査を施行する。再評価の結果を基に，治療継続・治療法変更などを含めて今後の方針を決定する。
Step Ⅹ	症状・所見が改善したら診療終了とする。

繰り返す

図4-1 音声障害 診療のフロー

VHI：Voice Handicap Index

法の指示は医師が行う必要がある。第二に，言語聴覚士は，検査・訓練療法を行う際には，主治医の指導を受ける必要がある。第三に，侵襲を伴う診療行為は医師が行う必要がある。すなわち，精神的な苦痛，身体への傷害，薬物の作用を生じさせるような行為である検査・外科的治療（手術）・薬物治療は，医師により施行される必要がある。

以上のことから，音声障害の診療のフローは図4-1のようになる。

♪ 音声治療における理想的頻度は？ ♪♪

　患者が頻回に通院できるならば，音声治療のセッションは週に1回の頻度で行うべきである。音声治療の中で，特に音声訓練の効果は，運動パターンの学習あるいは筋力の増強を通じて達成されるため，音声治療の頻度が少なすぎると，訓練計画の進行が遅れるのみでなく，自宅での訓練の反復も滞りがちとなり，訓練の効果が著しく低下する。筆者は，「月に1回しか音声治療に通えない」という患者には，「楽器を習う場合や，スポーツジムに通う場合に，月に1回の頻度では大して効果が上がらないでしょう」と説明している。

♪ 音声障害の経過観察における診察のタイミングは？ ♪♪

　音声障害疾患を有する患者の経過観察のための医師の診察の間隔は，薬物治療・音声治療の効果が発現するまでの期間，および保険診療上認容される喉頭内視鏡などの検査の回数を考慮すると，4週間が最適であると考えられる。ただし，声帯の急性炎症に対して薬物治療を行う際には，抗生剤を連続して7日間しか処方できないこと，また副腎皮質ステロイド剤の内服療法を行った場合に副作用発現のリスクがあるという点から，1週間ごとの診察，評価を行うことが望ましい。

図4-1におけるStep Ⅶ／Ⅷが，言語聴覚士が主として診療に関与する段階となる。ただし，音声治療を適切に行うためには，Step Ⅲ／Ⅸの医師の診察中においても，喉頭内視鏡検査の施行時に言語聴覚士が同席し，喉頭所見と音声所見の関連性を確認しておくことが推奨される。可能であれば，喉頭内視鏡検査の途中で試験的な音声訓練を行っておくと，音声訓練の手技の選択に役立つ。

また医師から言語聴覚士への指示の方法に関して，Step Ⅵにおいて，訓練療法の保険請求のために，リハビリテーション指示書を作成する必要がある。しかしながら，医師が指示書に病名と訓練目標を記載して言語聴覚士に伝えるのみでは，患者の音声障害に関する情報を十分に共有することができない。理想的には，電子カルテに記録保存した音声つきの喉頭動画を医師と言語聴覚士が供覧し，診断，治療法の決定，治療方針継続・変更

の内容と根拠についてディスカッションを行ってコンセンサスを形成すると，より適切な治療方針が立案でき，また疾患診断と治療方針のダブルチェックが可能となる。

　ただし，音声障害と診断された患者のすべてに，音声治療施行が指示されるわけではない。音声治療の適応になる代表的な音声障害疾患は，声帯に器質的異常が認められないにもかかわらず，誤った発声法により嗄声を生じている機能性発声障害，および発症に音声酷使などの声の不適切な使用が関与している音声障害疾患である。一方，音声治療の適応とはならない音声障害もある。音声治療，薬物治療，外科的治療（手術）それぞれが優先される代表的な音声障害についてはpp.68～69で述べる。

Ⅱ　音声障害患者の診察の実際

1 医師の問診

　図4-1のStep Ⅱにおける医師の問診の内容と注意点について，以下に列挙する。またStep Ⅶにおいて，言語聴覚士は，医師の問診記録を読むのみではなく，音声治療を行う個室において再度患者に問診を行うとよい。ダブルチェックできるだけでなく，医師の診察時には話すことができなかった情報が得られることがある。

（1）主訴を尋ねる

　音声障害の患者の主訴の95％以上が声嗄れ（嗄声）である。残りの5％は，全く声が出ない（失声），詰まる，震える，大きな声が出ない，などである。

（2）いつから

　○日前，○週間前，○か月前，○年前など。

（3）発症のきっかけ（誘因）はあったか，その内容は

　大声で話してから，カラオケに行ってから，風邪を引いた後から，全身麻酔の手術後から，長期入院の後から，精神的にショックなできごとを経験してから，など。

（4）症状は常にあるのか，時々出現するのか，特にどのようなときに出現するのか

（5）日常の声の使用状況について・職業について

　音声障害疾患の半数以上で音声酷使・音声誤用が発症にかかわっている。最初に，音声酷使に関して，大声発声あるいは長時間発声の有無について

第4章　音声障害の診察

> ♪　精神的ショックへの対応　♪♪
>
> 　特に機能性発声障害は，精神的にショックなできごとや環境が誘因となっているものが多い。例えば仕事関連のエピソードとして「最近仕事がうまくいかず上司の叱責が厳しくて」「仕事が忙しく睡眠時間がとれず疲弊していて」「最近失業した後に」，また家族関連では「家族の介護で疲弊していて」，友人関係では「失恋した後に」というものが多く認められる。しかしながらこれらのようなネガティブな個人情報を，患者の側から自発的に告白することはほとんど期待できない。したがって，医療者側からさりげなく誘導して聞き出す必要がある。この際に注意すべきこととして，初診時から無神経に患者の生活背景について根掘り葉掘り尋ねてはならない。コミュニケーション能力，人間力を養う必要がある。

確認し，次にその具体的な内容・状況について尋ねる。音声酷使は，教員や営業職，歌手など職業に関連するものと，歌唱などの趣味や友人との長話など私生活上のものに大別される。

> ♪　音声酷使の実際　♪♪
>
> 　患者が音声を相当に酷使している場合であっても，患者自身がそのことを異常と自覚せず，「自分が声を使う程度は人並みだ」と思っている場合が多い。「どのような業務を1日に何時間くらい行っているのか」「他人と1日何時間くらい話すのか，携帯電話か，直接話すのか」など，医療者側から具体的に聞き出す必要がある。患者の音声使用状況を聞き出して「真の問題のある発声行動」を特定する過程は「音声障害にかかわる臨床家の腕の見せ所」である。

（6）声に関してどのような状況で困っているか

「音声障害の患者の主訴の95％以上が声嗄れ（嗄声）である」と前述したが，困難性・不利益は患者ごとに異なり，「人に伝わらない」「話すのがしんどい」「勤務できない」など様々である。VHI（第5章II-3（p.85）参照）を用いて把握するのもよい。

（7）咳・痰はあるか

咳によって声帯が強く衝突し，声帯粘膜が腫脹する。また痰が声帯の表面に付着すると声帯振動が乱れる。咳・痰がある場合には，音声治療を行う前に，薬物治療が必要となる。

（8）胸焼け・呑酸・おくび（げっぷ）はあるか

胃食道逆流は，慢性声帯炎・声帯結節・声帯ポリープ・ポリープ様声帯・声門がん・喉頭肉芽腫・過緊張性発声障害など多くの音声障害疾患の発症に関与することが報告されている。胃食道逆流症を有する音声障害患者に

VHI：Voice Handicap Index

II. 音声障害患者の診察の実際

対しては，（胃酸分泌抑制作用のある）プロトンポンプ阻害薬（PPI）を用いた薬物治療が有効である。この場合は，薬物治療と音声治療は同時進行でよい。

（9）喫煙，飲酒の習慣はあるか

特に喫煙はポリープ様声帯・喉頭がん・声帯白板症の発症に関与する。

② 喉頭の観察

図4-1におけるStep IIIで，医師が喉頭を観察するための機器として，間接喉頭鏡，硬性内視鏡，軟性ファイバースコープ，電子内視鏡の4種類がある。近年，音声障害の患者に対して間接喉頭鏡（ミラー）が用いられることはほとんどなくなっている。ここでは，多くの施設で導入されている，鼻腔より挿入できる軟性の電子内視鏡を使用した手順についてのみを以下に解説する。使用する光源に関して，最初は電子内視鏡のシステムの光源を用いて観察するが，新式のストロボスコープが設置されている場合は，最初からストロボスコープの光源を使用してもかまわない（各検査機器の特徴の差違については，第5章II-1・2を参照）。

♪ ストロボスコープ光源の新旧の特徴 ♪♪
旧式のストロボスコープ機器ではストロボ光源としてキセノンランプを採用していたため，白色が強すぎて喉頭粘膜や病変の色調の正確な評価が困難であった。一方，新型のストロボスコープ機器では，新たにLED光源を採用しているため，喉頭粘膜の自然な色調を評価することが可能となっている。

まず鼻腔内に4％キシロカインと1,000倍アドレナリンのスプレーを噴霧する表面麻酔を行う。その後，軟性の電子内視鏡を鼻腔より挿入し，内視鏡の先端を喉頭蓋のやや上方に位置させると，モニターに喉頭全体が描出される。この状態で内視鏡先端の位置を維持する。

モニターの喉頭画像を観察しながら，患者に母音「エー」あるいは「イー」を発声させる。これらの母音を発声した際には舌全体が前方に移動して喉頭が観察しやすくなる。一方，「アー」「オー」「ウー」の発声時には舌根は後方移動するため，喉頭が観察困難となるので，これらの母音は使用しない。

患者に母音「エー」あるいは「イー」の発声と，鼻腔を介した吸気を繰り返させると，声帯が内転と外転を交互に繰り返すので，その際に声帯運動障害の有無を確認する。口腔を介した吸気よりも，鼻腔を介した吸気の

スプレーを噴霧する表面麻酔
新型コロナウイルス感染症（COVID-19）の流行以来，エアロゾル発生による感染を防止するためにスプレー麻酔を行わなくなった施設が増えている。

PPI：proton pump inhibitor

63

声門閉鎖不全
声門閉鎖が完全ではない，の意味である。発声時に左右の声帯が正中で合わさり，声門が閉鎖することが正常な音声生成の条件である。

ほうが声帯の外転の程度が大きくなるため，声帯運動が観察しやすくなる。吸気時に声帯が外転した際に，声帯粘膜が最も明瞭に観察できる。この際に，声帯粘膜における腫脹・発赤などの炎症所見，ポリープ・結節などの良性声帯病変，腫瘍，萎縮，溝などの器質的異常の有無を確認する。

嗄声があるにもかかわらず，声帯粘膜に器質的異常が乏しい場合，機能性発声障害が疑われる。このような場合には持続母音発声中の喉頭の構えの異常に注目する。機能性発声障害においてよく認められる喉頭の構えの異常の代表的なものとして，声門間隙と声門上部圧迫がある。

声門間隙は，発声中の声帯の内転不足により生じる。一方，声門上部圧迫は，両側仮声帯間の接近と，披裂部-喉頭蓋茎部間の接近の2要素からなり，発声時の内喉頭筋・外喉頭筋の緊張の過剰により生じる。おおむね，声門間隙は低緊張性発声障害において，声門上部圧迫は過緊張性発声障害において認められる。

持続母音発声中に発声時声門間隙がみられる場合は，声帯粘膜が弓状に弛緩変形していないか，両側の声帯縁が両側とも直線であるかを再度確認し，声帯萎縮による声門間隙ではないのかを確認する必要がある。両側声帯縁が直線であるにもかかわらず，声帯が正中まで内転しきらずに三角形の隙間を呈しており，ささやき声しか発することができないなら，機能性発声障害の一亜型である心因性失声症と診断される。一方，発声時声門間隙が紡錘状で，両側の声帯縁が弓状であれば声帯萎縮が原因である。

他に発話時に有声音発声と失声を繰り返す場合には，外転型痙攣性発声障害（ABSD）が疑われる。発話時の話し始めに失声になる場合，発話中に有声音から失声に変化する症例など様々であり，失声までいたらず気息性・無力性嗄声となる症例もある。外転型痙攣性発声障害が疑われた場合，

♪ 心因性失声症か両側声帯麻痺/声門後部癒着か ♪♪

心因性失声症と紛らわしい疾患として両側声帯麻痺，および声門後部癒着がある。心因性失声症とこれらの2疾患の鑑別方法に関して，心因性失声症においては，吸気と発声を繰り返させたとき，両声帯は内外転運動を反復する。また患者に咳払いをさせると，両側声帯が中央まで内転して接触し，有声音が生じることが確認され，食事も通常どおりにできる。

一方，両側声帯麻痺/声門後部癒着では，吸気と発声を繰り返させた際に両声帯は同じ位置に停止したままである。特に両側声帯麻痺においては嚥下時の声門閉鎖不全のために食事は困難であることが多い。両側声帯麻痺は通常，胸部手術，あるいは甲状腺手術を施行された後に反回神経麻痺の結果として発症する。一方，声門後部癒着は長期の人工呼吸器管理を受けた後に発症するが，COVID-19の流行によって患者数が大幅に増加した。

ABSD：abductor spasmodic dysphonia

II. 音声障害患者の診察の実際

患者に「いち, にー, さん, しー, ごー, ろく, しち, はち, きゅー, じゅー」と数字を音読してもらう。この場合,「さん」「しー」「しち」「はち」で選択的に失声が出現する傾向がある。一方, 持続母音発声時には失声は出現しにくい傾向がある。

　一方, 持続母音発声中の声門上部圧迫に関して, 患者に持続母音発声を行わせた際に声帯直上にある仮声帯のレベルや, さらに上方の披裂部と喉頭蓋茎部のレベルで内腔の虚脱, あるいは閉鎖が生じ, かつ粗造性嗄声・努力性嗄声が持続して認められていれば, 過緊張性発声障害が最も疑われる。

　発声時の声門上部圧迫所見が認められる場合, 声門上部の下方にある声帯を観察することが困難である。このような場合, 患者に口を閉じてハミングを行わせると声門上部圧迫が緩和され, 発声時の声帯の状態が観察しやすくなる。

　持続母音発声中に同程度の粗糙性・努力性嗄声が持続するのではなく, 発話時の声の途切れ・詰まりを伴う場合は, 過緊張性発声障害よりも内転型痙攣性発声障害（ADSD）が疑わしい。内転型痙攣性発声障害においても, 過緊張性発声障害と同様に, 発声時に声門上部圧迫が認められることが多いため, 両者の鑑別に苦慮する場合がある。

　両者の鑑別においては, 持続母音発声時と, 例文の音読時との間での出現パターンの差違が診断の決め手となる。音読タスクで用いられる例文として「くろい　からすの　えをかいた」「やぶのなかからうさぎがぴょこんとでてきました」「きたかぜとたいよう, あるひ　きたかぜとたいようが　ちからくらべをしました」がよく用いられる。過緊張性発声障害では, 持続母音発声時と音読時の間で同程度の粗糙性・努力性嗄声が認められる一方で, 内転型痙攣性発声障害においては, 持続母音発声時よりも音読時のほうにおいて, 声の途切れ・詰まりおよび喉頭所見上の声門上部圧迫が顕著となる傾向がある。声の途切れは, 例えば「くろい　からすの　えをかいた」であれば,「く」「か」「か」など, 破裂音部に一致して出現する

声門上部の内腔の虚脱

「虚脱 collapse」とは, 拡張の反対語であり, 周囲の壁の内方移動により内腔が押しつぶされることを意味する。したがって,「声門上部の内腔の虚脱 supraglottic collapse」とは, 声門上部の周囲を構成する仮声帯, 披裂部, 喉頭蓋茎部が内方に圧迫 compression されることにより内腔が押しつぶされることを意味する。一方, 壁の動きに注目した「声門上部圧迫 supraglottic compression」という表現も用いられる。

粗造性嗄声

聴取者に「ガラガラ」とした質感が知覚される嗄声。声帯の物性の左右不均衡, 声帯間の過剰接触, 声門上部構造の振動により, 音声波形の不規則性, 雑音成分の混入, subharmonics の混入, 低ピッチなどの音響学的特徴が生じることが原因である。

努力性嗄声

聴取者に「話者が過剰な発声努力を要している」ことを推定させるような嗄声。主に, 発声時に過剰な声帯内転・声門上部圧迫, および過剰な呼気努力を伴っていることが原因となる。

♪ 過緊張性発声障害の分類 ♪♪

　過緊張性発声障害の声帯所見に関して, 声帯に器質的異常が全く認められないもの, 声帯粘膜の炎症が認められるもの, 声帯の弓状弛緩（萎縮）が認められるものの3種類に大別される。真の過緊張性発声障害は, 声帯に器質的異常が全く認められないものをさす。声帯粘膜の炎症の原因は, 胃食道逆流により生じる慢性炎症であることが多い。この場合には薬物治療を行う必要がある。また声帯の弓状弛緩（萎縮）は, 加齢に伴うものが多い。この場合は, リラクゼーションを誘導する音声訓練手技のみでは改善が得られにくい。

ADSD：adductor spasmodic dysphonia

傾向がある。

　他に，持続母音発声中に声が一定の周期で震える場合は，音声振戦症の可能性が最も高い。持続母音発声を行ってもらうと，3〜4 Hzの規則正しいピッチ変化が認められる。内視鏡下の喉頭画像では，披裂部が細かな内外転を周期的に繰り返す震え，あるいは，前後方向の震えが観察される。同時に，口腔内の視診において，軟口蓋や咽頭後壁も周期的に震えを生じているのが観察される。

③ 声帯振動の観察

　声帯振動の観察にはストロボスコープを用いる。電子内視鏡の光源プラグを，内視鏡システムの通常光源からストロボスコープに差し替えて，患者の頸部前面皮膚にコンタクトマイクロホンを当てる。内視鏡で喉頭を観察しながら，患者に母音「エー」，あるいは「イー」と吸気を繰り返させると，声帯振動が観察できる。通常の楽な発声だけでなく，高い声から低い声まで高さを変えて発声させると，うら声発声時の振幅の小さい振動や，低音発声時の振幅の大きい振動が観察できる（ストロボスコープ検査の原理およびストロボスコープ検査画像の詳細な評価法は第5章Ⅱ-2を参照）。

④ 音声障害患者に対する検査

　音声障害の患者の診察時において施行する検査について，重要な順で記載する。

1）GRBAS尺度
　「イーエーアーオーウー」と患者に発声させて音声を聴取し，G/R/B/A/S 5項目の各スコアを0点（正常）〜3点（重度異常）で採点して，嗄声の質と重症度の評価を行う。嗄声が主訴である全患者に必須の検査である（検査方法の詳細は第5章Ⅱ-4（p.88）参照）。

2）最長発声持続時間
　声帯麻痺および声帯萎縮/溝症など，発声時の声門閉鎖不全を生じる音声障害疾患の評価において，重要な検査である。最大限の吸気を行った後に母音「ア」を可能な限り長く発声してもらい，持続時間を計測する。後に専用装置を用いた発声機能検査を行うのであれば，診察時に施行する必

要はない（検査方法の詳細は第5章Ⅱ-5（p.93）参照）。

3）音響分析

防音室内で音声をデジタル録音し，コンピュータを用いて，音声波形の周期・振幅の不整指数と雑音成分のエネルギー比を算出する（詳細は第5章Ⅱ-6（p.97）参照)。

4）発声機能検査

可能であれば，防音室内において行う。持続母音発声時の音圧レベル，基本周波数，平均呼気流率を持続的に測定でき，持続時間が算出できる。機器によっては声門下圧の瞬間値を評価できる（詳細は第5章Ⅱ-5（p.94）参照)。

⑤ 診断・治療方針の選択

1）音声障害疾患の診断

前述のように，診断の際には，喉頭内視鏡検査において発声と吸気を繰り返した際の声帯運動および声帯粘膜の器質的異常の有無が手がかりとなる。声帯の内外転運動が消失・低下していれば声帯麻痺が強く疑われる。声帯粘膜の器質的異常の特徴から，器質性音声障害が診断できる。また持続母音発声中の喉頭の構えに異常があり，声帯の器質的異常が乏しい場合は機能性発声障害を疑う。三角形の声門間隙および失声の両方があれば心因性失声症が疑わしく，一方，声門上部圧迫および粗糙性・努力性嗄声の両方があれば過緊張性発声障害（あるいはMTD）が疑われる。その他，発声時の呼気衰弱による気息性・無力性の嗄声が認められ，喉頭所見に異常が乏しいものは，音声衰弱症と呼ばれる。その他，一部に特殊な発声タスクを課した際の喉頭・音声所見を手がかりとして診断される疾患として，内転型・外転型痙攣性発声障害がある。

2）治療方針の決定

先述のように，音声障害と診断された患者のすべてに音声治療施行の指示が行われるわけではない。音声治療，外科的治療（手術），薬物治療のいずれが選択されるのかは，音声障害疾患の種類によって異なり，また同一の音声障害疾患においても，異常の程度や病変の特徴により異なってくる場合がある。以下に，薬物治療，外科的治療（手術），音声治療のいずれが優先されるかで疾患を大別し，解説する。

MTD：muscle tension dysphonia

（1）薬物治療が優先される音声障害疾患

① **急性声帯炎**　　粘膜の炎症が中等度以上の場合には，副腎皮質ステロイド剤の投薬が検討される。急性上気道炎を伴う場合には各症状に対する投薬を行う（抗生剤，鎮咳薬，去痰薬など）。音声酷使が原因の場合には，声の衛生指導を目的に音声治療が併用される場合もある。

② **慢性声帯炎・慢性喉頭炎**　　近年の慢性声帯炎・慢性喉頭炎の原因の中で最も頻度が高いものは胃食道逆流である。強力な胃酸分泌抑制作用を有するプロトンポンプ阻害薬（PPI）が投与される（第6章Ⅳ-2（p.176）参照）。

③ **喉頭肉芽腫**　　胃食道逆流・気管内挿管・頻回の咳払いが3大原因である。PPI・副腎皮質ステロイド剤などの薬物治療が中心となる（第6章Ⅳ-2（pp.175～176）参照）。

④ **喉頭結核**　　声帯の表面不整な腫瘤あるいは潰瘍形成が生じるため，腫瘍と紛らわしい。病変を採取して病理組織検査で疑い，喀痰の培養・PCR検査により診断する。結核専門病院への紹介，抗結核剤の内服が行われる（第3章Ⅱ-2（p.43）参照）。

（2）外科的治療（手術）が優先される音声障害疾患

① **声帯ポリープ・声帯嚢胞・ポリープ様声帯**　　喉頭微細手術により嗄声症状の速やかな改善が得られる。ただし，これらの疾患の中で声帯ポリープについては自然消失する可能性があり，音声治療が試みられることがある。

② **片側性声帯麻痺**　　声帯内注入術あるいは喉頭枠組み手術（第6章Ⅲ-2.4（p.171）参照）により嗄声症状の速やかな改善が得られる。ただし，声帯固定位置が正中位に近く，声帯萎縮が軽度である場合には，音声治療が有効なことがある。

③ **声門がん**　　声帯に形成される表面不整な腫瘤であることが多く，病変の組織採取による病理組織検査により診断する。早期がんに対してはレーザーを用いた切除術，あるいは放射線治療が行われる一方で，進行がんには化学放射線治療や喉頭全摘出術が施行される（第3章Ⅱ-2（p.43）参照）。

④ **喉頭乳頭腫**　　声帯あるいは喉頭の他の部位に生じる腫瘤であり，表面が粒状かつ八つ頭状であるという特徴から，肉眼的に診断できることが多い。喉頭微細手術下で切除あるいはレーザー焼灼を行う（第3章Ⅱ-2（p.44）参照）。

（3）音声治療が優先される音声障害疾患

音声治療の適応になる代表的な音声障害疾患は，声帯に器質的異常が認められないにもかかわらず嗄声を生じる機能性発声障害（第3章Ⅱ-2（p.47）参照），および発症に音声酷使などの声の不適切使用が関与してい

PCR：polymerase chain reaction

る音声障害疾患である。

① **機能性発声障害**　心因性失声症，変声障害，低緊張性発声障害，過緊張性発声障害，音声衰弱症のいずれも音声治療の適応となり，薬物治療および外科的治療（手術）は無効である。

② **声帯結節**　音声酷使が最も主要な原因であるが，胃食道逆流の合併が多いことが報告されている。音声治療に含まれる声の衛生指導と音声訓練がともに有効であるが，音声治療のみで根治できない症例に対しては，副腎皮質ステロイド剤などの薬物治療および外科的治療（手術）を組み合わせて治療するほうがよい。

③ **声帯萎縮**　以前は，萎縮した声帯に対する注入術が施行されていたこともあるが，近年，VFEを用いた音声治療の有効性が報告されるようになった。

⑥ 経過観察〜治療の終了

　1か月ごとの再評価において，音声所見および喉頭所見が改善傾向であれば，同じ治療方針で続行となるが，改善が認められない，または悪化している場合は，最新の検査所見を基に，初回の医学的診断と治療方針を見直す必要がある。

♪ 診断へのアプローチ ♪♪
　喉頭の構えの異常を根拠に機能性発声障害と診断していたにもかかわらず，1か月後に声帯炎が認められ，再度録画した初診時の喉頭画像をよくみると，「あれ？　初診時にすでに声帯炎があるぞ。なんで初診時そう思わなかったんだろう」というのは，過緊張性発声障害，低緊張性発声障害のいずれにおいても珍しいことではない。それほど軽度の声帯炎の有無の診断は難度が高い。あるいは，声帯萎縮，胃食道逆流による喉頭粘膜炎なども，初診時に気がつかなかったのに，再診以降に過去の画像をみて突然認識されることが多い。このような場合，音声治療をいったん中止して薬物治療を優先させることもある。初診時の診断に固執してはならない。医師と言語聴覚士の両方が喉頭・音声所見の評価を行うことでダブルチェックすると有益である。

　声帯麻痺，声帯ポリープ，声帯結節に対して音声治療を行っている際に，1〜2か月経過しても症状に改善が認められないならば，効果不十分と判断して音声治療を中止し，外科的治療（手術）を勧める。外科的治療（手術）のほうが，確実に速やかに症状を改善できる。「何が何でも音声治療」と固執することは避けなければならない。

VFE：vocal function exercises

一方，機能性発声障害に関しては，音声治療の他に治療法がない。したがって，音声治療の終了が治療の終了となるため，音声治療の効果が乏しかった場合に音声治療を終了するか否か悩ましいところであるが，6か月が音声治療の継続期間のおおよその目安と考えられる。

7 症例提示

1）症例1　声帯に異常が乏しい過緊張性発声障害

【症　例】72歳，男性
・主　訴：声嗄れ
・現病歴：約1か月前から声嗄れが持続しているため，受診となった。誘因は特になし。現在は年金暮らしで仕事はしておらず，音声使用の機会はあまりない。喫煙なし。咳・痰なし。胸焼け・おくび（げっぷ）は特にない。
・既往歴：特になし

【初診時所見】
・音声所見：G2R2B1A0S2
・喉頭所見：喉頭ファイバースコープ下に，持続母音「エー」発声時に披裂部と喉頭蓋茎部間の接近と，両仮声帯の接近が認められた（図4-2a）。声帯粘膜には異常は認められなかった。言語聴覚士が口を閉じてハミング発声を促すと，音声所見はG1R1B0A0S0となり，声門上部圧迫は改善して声帯がよく観察できるようになった（図4-2b）。さらにハミングの状態から「ふ～ん」とピッチ上昇させてあいづちを行い，その後語尾を伸ばしながら，口をゆっくり開けてもらった。この際に音声所見はG0となり，

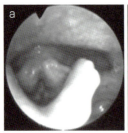 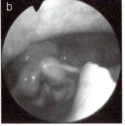 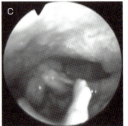

a 持続母音「エー」発声時の喉頭所見　　b ハミング中の喉頭所見　　c あいづちの後にハミングを持続させたときの喉頭所見

図4-2　症例1の初診時試験的音声治療中の喉頭所見

声門上部圧迫も認められなかった（図4-2c）。

・治療方針：純粋な機能性発声障害としての過緊張性発声障害である。ハミング・あいづち，またあいづちから開口して母音に移行する訓練法を言語聴覚士が指導し，毎日朝と夜，特に夜は入浴時に風呂場で練習させた。

・治療経過：2週間隔で音声治療を施行し，2か月後耳鼻咽喉科を再診した。診察時音声所見はG0となり，喉頭所見上も声門上部圧迫は認められなかったため，終診とした。

２）症例2
胃食道逆流による慢性喉頭炎を伴う過緊張性発声障害

【症　例】65歳，男性

・主　訴：声嗄れ

・現病歴：約2か月前から声嗄れが持続しているため，受診となった。誘因は特になし。仕事は事務職で，声の使用は他の職員とときどき話すか，電話の応対程度である。喫煙はなし。咳・痰はときどき感じることがある。胸焼け・呑酸はたくさん食べたときにときどきあるが，おくび（げっぷ）はない。

・既往歴：特になし

【初診時所見】

・音声所見：G3R3B1A0S2

・喉頭所見：硬性内視鏡下に，発声時の両仮声帯間圧迫が認められた（図4-3a）。吸気時に声帯が外転すると，声帯が浮腫性に腫脹し，声帯の直下が腫脹して声帯が二重になっているようにみえ（声帯偽溝症），声帯間に粘液が付着しており，披裂間部の粘膜が腫脹し肥厚していた（図4-3b）。

・診　断：胃食道逆流に伴う慢性喉頭炎に過緊張性発声障害が合併したものと考える。

・治療方針：言語聴覚士が2週間隔で音声治療を施行し，1か月間隔で耳鼻咽喉科を再診した。胃食道逆流に伴う慢性喉頭炎に対しては，PPIのひとつであるラベプラゾール20mg錠　1錠/日を処方し，夕食を早めに食べて，就寝までの時間を3時間以上空けるよう指導した。音声治療においては，声が出にくいときに一所懸命大声で話すことを避けるよう指導した。また音声訓練として，ハミング→ピッチ上昇（あいづち）→ゆっくり開口して母音発声に移行する訓練法を指導し，毎日朝と夜，特に夜は入浴時に風呂場で練習させた。

・治療経過：音声所見と喉頭所見は徐々に改善し，3か月後には音声所見はG1R1B0A0S0まで改善した。治療開始1年後の硬性内視鏡下の喉頭所見で

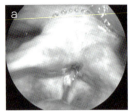 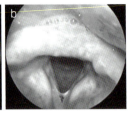

持続母音発声時所見　　　吸気時所見

図4-3　症例2の初診時治療前喉頭所見

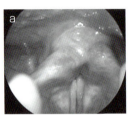 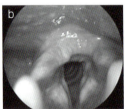

持続母音発声時所見　　　吸気時所見

図4-4　症例2の治療開始1年後の喉頭所見

は，発声時の仮声帯間の圧迫は消失し（図4-4a），声帯・声門下の粘膜の浮腫も改善しており，粘液も認められなくなった（図4-4b）。

【第4章　まとめ】
- 音声障害の診療において，医師は行えるが，言語聴覚士が行えない医療行為（5つ）をあげてみよう。
- 音声障害の診断に必須の検査は何か，3つあげてみよう。
- 機能性発声障害の診断の手がかりは何か，2つあげてみよう。
- 音声治療の適応となる音声障害疾患を6つあげてみよう。
- 音声治療の適応とならない音声障害疾患を6つあげてみよう。
- 診断時に，患者に音読タスクを行わせることが有効な音声障害疾患を2つあげてみよう。またその音読タスクは何か。
- 音声治療の効果が乏しい場合に，音声治療をどのくらい続けるべきか，考えてみよう。

第5章
音声障害の検査・評価

【本章で学ぶべきポイント】
- 音声障害に対する検査は4つに大別することができる。
- 第一は，病気の診断を主目的として耳鼻咽喉科医師が行う検査である。
- 第二は，患者がみずからの音声障害を主観的に評定する検査である。
- 第三は，音声の特徴および発声機能の多面的評価を主目的として言語聴覚士が行う検査である。
- 以上の検査はすべての音声障害症例に対して行われる。
- 第四に，病態に応じて一部の症例に対して追加される検査がある。

I　検査の目的と種類

　音声障害を主訴とする患者が耳鼻咽喉科を受診した場合，問診の所見と各種検査の結果とを総合的に分析，評価することにより診断が行われる。精確な診断があってはじめて適切な治療法の選択が可能であるという意味で，検査は問診とともに治療の重要な第一歩であるといえる。

　音声障害に対する検査は多数あるが，便宜上，喉頭の視察，自覚的評価，音声検査，その他の4つに分けることができる（表5-1）。喉頭の視察は，病名の決定を主目的として耳鼻咽喉科医師が行う検査であり，ここには1．喉頭の観察，2．声帯振動の観察が含まれる（本章 II-1・2 参照）。また，3．自覚的評価は，患者が自身の音声障害とそれに伴う日常生活上の問題などを評定する検査である。教示や採点は通常言語聴覚士が行う（本章 II-3 参照）。さらに，音声検査は，音声の特徴および発声機能を測定し，音

第5章　音声障害の検査・評価

表5-1　音声障害に対する検査

分　類	検査の種類	検査者 または評価者	検査法	
喉頭の視察	1.　喉頭の観察	Dr	○	喉頭内視鏡検査（硬性内視鏡検査，喉頭ファイバースコープ検査，電子内視鏡検査）
				間接喉頭鏡検査
	2.　声帯振動の観察		○	喉頭ストロボスコープ検査（喉頭ストロボスコピー）
				超高速度デジタル撮影
自覚的評価	3.　自覚的評価	Pt（ST）	○	VHI（Voice Handicap Index）
				V-RQOL（Voice Related Quality of Life）
音声検査	4.　聴覚心理的評価	ST，Dr	○	GRBAS尺度による評価
				CAPE-V (Consensus Auditory-Perceptual Evaluation of Voice)
				モーラ法
	5.　発声の能力と機能の検査		○	声の高さの測定
			○	最長発声持続時間の測定
			○	発声機能検査（声門下圧，発声時平均呼気流率，音圧レベル，基本周波数）
	6.　音響分析		○	音響パラメータ（jitter, shimmer, HNRなど）の測定
				ケプストラム分析
その他	7.　心理検査	Pt（ST）		うつ性自己評価尺度 (SDS：Self-rating Depression Scale)
				ベック抑うつ質問票
				感情プロフィール検査（POMS：Profile of Mood States）
				リーボヴィッツ社交不安尺度
	8.　喉頭筋電図検査	Dr		喉頭筋電図検査
	9.　その他の検査	ST，Dr		EGG（electroglottography）
				ボイスプロファイル検査

Dr：耳鼻咽喉科医師，ST：言語聴覚士，Pt（ST）：評定者は患者・教示と採点は言語聴覚士
○印をつけたものはルーチン検査（本文参照）

声障害を多面的に評価する検査である。ここには4．聴覚心理的評価，5．発声の能力と機能の検査，6．音響分析が含まれる。検査は言語聴覚士が行うことが多いが，施設によっては耳鼻咽喉科医師あるいは臨床検査技師が行うこともある（本章Ⅱ-4・5・6参照）。

　音声障害を専門とする医療機関において，初診時および経過観察時にすべての音声障害症例に対して行われる検査，すなわちルーチン検査は表5-1のうち○印をつけたものである。ただし，音声障害のルーチン検査，あるいは治療前後の比較もしくは経過観察のために必要かつ十分な検査については，必ずしも国内外でコンセンサスが得られていないのが現状である。したがって，表5-1に示したルーチン検査はひとつの目安であり，その目的は音声障害を学ぶ言語聴覚士学生をはじめとする初学者に基本的な検査とそうでない検査とを区別して提示することにあるので留意してほし

い。これらルーチン検査の中には特殊かつ高価な器械を必要とするものが含まれるが，その種の器械を備えていない施設でも音声障害の診療は行われている。つまり，音声障害の診療を行っているすべての施設でここに示したルーチン検査のすべてを行っているわけではない。また逆に，少数ではあるが，同様の目的をもつ別の検査あるいはより専門的な検査をルーチン検査に加えている施設もある。

他方，その他の検査に分類される7．心理検査，8．喉頭筋電図検査，9．その他の検査は，特定の疾患または病態を有する音声障害症例に対し必要に応じて追加される，あるいはより専門的な検査である（本章Ⅱ-7・8・9参照）。その他にも，音声障害の原疾患の診断を目的に画像検査や病理組織学的検査を行うことがあるが，これらについては本書では取り上げない。

本章では，1〜9の検査を順に取り上げ，手順や教示，測定パラメータ，結果の解釈などについて解説する。

Ⅱ 検査・評価法

1 喉頭の観察

喉頭を観察するための機器として，間接喉頭鏡，硬性内視鏡，軟性ファイバースコープ，電子内視鏡の4種類がある。

1）間接喉頭鏡検査

間接喉頭鏡（図5-1）と観察時のシェーマ（図5-2）を示す。間接喉頭鏡先端部の円盤状の部分は片面がミラーになっている。観察時には，被検者は椅子に座った状態で上体を前傾させて顔を上げ，大きく開口して挺舌し，検査者が舌をガーゼで前下方に牽引する。その後，検査者が間接喉頭鏡を被検者の口から挿入し，口腔を経て中咽頭部にミラーを位置させ，ヘッドライトの光をミラー部に当てて反射させると下方の喉頭が照らされる。そこで被検者に高いピッチで持続母音「エー」を発声してもらうと，ミラーに映った喉頭が観察できるようになる。しかしながら，ミラーに映るのは喉頭の一部分のみであり，喉頭全体，さらには下咽頭の全体を観察するためには，ミラーを動かして様々な方向に向ける必要がある。

間接喉頭鏡検査は簡便で低コストであるという長所があるが，短所があ

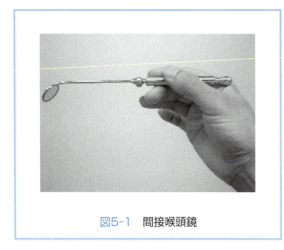

図5-1　間接喉頭鏡

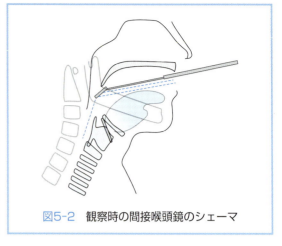

図5-2　観察時の間接喉頭鏡のシェーマ

まりにも多い。以下に列挙する。

① 咽頭反射が強い場合，口腔咽頭が狭小な場合，乳幼児あるいは長期臥床の重症患者などのように，座位で上体の前傾姿勢を維持して高い声を出すことが困難な場合には観察困難となる。
② 健常な被検者であっても，声帯の観察のしやすさには個人差が相当あり，声帯全長を明瞭に観察できるのは，咽頭反射が弱く，咽頭が広い患者に限られる。
③ ヘッドライトの光をミラーから反射させて照らすのみでは，視野の明るさは不十分であり，喉頭・下咽頭粘膜全体を隈なく詳細に観察することは困難である。
④ ミラーに映った画像を記録して保存することができない。

四半世紀前は耳鼻咽喉科診療において標準的検査として汎用されていた道具ではあったが，現在，咽喉部の症状を訴えて受診した患者に対して，間接喉頭鏡による観察のみで済ますことはなくなった。

2）硬性内視鏡検査

喉頭観察専用の硬性内視鏡（図5-3）と観察時のシェーマ（図5-4）を示す。硬性内視鏡の金属製の筒の内部にはロッドレンズ（棒状のレンズ）が充填されている。片手で保持しながら，反対側の手で様々な操作ができるため，様々な領域の内視鏡手術（副鼻腔手術，腹腔鏡手術，胸腔鏡手術，経尿道手術など）で用いられている。喉頭観察専用の硬性内視鏡は70°，または90°の側視鏡であり，光を屈折させるために反射板，あるいはプリズムが使用されている。また内視鏡を光源装置とライトガイドで接続させることで，内視鏡の先端の対物レンズより光が照射される。レンズ・反射板・プリズムを用いた純粋に光学的な情報伝達システムと十分な輝度のた

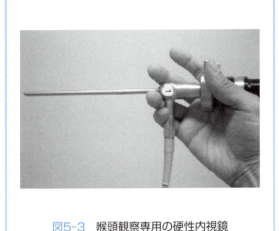
図5-3 喉頭観察専用の硬性内視鏡

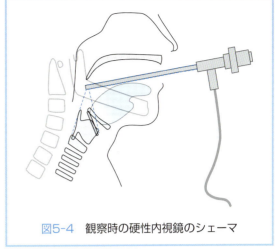
図5-4 観察時の硬性内視鏡のシェーマ

め，画質は極めて良好である。

　観察時には，被検者は間接喉頭鏡と同じく，上体を前傾させて顔を上げ，大きく開口して挺舌し，検査者が舌をガーゼで前下方に引っ張った状態で，硬性内視鏡を口から挿入して先端の対物レンズ部を中咽頭に位置させると，内視鏡先端部から光が喉頭・下咽頭に向けて照射される。さらに被検者に高いピッチで持続母音発声をしてもらうと，喉頭，さらに下咽頭全体を明瞭に観察できる。尾部の接眼部から直接のぞいて喉頭を観察することも可能であるが，CCDカメラのついたカメラヘッドを装着して画像をデジタル化し，ビデオプロセッサーを経てモニターに映像を提示することで，検査者以外の者も喉頭所見を観察することができ，患者に画像をみせながら所見を説明することができる。画像はS端子ケーブルでoutputされるので，マイクロホンとマイクロホンミキサーを追加すると，音声つき動画を家庭用のビデオレコーダーで記録でき，また電子カルテ内に動画，あるいは静止画を音声つきで直接保存することもできる。

　先述のようにロッドレンズと高輝度により画質が良好であるため，声帯を含め，喉頭の器質的病変の描出には優れている。しかしながら，硬性内視鏡の短所として，被検者は，開口して舌を掴まれて前方に牽引されているため，持続母音発声しかできないことがある。また上を向いて舌を牽引されて持続母音発声した場合には，気息性がやや増強する傾向があることにも注意が必要である。したがって，日常使用している通常のピッチ・大きさで楽に発声してもらった場合の喉頭の状態を観察する必要がある機能性発声障害，および，発話時の所見を観察する必要がある痙攣性発声障害などの診療には，硬性内視鏡は不向きである。

3）喉頭ファイバースコープ検査

　喉頭ファイバースコープ（図5-5），観察時の持ち方（図5-6），および挿入時の上気道のシェーマを示す（図5-7）。ファイバースコープの名前は，束ねられた光ファイバーが黒い樹脂でコーティングされている胴部の構造に由来する。金属の筒である硬性内視鏡と異なり，胴部がしなやかで容易に変形するため，硬性内視鏡に対して軟性内視鏡，あるいは可撓性内視鏡とも呼ばれる。喉頭観察専用のファイバースコープの胴部の内部には，約1万本の光ファイバーが使用されているため，1万画素の画質が得られる。また光源にスコープコネクターを差し込むことで，内視鏡の先端から光が照射されるようになる。

　喉頭ファイバースコープは，座位の被検者に対して，鼻腔より挿入して使用するが（図5-7），被検者は挿入時に鼻腔に相当な痛みと苦痛を感じ

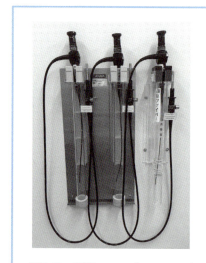

図5-5　喉頭ファイバースコープ

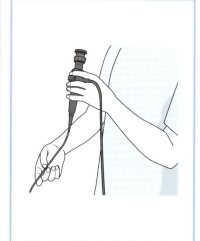

図5-6　観察時の喉頭ファイバースコープの持ち方

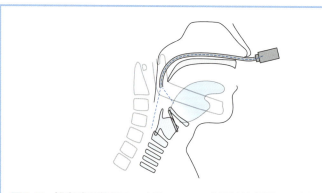

図5-7　観察時の喉頭ファイバースコープ・可撓性喉頭電子内視鏡のシェーマ

Ⅱ．検査・評価法

るため，挿入前に鼻腔に4％キシロカインと1,000倍アドレナリンをスプレーで噴霧する。キシロカインは鼻腔粘膜の表面麻酔のため，アドレナリンは，鼻腔粘膜の血管を収縮させて空間を広げるためである（ただし現在ではCOVID-19感染予防のためにスプレー処置を施行しなくなった施設もある）。その後，ファイバースコープを鼻腔より挿入し，上咽頭に達したら内視鏡の先端を下方に屈曲させてさらに挿入し，先端を喉頭蓋の上方に位置させると，喉頭全体の画像が観察できる。この状態で内視鏡先端の位置を維持する。

　モニターの喉頭画像を観察しながら，被検者に，日常で使用している，自然な大きさ・ピッチで母音「エー」あるいは「イー」を発声してもらう。これらの母音を発声した際には，舌根が前方に移動して喉頭が観察しやすくなる。一方，「アー」「オー」「ウー」の発声時には舌根が後方移動して喉頭が観察困難となるので，これらの母音は使用しない。

　間接喉頭鏡および硬性内視鏡のように，被検者は特殊な姿勢をとったり，高いピッチで発声する必要はない。持続母音発声時のみでなく，話声時および歌唱時の喉頭を観察することも可能である。また子音構音時の軟口蓋運動，嚥下時の咽喉頭運動・食塊の状況についても観察できる。

　約1万画素の画質は，接眼部から直接のぞいた場合には十分使用に耐えるものであるが，CCDカメラヘッドを接合して喉頭画像をモニターに映した際には，ファイバーの粒子が明瞭に観察できるようになるため画質がかなり粗くなるという問題がある。そのため，電子カルテへの画像保存が普及している現代では，後述する電子内視鏡に移行しつつある。しかしながら，長期臥床の患者に対するベッドサイドの診察では，ファイバースコープと光源のみを携行し，接眼部からのぞくのみで簡便に喉頭の診察ができるため，現在も病棟への往診の際にはファイバースコープが汎用されている。したがって，モニターとビデオプロセッサーが入ったタワーがなければ観察できない電子内視鏡に完全に取って代わられることはないと考えられる。

4）電子内視鏡検査

　図5-8に可撓性のある喉頭観察専用の電子内視鏡およびビデオプロセッサー，モニターを示す。電子内視鏡の形状は前項の喉頭ファイバースコープとよく似ており，挿入方法も同じである（図5-6，5-7）。しかしながら，電子内視鏡には接眼部はなく，喉頭画像はもっぱらモニターに提示されるため，ビデオプロセッサーとモニターを組み込んだタワーがなければ観察できない。そのため，機器の持ち運びが困難であり，診察室にほぼ据え置きの状態となる。

狭帯域光観察（NBI）

医療用の内視鏡画像の強調技術である。その基本原理は波長の異なる415 nmと540 nmの狭帯域光の使用により，通常光では見えにくい粘膜内の微細な血管を高コントラストで可視化することである。特にがんや前がん病変の早期発見と診断精度の向上に役立っている。

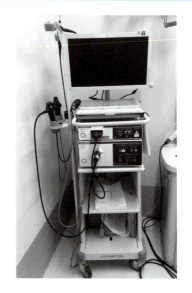

図5-8　喉頭電子内視鏡の機器類

電子内視鏡の胴部には情報伝達用の電線と照明用の光ファイバーが入っており，胴部先端（tip）にCCDの基盤（chip）が装着されている。そのため，海外では"chip-on-the-tip endoscope"と呼ばれている（日本での通称は「電スコ」）。電子内視鏡では従来のファイバースコープと比較して胴部の光ファイバーの本数が減少し，電線に置き換わったため，胴部のしなやかさはファイバースコープよりもはるかに向上し，また近年細径化が進んだため，挿入時の被検者の痛みや不快感が少なくなった。

可撓性のある電子喉頭鏡の観察方法は喉頭ファイバースコープと同じで，かつ画質に優れているため，音声障害全般の診断用機器として，現時点で最も優れているといえる。また専用のCCDカメラヘッドを用いることで従来の硬性内視鏡を接続し，画像をモニターに映すこともできる。また狭帯域光観察（NBI）機能をもつ機器もあり，粘膜の表層の毛細血管，粘膜微細模様の強調表示により，喉頭がんや喉頭乳頭腫の検出に役立つ。

2 声帯振動の観察・喉頭ストロボスコープ検査

ヒトがたとえ喉頭を明視できたとしても，発声時の声帯振動を詳細に観察することは困難である。その理由として，ひとつは人間の動体視力の限界，もうひとつはビデオ画像の時間分解能の限界がある。前者に関して，仮に目の前で素早く指を振ってみると，1秒間に10回にも満たない指の動

NBI：narrow-band-imaging

♪ 映像機器の進歩と電子内視鏡 ♪♪

　近年，画像センサーなどの映像関連部品の技術進化，および映像処理技術の発展とともに，電子内視鏡，ビデオプロセッサー，モニター，光源装置のすべてが進化し，画質が著しく向上している。喉頭ファイバースコープは「光ファイバーを１万本使用しているため１万画素」であったが，従来のビデオ画像の規格は「720×480＝345,600画素」であり，standard definition（SD）と呼ばれ，日本で最初に発売された喉頭用電子内視鏡もこの規格からスタートしている。当時はアナログS端子ビデオケーブルで家庭用のビデオレコーダーと接続して容易に動画を記録することができ，またADコンバータを用いれば，個人用PCにデジタル動画を容易に記録・保存することができた。

　その後，hi-vision（海外ではhigh definitionと呼ばれ，HDと表記される）が開発され，「1,280×720＝921,600（921 kilo）画素」に，その後full-hi-visionでは「1,920×1,080＝2,073,600（2 mega）画素」に，その後４Kでは「3,840×2,160＝8,294,400（8 mega）画素」となった（４Kの呼称は，画面の長辺の画素数の3,840の4,000＝4 kiloに由来する）。

　電子内視鏡もこの進化発展に伴って，次々に新商品が開発され，現在は４Kのものも発売されている。しかしながら，hi-vision以降の電子内視鏡の画像を個人用コンピュータ（PC）や電子カルテに記録する場合には，Sケーブルで情報をoutputすると劣化してしまう。劣化させずに記録するには，同規格の高額のビデオレコーダーが必要となる。また高画質の内視鏡画像を電子カルテに取り込む際に，電子カルテを動作させているPCのスペックは，映像機器ほど進歩していないという問題がある。たとえ４Kでなくともfull-hi-visionで10分の動画になると，２mega画素×30フレーム/秒×600秒＝36,000 mega＝36 giga画素となり，ここに色彩情報が加わる。たとえMPEG画像のように圧縮できたとしても，PCには大きな負担となり，電子カルテ内にこのようなサイズのデータを蓄積していったらサーバーがパンクしてしまう（このような問題に対して，近年はクラウド型電子カルテも実現されている）。保存された電子内視鏡の画像の画質は今後どのように進歩していくのか，興味深い。

きを目で追うことができないくらい，人間の動体視力は乏しい。通常の発声時の声帯の振動数は成人男性でさえ約100回/秒であるため，声帯振動を直視した場合，肉眼でとらえることはできない。また録画してスローモーションで観察するとしても，通常のビデオ画像は30フレーム/秒で構成されており，近年はHDテレビやゲームにおいては60フレーム/秒の規格が使用されるようになったものの，いずれにせよ100回/秒で振動するものをとらえることはできない。

このように高速に振動するものを可視化する方法として，ストロボスコープ検査という検査法がある。この方法は，一瞬だけ点灯する光源を一定間隔で繰り返し発光させる装置の下で，高速で移動，もしくは高速で複雑な動きをする物体を観察し，その動きを可視化する技術である。実際，蝸牛の周波数分解能を実証した研究においてストロボスコープが基底板の高速振動の観察にも使用されてきた[1),2)]。

図5-9は音声障害診療用のストロボスコープ検査機器の本体である。本体内にマイクロホン信号の増幅・データ処理回路，周波数の計算回路，発光頻度の調節回路，ストロボ光源が埋め込まれており，他にコンタクトマイクロホン，フットペダルなどから構成される。また機器本体の前面に音声の基本周波数が表示されるようになっている。旧式の機器のストロボ光源にはキセノン管が使用されており白色がかなり強かったため，粘膜の色調がわかりにくかったが，近年の機器ではLED光源が採用されているため，このような問題は少なくなった。フットペダルは発光のタイミングの位相を調節する際に用いる。

使用時には，コンタクトマイクロホンを被検者の頸部の皮膚に当て，光源の差し込み口には，内視鏡のスコープコネクターを挿入し，内視鏡で声帯を観察しながら，被検者に持続母音を発声してもらう。ストロボスコープ検査機器においては，コンタクトマイクロホンから得られる信号情報を基に基本周波数を算出し，ストロボ発光の周期をその基本周波数より低い値に設定するようプログラムされている。例えば，マイクロホン信号の基本周波数が100 Hzであれば，ストロボ発光は80 Hzという具合に決定される。

ストロボスコープ検査により声帯の高速振動を可視化できるメカニズムに関して，1秒間に100回規則正しく振動している声帯に対して，ストロボスコープを同じく1秒間に100回規則正しく発光させた場合，発光の瞬間は声帯が同じ位相にあるため，声帯が静止しているようにみえる（図5-10a）。一方，ストロボスコープを1秒間に80回規則正しく発光させた場合，発光の瞬間の声帯の位相は少しずつずれていくため，これらの画像を順に追っていくと，声帯はあたかもゆっくり振動しているようにみえる（図5-10b）。この原理によって，（幻の）声帯振動のスローモーション画像が得られ，振動中の声帯の形態変化とその特徴が詳細に把握できるようになる。具体的には，声帯振動の規則性とその左右差，粘膜振動の振幅の程度とその左右差，粘膜波動の程度とその左右差，声門閉鎖期における声門閉鎖の完全性，非振動領域の有無などに注目する。これらを記録することで，声帯の病変，あるいは声帯運動障害が声帯振動に与えている影響が把握できる。

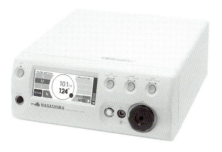

デジタル喉頭ストロボLS-H10

図5-9　ストロボスコープ検査機器

(画像提供：永島医科器械株式会社)

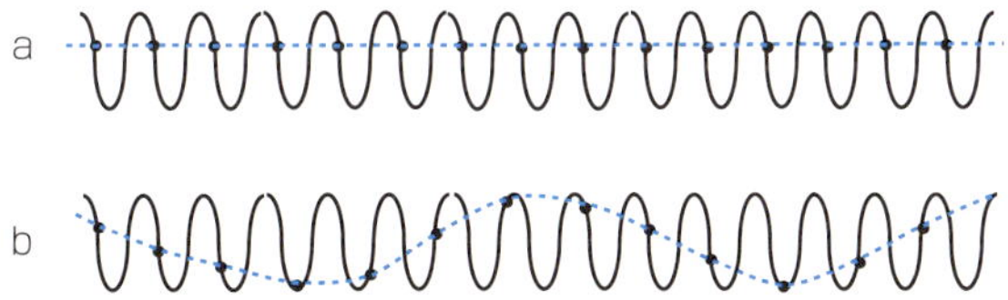

a.　1秒間に100回規則正しく振動しているものに対し，同一の頻度で発光すると，常に同じ位相の像がみえて，静止した像がみえる。
b.　1秒間に100回規則正しく振動しているものに対し，例えば1秒間に80回というようにわずかに少ない頻度で発光させると，発光時の位相が少しずつずれていき，あたかもスローモーションで振動しているようにみえる（点線）。

図5-10　ストロボスコープ検査で声帯の高速振動を可視化できる原理

　ストロボスコープ検査が特に診断に有用である疾患として，微小な声帯結節や声帯嚢胞などを含む良性声帯病変，微小もしくは表層のみにとどまる極めて早期の声門がん，および声帯瘢痕がある。微小な声帯結節では，吸気時には声帯粘膜の隆起が認められないにもかかわらず，発声時にのみ両側声帯縁の前方の部分が隆起し，声帯結節病変が出現する場合がある。図5-11に微小な声帯結節のストロボスコープ検査の画像を示す。この声帯結節を通常光の内視鏡下に検出することは困難である。また極めて早期の微小な声門がん，および声帯瘢痕においては，通常光での観察では一見正常の声帯粘膜にみえるものの，ストロボスコープ検査で観察すると，局所的に粘膜波動が低下，または喪失しているようにみえる。ストロボスコープがなければ，これらのような病変を見逃すことになるため，ストロボスコープは音声障害専門外来では必須の設備である。

　一方，ストロボスコープ検査には限界があり，すべての音声障害患者の

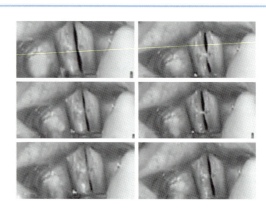

図5-11　ストロボスコープ検査で検出された微小な声帯結節

発声時の声帯のスローモーション画像を観察できるわけではないことに注意が必要である．先述のように，ストロボスコープ検査は，コンタクトマイクロホンで検出した信号の基本周波数を算出し，これを基にストロボ光源の発光周波数を決定するが，患者の嗄声が重度で，信号波形の周期性が乏しい，あるいは雑音成分が多すぎる場合には，信号波形からの周期の算出が困難となり，基本周波数が解析困難となる．このような場合，周期的なストロボ発光が生じず，安定した声帯振動の観察ができなくなる．したがって，患者の嗄声がある程度周期的で，基本周波数が算出可能であることが，ストロボスコープ検査が成立する前提条件となる．

　重度の嗄声がある患者の声帯振動は，高速度カメラを用いることで観察が可能となる．高速度カメラを内視鏡に接続する専用のカメラヘッドもすでに発売されている．しかしながら，検査と同時に声帯振動画像を観察することはできず，高速度カメラで例えば2,000～4,000フレーム/秒で撮影を行い，その後にスローモーションで再生した画像を観察することになる．この場合，同時に発せられた音声との連動性が保たれないという問題がある．2024年現在，日本の医療機器メーカーより生産されて診療の場での使用が正式に認められている高速度カメラは未だない．

③ 自覚的評価

　音声障害に対する自覚的評価とは，患者が自身の音声障害をどの程度の問題と考えているかについて行う評価を意味する．

　音声障害は，患者の年齢，性別，社会的背景により，同じような症状でも生活への支障の程度は異なる．例えば，片側の声帯麻痺に伴う音声障害

Ⅱ．検査・評価法

が認められる場合，定年退職し，現在は無職で悠々自適に一人暮らしをしている人と，接客業に従事している30歳代の人とでは，ハンディキャップ（機能障害または能力障害による社会的・経済的・環境的不利益）の程度が大きく異なることは想像できる。

　したがって，治療方針の決定において，前述の喉頭および声帯振動の観察などの客観的評価の他に，自覚的評価を行う意義はとても大きい。自覚的評価には様々な種類があるが，ここでは，日本語版があり，国内で使用されているVHIとV-RQOLを取り上げる。

1）VHI Voice Handicap Index

　VHIは，音声障害によって日常生活がどの程度影響を受けているのかを患者自身が評価するものである[3]。Jacobsonらによって1997年に作成され，英語の他，ドイツ語，フランス語，イタリア語，ポルトガル語などに翻訳されている。日本で公開されているVHI日本語推奨版（日本音声言語医学会）は信頼性 reliabilityと妥当性 validityが検討されており，臨床現場でよく使用されている[4),5]。

　VHIは機能的側面 functional subscaleとして，声の障害による日常生活への影響に関する10項目（項目番号：1，3，5，6，8，11，12，16，19，22），身体的側面 physical subscaleとして，喉の違和感や発声に関する10項目（項目番号：2，4，10，13，14，17，18，20，21，26），感情的側面 emotional subscaleとして，自分の声に対する感情的な反応に関する10項目（項目番号：7，9，15，23，24，25，27，28，29，30）の全30項目からなる（図5-12）。なお30項目の中から選出された10項目（項目番号：1，3，10，14，16，17，19，22，23，25）からなる短縮版VHI-10があり，時間に余裕がない場合などに使用される[6]。

　実施方法は，声の問題で日頃の生活がどのように影響を受けているか，患者自身が記入する。「全く当てはまらない，問題なし」の場合は0，「少しある」場合は1，「ときどきある」場合は2，「よくある」場合は3，「いつもある」場合は4とする5段階評価を患者自身が行う。各側面の得点（0～40点）と総得点（0～120点）を求める。得点が高いほど大きなハンディキャップを抱えていることを示す。

　音声障害の既往のない健常成人105人におけるVHIの平均値は6.7（±8.5），95％信頼区間は5.1～8.4，VHI-10の平均値は3.0（±3.2），95％信頼区間は2.4～3.6と報告されている[4]。

信頼性
もし同じ条件の下で同じ検査を受けたとき，同じような結果が出るのかを示す。

妥当性
本当に測りたいことを測定できているのかを示す。

声に関する質問紙（VHI）

声の問題であなたの日頃の生活がどのように影響を受けているかについて教えて下さい。この質問紙には声に関して起こりうる問題が記載してあります。この2週間のあなたの声の状態について以下の質問に答えて下さい。以下の説明を参考に該当する数字に○をつけて下さい。

0＝全く当てはまらない，問題なし
1＝少しある
2＝ときどきある
3＝よくある
4＝いつもある

		0	1	2	3	4
1.	私の声は聞き取りにくいと思います。	0	1	2	3	4
2.	話していると息が切れます。	0	1	2	3	4
3.	騒々しい部屋では，私の声が聞き取りにくいようです。	0	1	2	3	4
4.	1日を通して声が安定しません。	0	1	2	3	4
5.	家の中で家族を呼んでも，聞こえにくいようです。	0	1	2	3	4
6.	声のせいで，電話を避けてしまいます。	0	1	2	3	4
7.	声のせいで，人と話すとき緊張します。	0	1	2	3	4
8.	声のせいで，何人かで集まって話すことを避けてしまいます。	0	1	2	3	4
9.	私の声のせいで，他の人がイライラしているように感じます。	0	1	2	3	4
10.	「あなたの声どうしたの？」と聞かれます。	0	1	2	3	4
11.	声のせいで，友達，近所の人，親戚と話すことが減りました。	0	1	2	3	4
12.	面と向かって話していても，聞き返されます。	0	1	2	3	4
13.	私の声はカサカサした耳障りな声です。	0	1	2	3	4
14.	力を入れないと声が出ません。	0	1	2	3	4
15.	誰も私の声の問題をわかってくれません。	0	1	2	3	4
16.	声のせいで，日常生活や社会生活が制限されています。	0	1	2	3	4
17.	声を出してみるまで，どのような声が出るかわかりません。	0	1	2	3	4
18.	声を変えて出すようにしています。	0	1	2	3	4
19.	声のせいで，会話から取り残されていると感じます。	0	1	2	3	4
20.	話をするとき，頑張って声を出しています。	0	1	2	3	4
21.	夕方になると声の調子が悪くなります。	0	1	2	3	4
22.	声のせいで，収入が減ったと感じます。	0	1	2	3	4
23.	声のせいで，気持ちが落ち着きません。	0	1	2	3	4
24.	声のせいで，人づきあいが減っています。	0	1	2	3	4
25.	声のせいで，不利に感じます。	0	1	2	3	4
26.	話している途中で，声が出なくなります。	0	1	2	3	4
27.	人に聞き返されるとイライラします。	0	1	2	3	4
28.	人に聞き返されると恥ずかしくなります。	0	1	2	3	4
29.	声のせいで，無力感を感じます。	0	1	2	3	4
30.	自分の声を恥ずかしいと思います。	0	1	2	3	4

図5-12　VHI日本語推奨版（日本音声言語医学会）

出典）日本音声言語医学会：声に関する質問紙（VHI）より引用

2）V-RQOL Voice-Related Quality of Life

V-RQOLは，Hogikyanらにより1999年に作成された[7]。VHIと同様に日本で公開されているV-RQOL日本語推奨版（日本音声言語医学会）は，その信頼性と妥当性が検討されており，臨床現場でよく使用されている[8]。

V-RQOLは社会・感情的側面に関する４項目（項目番号：4，5，8，10）と身体・機能的側面に関する６項目（項目番号：1，2，3，6，7，9）の全10項目から構成されている（図5-13）。実施方法は，声の問題で日頃の生活がどのように影響を受けているか，患者自身が記入する。「全く当てはまらない，問題なし」を1，「少しある」を2，「ときどきある」を3，「よくある」を4，「これ以上ないぐらい悪い」を5とした5段階評価を患者自身が行う。

採点は，次の計算式に従って，各側面の得点と総得点を求める。

$$\text{総評価点}：100-\left\{\frac{(1+2+3+4+5+6+7+8+9+10)^{*}-10}{40}\right\}\times 100$$

$$\text{社会・感情的側面}：100-\left\{\frac{(4+5+8+10)^{*}-4}{16}\right\}\times 100$$

声に関する質問紙（V-RQOL）

声の問題であなたの日頃の生活がどのように影響を受けているかについて教えて下さい。
この質問紙には声に関して起こりうる問題が記載してあります。この2週間のあなたの声の状態について以下の質問に答えてください。以下の説明を参考に，該当する数字に○をつけてください。

1＝全く当てはまらない，問題なし
2＝少しある
3＝ときどきある
4＝よくある
5＝これ以上ないぐらい悪い

1. さわがしい所では，聞き返されたり，大きな声で話さなければならなかったりと大変です。	1 2 3 4 5
2. 話していると息が切れて何度も息継ぎしなければなりません。	1 2 3 4 5
3. 話し始めた時に，どんな声が出るのかわかりません。	1 2 3 4 5
4. 声のせいで，不安になったりイライラしたりします。	1 2 3 4 5
5. 声のせいで，落ち込むことがあります。	1 2 3 4 5
6. 声のせいで，電話で話すときに困ります。	1 2 3 4 5
7. 声のせいで，仕事（家事・学業）に支障をきたしています。	1 2 3 4 5
8. 声のせいで，外でのつきあいは避けています。	1 2 3 4 5
9. 自分の言うことをわかってもらうまで何度も繰り返して言わなければなりません。	1 2 3 4 5
10. 声のせいで，前ほど活発ではなくなりました。	1 2 3 4 5

図5-13　V-RQOL日本語推奨版（日本音声言語医学会）
出典）日本音声言語医学会：声に関する質問紙（V-RQOL）より引用

第5章　音声障害の検査・評価

嗄声
声の質の異常。

評定尺度
rating scale method
あらかじめ設定された明確な評価段階に従って，ある特定の事象を判断させる方法のこと。その際用いる「よい，ややよい，普通，やや悪い，悪い」などの基準を評定尺度という。

$$身体・機能的側面：100 - \left\{ \frac{(1+2+3+6+7+9)^{※} - 6}{24} \right\} \times 100$$

※（　）内の数字は項目番号を示し，各項目番号の5段階評価の数値を代入する。

音声障害の既往のない健常成人105人におけるV-RQOLの平均値は95.6（±6.6），95％信頼区間は94.4～96.9と報告されている[8]。

④ 聴覚心理的評価

聴覚心理的評価は，検査者がみずからの耳で聞いた患者の音声を感覚的に評価する方法である。

「声が嗄れている」という訴えは，患者もしくは周囲の人の聴覚的評価に基づく場合が多く，嗄声の程度や治療効果の判定には音響学的評価とともに聴覚心理的評価が重要である。聴覚心理的評価は特別な機器を必要とせず，音声障害の重症度を記述することができる評価として臨床場面でよく使われている。ここではGRBAS尺度，CAPE-V，モーラ法を取り上げる。

1）GRBAS尺度

GRBAS尺度は，日本音声言語医学会により作成された聴覚心理的評価に基づく嗄声の評定尺度である（表5-2）。検査者は，嗄声度（G：grade of hoarseness），粗糙性（R：rough），気息性（B：breathy），無力性（A：asthenic），努力性（S：straind）の5項目について評価を行う[9), 10)]。

表5-2　GRBAS尺度

嗄声度（G）	全体的な声質の異常の程度
粗糙性（R）	ガラガラ，ゴロゴロ，ブルブル，だみ声などと表現される音声に共通する聴覚印象。声帯の比較的やわらかい腫脹，左右不均等，ポリープの存在などによって，声帯振動が不規則な場合に生じやすい聴覚印象
気息性（B）	カサカサした，息漏れのする，乾いた，などと表現できる聴覚印象。発声時に声門にすき間があり（声門閉鎖不全），呼気流率が高く息漏れがある状態の聴覚印象
無力性（A）	声がいかにも弱々しいという聴覚印象。声門の状態として，声帯が薄く異常に軽いか，または緊張不全状態にあり，声帯音源が著しく弱い聴覚印象
努力性（S）	いかにも無理をして発声している感じ，あるいは気張った声という聴覚印象

0：正常／なし normal or absence of deviance
1：軽度 slight deviance
2：中等度 moderate deviance
3：重度 severe deviance

判定は0，1，2，3の順に，Gでは重症度を，RBASでは各聴覚印象が強く聞こえる程度を表す順序尺度を用いて4段階で評価する[11]。

GRBAS尺度を用いた評価は，5母音持続発声を課題として用いることを基本とするが，文または文章音読や会話を課題とすることもできる。患者が出しやすい自然な高さと大きさでウ，オ，ア，エ，イとそれぞれ3秒間程度持続発声してもらう。喉頭麻痺などでは発声持続時間が短くなってしまうこともあるが，できるだけ同じ高さ・大きさで持続してもらうことが望ましい。患者の音声を聞いてその場で評価する，もしくは録音しておいて，後日判定することもできる[12]。

記載方法は，例えばGが「0：正常」，R・B・A・Sすべての要素が「0：なし」の場合はG0R0B0A0S0と記載する。

GRBAS尺度は声の質に関する評定尺度であるので，声の高さや強さの程度，声の震え・翻転，硬起声，失声などの特徴については評価に含めず別に記載する。

粗糙性（R）は，声帯ポリープやポリープ様声帯など，気息性（B）は，喉頭麻痺や声帯萎縮など，無力性（A）は，低緊張性発声障害や重症筋無力症など，努力性（S）は，声帯硬化病変や内転型痙攣性発声障害，過緊張性発声障害などで聴取されやすい。しかし，GRBAS尺度のみで喉頭疾患を診断することはできない。例えば，二重声は，Rを知覚することが多いが，喉頭内視鏡検査の結果，声帯ポリープ（声帯の前後で振動数が異なる）がある場合や，喉頭麻痺（左右の声帯の振動周期が異なる）がある場合もあり，GRBAS尺度と喉頭疾患は単純な結びつきではないことがわかる[13]。

また，GRBAS尺度における各尺度については，評価の再現性がG・R・Bでは高いがAでは低いこと，Gが軽度もしくは重度例においては評価の再現性が高いが，中等度例では評価者間で差異が生じやすいことなどが報告されている[14]。

再現性が高く，差異の少ない評価をするためには，嗄声を聞いて正しく評価をするトレーニングが欠かせない。各種音声障害のストロボスコープ検査動画とともに音声サンプルが収録されており，GRBAS尺度の評価練習ができる教材[10]があり有用である。

♪「GRBAS」の読み方について[15]♪♪
「GRBAS」をどのように読むのか，[gʊrʊbas]か[gʊrabas]か？[gʊrabas]の発音に似た単語として「grabbas図《米俗》（性的に）体をさわること」（ジーニアス英和大辞典：大修館書店）という単語があるため，[gʊrʊbas]と読んだほうがよい。

硬起声
強い声門閉鎖に引き続き，急速に呼気を出す発声法。

二重声
聴覚的に異なるピッチが同時に知覚される。

第5章　音声障害の検査・評価

視覚的連続尺度
主観的評価尺度のひとつ。0〜100 mmの水平な直線上に印をつけ，片方の端（0 mm）から印までの長さを測定する。

モーラ
mora
日本語では「拍（はく）」と訳される。心理的に1拍と感じられる韻律上の単位。日本語のかな（カナ）1文字が1モーラ。「遅れ，引き延ばし」という意味のラテン語に由来する。

なお，実際の症例では，R・B・A・Sの各声質は単独ではなく，2つ以上混在していることが多い。各声質単独の音声サンプルのみならず，複数の声質が混在しているもので耳を慣らすことが望ましい。

2）CAPE-V Consensus Auditory Perceptual Evaluation of Voice

CAPE-V [16] は，アメリカ言語聴覚協会（ASHA）が提案している音声の聴覚心理的評価である。日本語の一例を図5-14に示す。CAPE-Vの検査課題は，①持続母音/a/，/i/，②音韻的特徴の異なる6つの短文音読，③会話音声で構成されている。図5-14における短文音読の文章はKondoら [17] の日本語訳を用いている。

CAPE-Vでは，0〜100 mm（10 cm）の視覚的連続尺度（VAS）を用いて，検査者が患者の音声の全体的な重症度，粗糙性，気息性，努力性，高さ，大きさの6項目について評価する（図5-14）。直線の左端（0 mm）を正常（全体的な重症度，高さ，大きさの項目に関して）もしくはその声質がない（粗糙性，気息性，努力性の項目に関して）とし，その項目が一貫して認められるのか（C：consistent），断続的であるのか（I：intermittent）についても評価する。

この6項目以外に記しておくべき異常（無力性や声の震えなど）があれば，用紙には2つまで補記する欄が設けられている [16]。

3）モーラ法

痙攣性発声障害（SD）の音声を評価する方法のひとつにモーラ法 [18] がある。モーラ法では，患者に文または文章を音読させ，SDに特有の異常（圧迫性もしくは努力性の嗄声，声の途切れなど）が生じたモーラ数を検査者が聴覚心理的に評価する。

検査に使用する課題文として，内転型痙攣性発声障害に対しては「雨がやんだら海にもぐろう」または「山の上には青い屋根の家がある」，外転型痙攣性発声障害に対しては「本屋と花屋は通りを隔てて反対側にあります」または「ささやくような浅瀬のせせらぎに誘われる」といった規定文が用いられる [19]。

⑤ 発声の能力と機能の検査

1）声の高さの測定
（1）概　要

声の高さの測定には，キーボードなどの楽器音を用いて検査者が聴覚的

ASHA：American Speech-Language-Hearing Association
VAS：visual analog scale　　SD：spasmodic dysphonia

Ⅱ．検査・評価法

ID：＿＿＿＿＿＿＿＿　氏名：＿＿＿＿＿＿＿＿　男・女　年齢：＿＿＿歳　日付：＿＿＿年＿＿月＿＿日

評価者名：＿＿＿＿＿＿＿＿＿＿

音声に関して以下の項目を評価して下さい。

1．持続母音/a/（3〜5秒間）
2．持続母音/i/（3〜5秒間）
3．短文音読

a．夜の弁当は栗ご飯だ	d．今、一気に板を切る
b．母は花に微笑む	e．何でもママの真似だね
c．藁の屋根の家だ	f．ピリッと辛い柿の種を買った

4．会話音声
「あなたの声の問題について教えて下さい」または「あなたの声の症状について教えて下さい」

全体的な重症度：＿＿＿＿＿＿＿＿＿＿＿＿＿＿＿＿＿＿　一貫／断続的　＿＿＿／100
　　　　　　　軽度　　　中等度　　　重度

粗糙性：＿＿＿＿＿＿＿＿＿＿＿＿＿＿＿＿＿＿　一貫／断続的　＿＿＿／100
　　　　　軽度　　　中等度　　　重度

気息性：＿＿＿＿＿＿＿＿＿＿＿＿＿＿＿＿＿＿　一貫／断続的　＿＿＿／100
　　　　　軽度　　　中等度　　　重度

努力性：＿＿＿＿＿＿＿＿＿＿＿＿＿＿＿＿＿＿　一貫／断続的　＿＿＿／100
　　　　　軽度　　　中等度　　　重度

声の高さ：(異常の性質)＿＿＿＿＿＿＿＿＿＿

＿＿＿＿＿＿＿＿＿＿＿＿＿＿＿＿＿＿　一貫／断続的　＿＿＿／100
　　　　　軽度　　　中等度　　　重度

声の大きさ：(異常の性質)＿＿＿＿＿＿＿＿＿＿

＿＿＿＿＿＿＿＿＿＿＿＿＿＿＿＿＿＿　一貫／断続的　＿＿＿／100
　　　　　軽度　　　中等度　　　重度

＿＿＿＿＿：＿＿＿＿＿＿＿＿＿＿＿＿＿＿＿＿＿＿　一貫／断続的　＿＿＿／100
　　　　　軽度　　　中等度　　　重度

＿＿＿＿＿：＿＿＿＿＿＿＿＿＿＿＿＿＿＿＿＿＿＿　一貫／断続的　＿＿＿／100
　　　　　軽度　　　中等度　　　重度

共鳴：　正常　　その他（記述）＿＿＿＿＿＿＿＿＿＿＿＿＿

その他の特徴（二重声、フライ音、うら声、無力性、失声、高さの不安定さ、震え、湿性/ごろごろした）

図5-14　CAPE-V

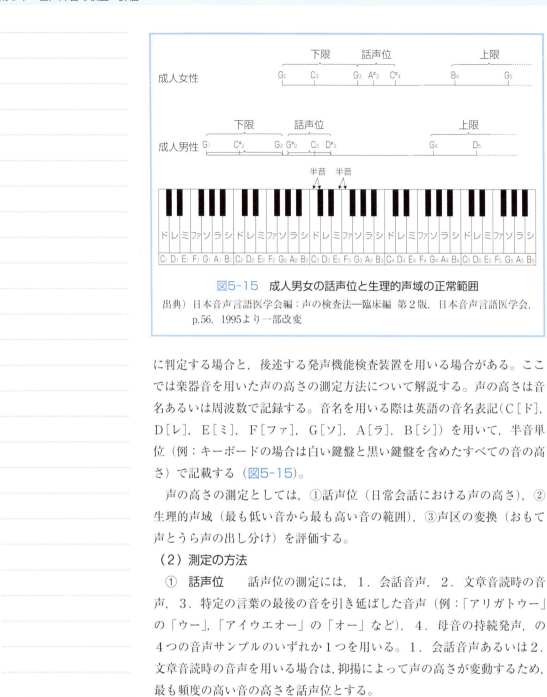

図5-15　成人男女の話声位と生理的声域の正常範囲

出典）日本音声言語医学会編：声の検査法―臨床編　第2版，日本音声言語医学会，p.56，1995より一部改変

に判定する場合と，後述する発声機能検査装置を用いる場合がある。ここでは楽器音を用いた声の高さの測定方法について解説する。声の高さは音名あるいは周波数で記録する。音名を用いる際は英語の音名表記（C［ド］，D［レ］，E［ミ］，F［ファ］，G［ソ］，A［ラ］，B［シ］）を用いて，半音単位（例：キーボードの場合は白い鍵盤と黒い鍵盤を含めたすべての音の高さ）で記載する（図5-15）。

　声の高さの測定としては，①話声位（日常会話における声の高さ），②生理的声域（最も低い音から最も高い音の範囲），③声区の変換（おもて声とうら声の出し分け）を評価する。

（2）測定の方法

　①　話声位　　話声位の測定には，1．会話音声，2．文章音読時の音声，3．特定の言葉の最後の音を引き延ばした音声（例：「アリガトウー」の「ウー」，「アイウエオー」の「オー」など），4．母音の持続発声，の4つの音声サンプルのいずれか1つを用いる。1．会話音声あるいは2．文章音読時の音声を用いる場合は，抑揚によって声の高さが変動するため，最も頻度の高い音の高さを話声位とする。

　②　生理的声域　　測定する際の発声は「アー」あるいは「ドレミファ…」を用いる。①話声位から始めて，上昇音階で声域の上限を測定する。その後，話声位からの下降音階で声域の下限を測定する。声域の上限と下限はその音の高さを2秒以上持続発声できる音の高さとする。

　③　声区の変換　　声域の上限を測定する際に同時に行う。段階的に音階が上昇していくにつれて，おもて声（地声，胸声）からうら声（ファル

セット，頭声）に変化する声の高さを記録する。

（3）検査結果の解釈

生理的声域の平均は，成人男性で約3オクターブ（37半音，$C^{\#}_2 \sim D_5$，62.30～587.33 Hz），成人女性で約2.5オクターブ（30半音，$C_3 \sim G_5$，130.81～783.99 Hz）である[20]。

話声位は生理的声域の中央よりも低い高さであり，声域の下から1/4の高さとされている。日本人成人男性の話声位の平均はC_3（130.81 Hz），同じく成人女性の話声位の平均は$A^{\#}_3$（233.08 Hz）である[20]。

声の高さに関する異常値は成人男性では，生理的声域の上限がG_4（392.00 Hz）より低い，生理的声域の下限がG_2（98.00 Hz）より高い，話声位が$G^{\#}_2 \sim D^{\#}_3$（103.83～155.56 Hz）の範囲外，生理的声域幅が28半音以下の場合である。成人女性では，生理的声域の上限がB_4（493.88 Hz）より低い，生理的声域の下限がG_3（196.00 Hz）より高い，話声位が$G_3 \sim C^{\#}_4$（196.00～277.18 Hz）の範囲外，生理的声域幅が20半音以下の場合である[20]。

声区の評価はどの音の高さでおもて声からうら声に音質が変化するかということよりも，声区の変換自体が可能か否かが重要である。

2）最長発声持続時間（MPT）の測定

（1）概　要

MPTの測定は簡便に空気力学的能力を評価できる方法として広く用いられている。特別な器具を必要とせずに検査が可能であり，呼吸や喉頭調節を含めた持続発声の最大能力が明らかになる。さらに，声門で呼気がどの程度効率よく音声に変換されるかを推定するのにも役立つ。

（2）測定の方法

- ・大きく深く息を吸い，できるだけ長く母音「ア」の持続発声を行う。これを3回行い，最大値をMPTとして採用する。
- ・ストップウォッチを用いて有声音が出ている時間を0.1秒単位で記録する。持続発声の終盤などに呼気だけが出ている無声音の部分は測定の対象ではない。
- ・持続発声の時間が40秒以上の場合は各測定の間に休憩を挟み，数回深呼吸などをして息を整えてから次の測定を行う。
- ・声の高さは自然な話声位とする。
- ・声の大きさは，弱すぎず強すぎず，自然な中程度とする。
- ・測定時の姿勢は立位あるいは座位で行う。
- ・持続発声時の声の高さを記録しておくことが望ましい。
- ・発声持続の測定は，被検者の慣れや呼気努力の程度，発声の仕方によっ

MPT：maximum phonation time

ても変化するため，測定方法をよく説明した上で，事前に練習を行った後に測定することが必要な場合もある。
・後述する発声機能検査装置を用いてMPTを測定する場合もあるが，マウスピースをくわえたまま発声するため，MPTは短くなりやすいことに注意が必要である。

（3）検査結果の解釈

日本人成人におけるMPTの平均は男性が約30秒，女性は約20秒とされている[21]。MPTの異常としては，短すぎる場合と長すぎる場合とがあるが，一般に臨床上問題になるのはMPTが短縮する病態である。

MPTが短縮する要因としては，①肺活量の減少，②発声を持続させるための呼吸・喉頭調節運動の中枢神経レベルにおける異常，③声門閉鎖不全があげられるが，一般に音声障害では③が最も多くみられる。MPTの値について澤島は成人男性で14秒以下，成人女性で9秒以下の場合は異常と判断できるとしている[21]。病前のMPTの値を調べることはできず，またMPTの値は個人差が大きいことから，臨床上は成人男女ともにおおむね10秒未満の場合，明らかに異常とされている。これはMPTが10秒未満の患者が，日常生活において「声を出していると疲れる」「会話で息継ぎが頻回になる」といった訴えをすることが多いこととも合致している。

3）発声機能検査装置を用いた測定
（1）概　要

発声機能検査装置とは様々な空気力学的検査を施行できる機器のことである。耳鼻咽喉科領域でよく使用されている機種として，PS-3000（永島医科器械株式会社）（図5-16）やPA-1000（ミナト医科学株式会社）な

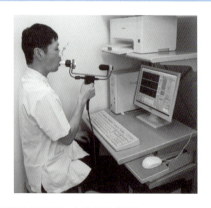

図5-16　発声機能検査装置による測定場面
（永島医科器械株式会社のPS-3000：手持ちタイプ）

どがある。

PS-3000の検出部は，気流阻止法タイプと手持ちタイプがあり，①声の高さ，②声の強さ，③呼気流率，④呼気圧（気流阻止法タイプのみ測定が可能），⑤発声持続時間を測定できる（図5-17）。さらに⑥voice profileも測定できる。voice profileとは，声の高さ・強さを変化させながら呼気流率を同時に測定する検査であり，MPTや平均呼気流率が正常範囲にある場合でも，発声動態の異常を検出することができる[22]。

一方，PA-1000は，①DCフロー（平均呼気流率），②ACフロー（呼気流の交流成分），③レシオ（声の能率指数：AC/DC比），④周波数，⑤音

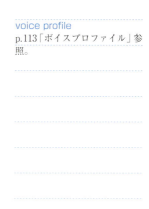

voice profile
p.113「ボイスプロファイル」参照。

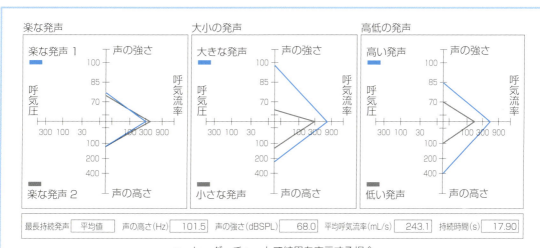

a．レーダーチャートで結果を表示する場合

b．数表で結果を表示する場合

図5-17 発声機能検査装置による検査結果（一部抜粋）
（永島医科器械株式会社のPS-3000：手持ちタイプ）

第5章　音声障害の検査・評価

無関位発声
通常の自然な声の大きさ,高さ。

圧レベルを測定できる。

（2）測定の方法

・口唇から呼気が漏れないようにマウスピースをしっかりくわえ，呼気
　鼻漏出を防ぐため鼻にノーズクリップを装着する。

・母音「ア」を用いて，無関位発声を2回，大きな声・小さな声・高い
　声・低い声・最長発声持続を各1回被検者に発声させて計測する。

（3）検査結果の解釈

　声の高さ（周波数）やMPTについては前述しているため，それ以外の
検査項目について解説する。

　①　声の強さ[dBSPL]・音圧レベル[dBSPL]　　声の強さに関与す
る要因は，声門閉鎖力，声門下圧，声帯振動様式[23]である。声の強さは
正常では60～100 dBSPL前後の発声が可能とされ[24]，無関位発声では日本
人成人男性で72.5～85.5 dBSPL，同じく成人女性で66.4～87.6 dBSPLとさ
れている[25]。

　PS-3000では声の強さとして，PA-1000では音圧レベルとして表される。

　②　発声時平均呼気流率（MFR）[mL/秒]・DCフロー[mL/秒]　　MFR
とは，発声時に声門を通過する1秒当たりの呼気量のことである。PS-
3000ではMFRとそれぞれの声の高さや大きさにおける呼気流率が表され，
PA-1000ではMFRがDCフローとして表される。日本人成人における無関
位発声時のMFRの正常値は100～200 mL/秒である[26]。MFRの値が大きす
ぎる場合と小さすぎる場合があるが，一般に臨床上問題となるのは大きす
ぎる場合である。

　MFRの値が大きくなる代表的な病態は，発声時の声門閉鎖不全であり，
気息性嗄声が聴取される。

　③　呼気圧[daPa]　　呼気圧は気流阻止法を用いて測定する。気流阻
止法とは，発声中に呼気流を特殊な回転弁で短時間閉鎖することにより，
口腔内圧と肺内圧を平衡させ，そのときの口腔内圧を測定することにより，
声門下圧の近似値を得る方法である[27]。

　気流阻止法によって測定された無関位発声時の呼気圧の平均は男性で
65.9 daPa，女性で52.7 daPaとされている[28]。

　④　レシオ[%]（声の能率指数：AC/DC比）　　呼気は直流成分（DC
フロー）であるが，発声時に声門閉鎖によって気流が遮断されると交流成
分（ACフロー）が生じる。レシオ[%]は声門を通過した気流の直流成分
と交流成分の比すなわち呼気がどのくらい声に変換されたかを示す指標で
あり，これを声の能率指数（AC/DC比）と呼ぶ[29]。

　AC/DC比の正常範囲は0.5以上とされ，声門閉鎖不全の場合は0.5以下
となることが多い[29]。

MFR：mean air flow rate

6 音響分析

> **聴覚心理的評価**
> 人が音声を聞いて声の質を評価する方法。p.88を参照。
>
> **正弦曲線**
> 高校数学で学習する$y = \sin(x)$などの三角関数のこと。
>
> **時間領域分析**
> 英語でtime domain analysisという。

音声障害の病状評価において，嗄声の程度は最も重要な評価のひとつである。私たちが人の声を聞いたときには，その音声の質を自然に認識しており，それこそが音質ひいては嗄声の概念上の定義ともいえる。そのため，GRBAS尺度[30),31)]に代表される聴覚心理的評価は特に重要な評価といえる。しかし当然ながら，聴覚心理的評価は評価者の感覚に依存するため，評価者の主観による影響を免れない。そこで，録音された音声波形の形状の解析により嗄声の程度を客観的に評価する音響分析的手法が開発されてきた。

1）音声波形の特徴

ここで，最も単純な波形のひとつである純音を例にあげる。純音は同じ形状の正弦曲線の繰り返しパターン（ここでは便宜上「サイクル」と呼ぶ）からなっており（図5-18），この波形の特徴を規定するパラメータとして，1サイクルの波形の時間長である「周期 period」および波形の大きさである「振幅 amplitude」がある。なお，「周期」の逆数を「周波数 frequency」と呼び，1秒間に含まれるサイクル数を示す。人間は周波数が大きい音ほど高い音と感じ，振幅が大きい音ほど大きな音量と感じる。人間の声である音声も上記の性質をもつが，その波形はより複雑な形状をしている。音声正常例における持続母音/a:/の音声波形を図5-19aに示す。この複雑な波形は，様々な周波数や振幅の正弦曲線の総和によって表現できるため，純音の場合と同様に周期や振幅などのパラメータを適応することができる。音声正常例である図5-19aでは，周期や振幅がおおむね均一であり準周期的な波形と考えられる。この1サイクルの時間間隔を「基本周期 fundamental period」，その逆数を「基本周波数 fundamental frequency（f_o）」といい，声の高さについての重要な指標となるとともに，後述の時間領域分析におけるパラメータの算出に必須となる。

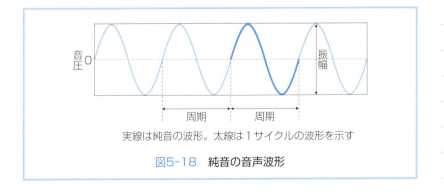

実線は純音の波形。太線は1サイクルの波形を示す

図5-18 純音の音声波形

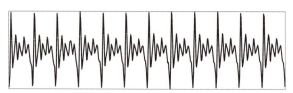
a. 音声正常例の音声波形：周期・振幅に乱れが少なく，波形が平滑である

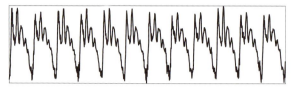
b. 音声障害例の音声波形：周期・振幅に乱れがあり，波形が不整である

図5-19　音声正常例と音声障害例の音声波形比較

2）時間領域分析

　次に音声正常例と音声障害例（図5-19b）の波形を比較すると，音声障害例では波形のサイクル間の相同性の乱れが大きいこと，および形状がスムーズではないことがわかる。これらを周期および振幅の乱れとして表現した計測値をそれぞれjitterおよびshimmerという[32]。jitterとは隣り合うサイクル同士の周期の差を分析範囲内で平均し，全体の周期の平均値で割り算したものである（図5-20，図5-21a）。また，振幅を用いて同様の計算を行うことによりshimmerが算出される（図5-21b）。これらの計算値は，短時間での周期・振幅の変動を数値化したものであるが，長時間での周期・振幅の変動（トレンド）の影響を少なからず受けることから，トレンドの影響を減弱させる計算式を追加したPPQおよびAPQもよく使

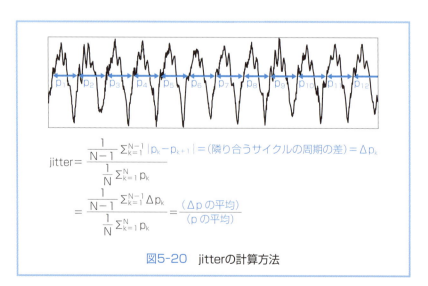

図5-20　jitterの計算方法

PPQ：pitch period perturbation quotient
APQ：amplitude perturbation quotient

Ⅱ．検査・評価法

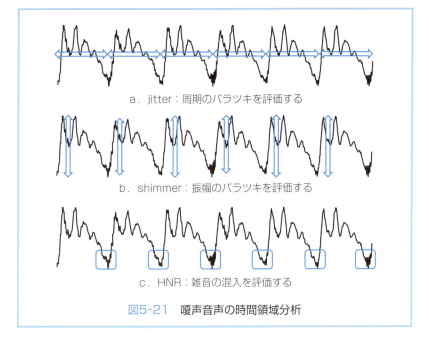

図5-21　嗄声音声の時間領域分析

> **持続発声母音**
> 同じ程度の大きさと高さで発声された，「アー」などの母音のこと。英語ではsustained vowel。

用される[33), 34)]。また，波形のスムーズさについては，音声波形中の雑音成分のエネルギーを計測するHNRなどが使用されている[35)]（図5-21c）。これらは，聴覚心理的評価の程度と相関することが知られている。

次に時間領域分析による音声評価の限界について述べる。まず，前述のようにjitterやshimmerあるいはHNRにおいても，時系列における波形の均一性の低い声が嗄声の程度が強いと判断される。しかしながら持続発声母音とは異なり，文章音読や会話音声の波形には様々な音素が含まれてお

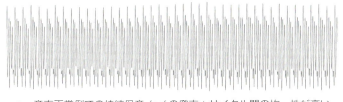

a．音声正常例での持続母音 /a:/ の発声：サイクル間の均一性が高い

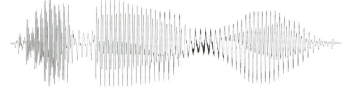

b．音声正常例での文章音読 /aruhi/ の発声：サイクル間は均一ではない

図5-22　音声正常例での持続母音発声と文章音読発声の音声波形

HNR：harmonics-to-noise ratio

音響分析ソフトウェア
KayPentax社のMDVP，フリーソフトウェアPraatなどが有名。Praatはhttps://www.fon.hum.uva.nl/praat/からダウンロードできる。

周波数領域分析
英語ではfrequency domain analysisという。

フーリエ変換
理解するには高度な数学が必要だが，要するに音声波形をスペクトルとして表示する操作ととらえるとよい。同様にスペクトルを音声波形へ戻す操作を逆フーリエ変換という。

り，イントネーションによる周波数・振幅の変動なども含まれているため音声正常例においても波形の均一性が低い（図5-22）。したがって，時間領域分析における音響パラメータを用いる場合は，持続母音発声タスクのみが分析対象となり，文章音読タスクや会話音声タスクについての評価は困難である。また，時間領域分析でのパラメータ算出には，前述のとおり波形のサイクルをそれぞれ区切る必要がある。しかしながら嗄声の強い音声では，音響分析ソフトウェアによりそれぞれの波形を区切ること（≒f_oの算出）に困難が生じるため，算出されたパラメータの信頼性が低いことが問題視されている。これらの限界点は，後述するケプストラム分析を用いることによりある程度の解決をみている。

3）周波数領域分析

人間の音声波形は複雑な形状であるが，様々な周波数や振幅の正弦曲線の総和によって表現できることを述べた。その音声に，どの周波数の純音がどの程度の強度で加わっているかを知るには，音声波形にフーリエ変換という処理を加えることにより得られるスペクトル spectrumを用いる。特に，その波形に含まれる正弦曲線の種類とそれらの強度を表示したものをパワースペクトル power spectrumといい，パワースペクトル密度（振幅に由来）を縦軸に，周波数を横軸に表示する（図5-23）。一般に，ある程度の周期性をもつ音声波形のパワースペクトルは，その波形の基音 fundamental tone（f_oと同義，図5-23b＊）および倍音 harmonics（f_oの

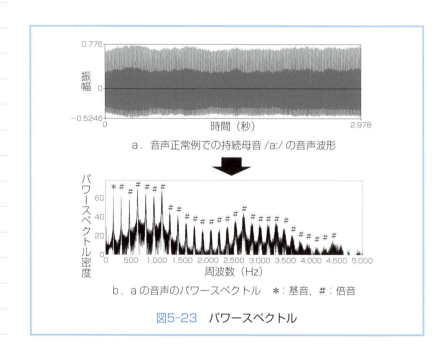

a．音声正常例での持続母音 /a:/ の音声波形

b．a の音声のパワースペクトル　＊：基音，#：倍音

図5-23　パワースペクトル

MDVP：multi dimensional voice program

Ⅱ．検査・評価法

整数倍の周波数の音，図5-23b#）にピークをもつという特徴がある。

　ところで，パワースペクトルをあらためてみてみると，どこにも時間情報が表示されていないことがわかる。すなわち，このままの表示ではパワースペクトルの構造の時間的変化をみることはできない。パワースペクトルの時間的変化を知るには，短時間で区切ったフレーム内の時系列波形におけるパワースペクトルを算出し，それを時系列に並べたスペクトログラムspectrogramを用いる（図5-24）。スペクトログラムでは縦軸に周波数，横軸に時間情報を示し，画像の濃淡によりパワースペクトル密度を表現する。スペクトログラム算出に使用した時間フレームが比較的長いもの（window length＝0.03～0.1程度）はその時間フレーム内におけるスペクトルが良好に描出され，結果的に周波数分解能がよくなる。逆に時間フレームを短く（window length＝0.005～0.01程度）すると周波数分解能は悪くなるが，時間分解能がよくなり時間ごとの変化を細かく評価することができる。前者は倍音間の雑音の有無をみるのに適しており，後者はフォルマントなどの時間変化をみるのに適している。スペクトログラムにおいては，周波数分解能と時間分解能はトレードオフになり両立させることはできないという限界がある。

周波数分解能
周波数ごとの変化を細かく知ることができるという意味。

時間分解能
時間ごとの変化を細かく知ることができるという意味。

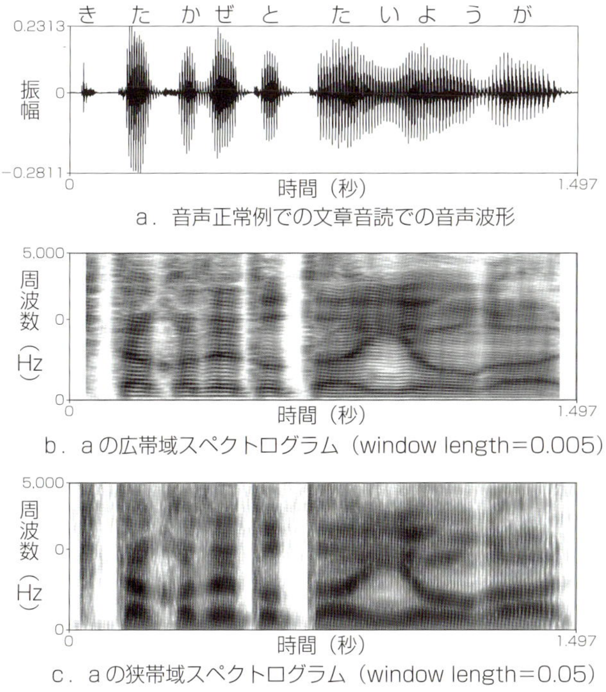

ａ．音声正常例での文章音読での音声波形

ｂ．ａの広帯域スペクトログラム（window length＝0.005）

ｃ．ａの狭帯域スペクトログラム（window length＝0.05）

図5-24　スペクトログラム

101

4）ケプストラム分析

　これまでに紹介した音響分析パラメータの評価においては，主に持続母音発声タスクを分析対象とし，文章音読や会話音声の嗄声の程度を推定するのは困難であることを述べた．しかしながら，音声障害患者の多くは発声を持続させることよりも日常会話の困難さを問題と考えており，持続母音発声の音質のみで音声障害の程度を十分に評価できるとはいえない（生態学的妥当性が低い）．ここで述べるケプストラム分析では，時間領域分析における限界であった文章音読タスクでの評価やf_oの算出が困難な重度の嗄声での評価において高い診断性能をもつことがわかっている．

　ケプストラム cepstrumを理解するために，まずパワースペクトルに注目する（図5-25b）．パワースペクトルの形状に着目すると，f_oとその倍音のピークがほぼ等間隔で出現しているが，それはあたかも周期性をもった波形のようにとらえることができる．そこで，このパワースペクトルについてさらにパワースペクトルを求める（フーリエ変換あるいは逆フーリエ変換する）ことにより，ケプストラムを表示することができる（図5-25c・d）．すなわち音声波形におけるケプストラムとは，音声波形のパワースペクトルのパワースペクトルといえる．ケプストラムの縦軸は振幅を表示し，横軸はケフレンシー quefrencyと呼ばれる．ケフレンシーは時間と同一の単位（秒）だが，時間とは概念が異なる．例えば，パワース

ケプストラム分析
英語ではcepstral domain analysisという．

生態学的妥当性
検査状況が通常生活する環境に照らし合わせたときに意味のあるものになっているかどうかということ．

ケプストラム
spectrumの語順変更による造語．

ケフレンシー
frequencyの語順変更による造語．

♪ 音の波形の見方・見え方 ♪♪

　音声波形とスペクトルの関係を感覚的に理解するために，音声サンプルを立体図形（図）に例えてみる．この立体図形で，縦・横・高さをそれぞれ時間・周波数・強さとした場合，aの方向から見た場合は音声波形，bの方向から見た場合はスペクトル，cの方向から見た場合はスペクトログラムと表現できる．いずれも立体図形，すなわち音声サンプルそのものが変化しているわけではない．同じ対象物でも見る方向・方法を変えることにより，様々な情報を得ることができるというのは，これらに限ったことではなく人生全般にもいえることである．

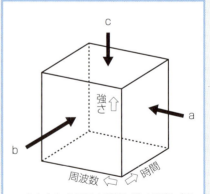

aの方向から見ると時間・強さ関係（音声波形），bの方向から見ると周波数・強さ関係（スペクトル），cの方向から見ると，時間・周波数での強さの関係（スペクトログラム）

図　立方体の見え方と音声の対比

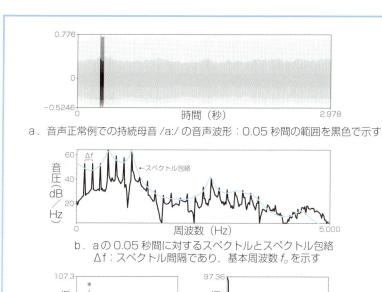

a. 音声正常例での持続母音 /a:/ の音声波形：0.05 秒間の範囲を黒色で示す

b. a の 0.05 秒間に対するスペクトルとスペクトル包絡
Δf：スペクトル間隔であり，基本周波数 f_o を示す

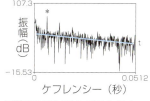

c. 同範囲におけるケプストラム
t：雑音成分のエネルギーを示すトレンドライン
＊：ケフレンシー 1/Δf におけるピーク（第1ラーモニック）であり，これと同ケフレンシーでのトレンドラインとの差分を CPP とする

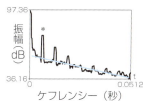

d. 同範囲における平滑化ケプストラム
t：雑音成分のエネルギーを示すトレンドライン
＊：ケフレンシー 1/Δf におけるピーク（第1ラーモニック）であり，これと同ケフレンシーでのトレンドラインとの差分を CPPS とする

図5-25　ケプストラム分析

> **ラーモニック**
> harmonic の語順変更による造語。

ペクトルにおけるピーク間の周波数間隔Δfに対応するケフレンシーは1/Δfである。また，パワースペクトルにおけるスペクトル包絡は倍音のピーク間隔に比べてなだらかな変化であり（図5-25b），ピーク間の周波数間隔が大きい。すなわち，声道のフィルタ特性に関する情報をもつスペクトル包絡に関連するケフレンシーは低ケフレンシー領域に，音源信号に由来する倍音のピークに関連するケフレンシーは高ケフレンシー領域に存在することがわかり，これらは数式上で分離することが可能である。前者はスペクトル包絡の推定に，後者はf_oの推定およびケプストラムピーク卓出度（CPP）の計測に用いられている[36]。

CPPの算出において，正常音声ではf_oを示すケフレンシーの位置（1/f_o）に大きなピークを認め，そのピークは第1ラーモニック rahmonicと呼ばれる（図5-25c）。一般に嗄声の音声波形のスペクトルにおいては，正常音声と比較して倍音成分が少ないため，第1ラーモニックのピークが

CPP：cepstral peak prominence

第5章　音声障害の検査・評価

ピッチ
ラウドネス
それぞれ、人間が感じる音の高さおよび大きさのことで、感覚量である。

低くなるという特徴がある。この第1ラーモニックのピークと雑音成分のエネルギーを示すトレンドラインとの差のことをCPPといい、さらにCPPに時間領域およびケフレンシー領域において移動平均による平滑化を行ったものをCPPSという[37]。

5）音響分析の実際

（1）録音の環境

音声の録音には周囲の雑音も含まれる。混入した雑音が対象とする音声ではないことは私たち人間からは明白であるが、ソフトウェアではそれらを区別することができないため、混入した雑音は音声に関する何らかの異常として評価されてしまう。しかしながら、分析の際に雑音を完全に取り除くことは不可能であるため、できる限り雑音の少ない環境で録音することが要求される[32]。例えば、聴力検査室は良い環境であるとはいえ、比較的雑音が少ないならば言語聴覚室なども許容される（条件：騒音レベル<50 dBC）。

（2）マイクロホン

録音用のマイクロホンについては、口唇とマイクロホンとの距離を一定に保てるという点でもヘッドマウント型のマイクロホンが推奨されている。マイクロホンの特性から、無指向性コンデンサ型のマイクロホンが最も音圧をゆがみなく記録することができる[38],[39]。なお、録音時の音声ファイルのフォーマットはmp3などの非可逆圧縮方式ではなく、リニアPCM方式の無圧縮のフォーマット（wavファイルなど）を用いる。

（3）発声タスク

録音に用いる発声タスクについては、持続母音に関しては「アー」の発声を用いるのが標準的とされるが、日本語の5母音は録音しておくとよい。5母音の録音の際には、「アーイーウーエーオー」の順で録音するとイントネーションが入り各母音のピッチおよびラウドネスが不必要に変化することが懸念されるため「イーエーアーオーウー」などの順で録音する。各母音4〜5秒程度録音できれば十分である。文章音読に関しては、「北風と太陽」などこれまで様々なものが用いられているが、近年日本語版の検証が行われているCAPE-Vの6つの短文（図5-14参照）の日本語版を用いてもよい。以下に文章音読タスクの例として「北風と太陽」を示す。

CPPS：cepstral peak prominence smoothed
CAPE-V：Consensus Auditory Perceptual Evaluation of Voice

> 北風と太陽
>
> ある日，北風と太陽が力くらべをしました。旅人の外套を脱がせたほうが勝ちということに決めて，まず，風から始めました。風は，「ようし，ひとめくりにしてやろう」とはげしく吹きたてました。風が吹けば吹くほど，旅人は外套をぴったり体に巻きつけました。次は，太陽の番になりました。太陽は雲の間から顔を出して，あたたかな日ざしを送りました。旅人はだんだん良い心持ちになり，外套を脱ぎ捨てました。そこで，風の負けになりました。

サブハーモニック
subharmonics
日本語では「低周波」「準周期」「分数調波」などと表記することもある。

（4）分析上の注意点

次に，音響分析ソフトウェアの使用時の注意点を述べる。まず，音響分析ソフトウェアにはいくつかの種類がある。現在よく使用されているのはMDVPおよびPraatであり，これらのソフトウェアで算出されるパラメータには同名あるいは同概念のものが存在している（表5-3）。しかしながら，算出方法の詳細が異なるためパラメータ値にソフトウェア間の互換性はない。

持続母音サンプルの分析（特に時間領域分析）においては，発声開始時と終了時には音声正常例においても波形の周期や振幅が乱れるため，起始部と終止部を除外した中間の部分（1秒以上）を分析に用いるのが標準的である。また，実際の分析の際には音声波形およびf_oの推移曲線を目視し，分析の適切性を確認する。分析の適切性については，分析サンプルの質に関するいくつかのパラメータが算出される。例えば，f_oの推移曲線に途切れを認める場合にはDVB，DUV，NVB，NUVが高値になる。f_o曲線が途切れている範囲は，時間領域分析の計算上では評価対象にはならないが，jitterやshimmerの数値が算出されることはよくある。しかしながらこの場合は，パラメータの値は実際の音声の質を反映しているとはいえないので注意が必要である。また，DSH，NSHは サブハーモニック subharmonicsと呼ばれる声帯振動周期の整数倍の周期をもつ成分の混入を表す。特にf_oの推移において，突然にf_oが半減または倍増する場合には，ソフトウェアがサブハーモニック周波数をf_oと誤認していることが多い。その際にはソフトウェアのf_o抽出範囲の設定を調整することもあるが，正確にはこういった音声サンプルも時間領域分析での評価は適切ではない。このサブハーモニックを含む音声に対しての正しい音響分析評価方法は未だ確立されていないため，現時点では「1/2サブハーモニックを含む」などと記述的に表現するのが望ましいであろう。

表5-3　各種ソフトウェアのパラメータの対比

種類	MDVP	Praat	解説
基本周波数関連	average fundamental frequency（Fo）	mean pitch	基本周波数の平均
	mean fundamental frequency（MFo）		基本周波数の平均
		median pitch	基本周波数の中央値
	average pitch period（To）	mean period	基本周期の平均
	highest fundamental frequency（Fhi）	maximum pitch	基本周波数の最大値
	lowest fundamental frequency（Flo）	minimum pitch	基本周波数の最小値
	standard deviation of Fo（STD）	standard deviation	基本周波数の標準偏差
	phonatory Fo-range in semi-tones（PFR）		基本周波数の範囲（半音単位）
周期変動	absolute Jitter（Jita）	Jitter（local, absolute）	隣り合う波形の基本周期の差の平均
	Jitter percent（Jitt）	Jitter（local）	隣り合う波形の基本周期の差の相対的平均
	relative average perturbation（RAP）	Jitter（rap）	3周期分でスムージングした基本周期変動の相対的平均
	pitch perturbation quotient（PPQ）	Jitter（ppq5）	5周期分でスムージングした基本周期変動の相対的平均
		Jitter（ddp）	Praat特有の周期変動値（詳細不明）
	smoothed pitch perturbation quotient（sPPQ）		任意周期分でスムージングした基本周期変動の相対的平均
	fundamental frequency variation（vFo）		基本周波数の相対的な標準偏差
		standard deviation of period	基本周期の標準偏差
振幅変動	Shimmer in dB（ShdB）	Shimmer（local, dB）	隣り合う波形の振幅の差の平均
	Shimmer percent（Shim）	Shimmer（local）	隣り合う波形の振幅の差の相対的平均
		Shimmer（apq3）	3周期分でスムージングした振幅変動の相対的平均
		Shimmer（apq5）	5周期分でスムージングした振幅変動の相対的平均
	amplitude perturbation quotient（APQ）	Shimmer（apq11）	11周期分でスムージングした振幅変動の相対的平均
		Shimmer（dda）	Praat特有の振幅変動値（詳細不明）
	smoothed ampl. perturbation quotient（sAPQ）		任意周期分でスムージングした振幅変動の相対的平均
	peak-to-peak amplitude variation（vAm）		振幅の相対的な標準偏差
雑音調波成分		mean harmonics-to-noise ratio	ノイズに対する倍音の割合
	noise to harmonic ratio（NHR）	mean noise-to-harmonics ratio	倍音に対するノイズの割合
	voice turbulence index（VTI）		声の乱流の比率（低周波倍音に対する非倍音高周波の割合）
	soft phonation index（SPI）		ソフトな発声の比率（高周波倍音に対する低周波倍音の割合）
		mean autocorrelation	自己相関係数の平均
音声振戦関連	Fo-tremor frequency（Fftr）		周波数振戦の振動周波数
	amplitude tremor frequency（Fatr）		振幅振戦の振動周波数
	Fo-tremor intensity index（FTRI）		周波数振戦の強さの比率
	amplitude tremor intensity index（ATRI）		振幅振戦の強さの比率
分析サンプルの質	length of analyzed sample（Tsam）	time range of SELECTION	分析サンプルの時間長
	degree of voice breaks（DVB）	degree of voice breaks	声の途切れた部分の時間割合
	degree of sub-harmonics（DSH）		低調波成分のある部分の時間割合
	degree of voiceless（DUV）	fraction of locally unvoiced frames	無声部分の時間割合
	number of voice breaks（NVB）	number of voice breaks	声が途切れた回数
	number of sub-harmonic segments（NSH）		低調波成分のあるセグメントの数
	number of unvoiced segments（NUV）	fraction of locally unvoiced frames	無声セグメントの数
	number of segments computed（SEG）	number of pulses	セグメントの合計数
	total number detected pitch periods（PER）	number of periods	抽出可能なピッチピリオドの個数

Ⅱ．検査・評価法

⑦ 心理検査

　心理検査は，心因性発声障害の評価，あるいは機能性発声障害の中で心理的要因の関与が疑われる患者に対して行う。検査において心理面に問題が認められた場合には精神科医や心理専門職に紹介し，音声治療を行う場合には，これらの専門家と連携して進める必要がある。以下に代表的な心理検査について解説する。

1）うつ性自己評価尺度（SDS）
　① 目　的　　抑うつ症状の評価およびスクリーニング
　② 概　略　　被検者が20の質問に対し「ないかたまに＝1点」「ときどき＝2点」「かなりのあいだ＝3点」「ほとんどいつも＝4点」の4段階で自己評価する質問紙法である。総点によって診断され，高いほど抑うつ傾向があることを意味する。40点未満は抑うつ性に乏しいとされている。実施にかかる時間は10～15分と短時間で，被検者への負担が少ない。

2）ベック抑うつ質問票（BDI-Ⅱ）
　① 目　的　　抑うつ症状における重症度の評価
　② 概　略　　過去2週間の状態について，21項目の質問に回答する質問紙法である。1つの項目につき，4つの文章があり，その中から最も当てはまる文章を1つ選んで回答する。例えば，第1問では「悲しい感じはしない＝0点」「悲しい感じがする＝1点」「いつも悲しく感じて，追い払えない＝2点」「耐えられないほど悲しくて，不幸である＝3点」である。各質問に対して0～3点が配点され，総点によって評価する。うつ病と診断された患者の場合，0～13点は極軽症，14～19点は軽症，20～28点は中等症，29～63点は重症に該当する。実施にかかる時間は5～10分である。

3）POMS2日本語版
　① 目　的　　気分状態の評価
　② 概　略　　13～17歳を対象とした青少年用と18歳以上を対象とした成人用がある。青少年用の全項目版は60項目，短縮版は35項目で構成されている。一方，成人用の全項目版は65項目，短縮版は35項目で構成されている。各質問に対して「まったくなかった＝0点」「少しあった＝1点」「まあまああった＝2点」「かなりあった＝3点」「非常に多くあった＝4点」の5段階で回答し，【怒り―敵意】【混乱―当惑】【抑うつ―落込み】【疲労―無気力】【緊張―不安】【活気―活力】【友好】の7因子と，ネガティブな気分

SDS：Self-rating Depression Scale　　BDI-Ⅱ：Beck Depression Inventory-second edition
POMS2：Profile of Mood States 2nd edition

第5章　音声障害の検査・評価

カットオフ値
検査結果の陽性か陰性かを分ける値のこと（しきい値）。

状態を総合的に表すTMD得点を用いて気分状態を評価する。実施にかかる時間は全項目版が10分，短縮版が5分である。

4）リーボヴィッツ社交不安尺度（LSAS-J）

① **目　的**　社交不安障害（SAD）の評価

② **概　略**　SADが症状を呈することが多い行為状況13項目と社交状況11項目の計24項目に対して，「恐怖感/不安感の程度」と「回避の頻度」をそれぞれ4段階で回答する。具体的には，恐怖感/不安感の程度は「全く感じない＝0点」「少しは感じる＝1点」「はっきりと感じる＝2点」「非常に強く感じる＝3点」である。一方，回避の頻度は「全く回避しない＝0点」「回避する確率1/3以下＝1点」「回避する確率1/2以下＝2点」「回避する確率2/3以上または100％＝3点」である。自己記入式と治療者評価式があり，いずれも合計得点は0〜144点である。自己記入式の場合，カットオフ値は42点となっている。実施にかかる時間は10分である。

⑧ 喉頭筋電図検査

筋電図検査（EMG）は，安静時，あるいは何らかの行為を行っている（検査タスクを施行している）際の特定の筋肉の電気活動を検出する検査である。筋電図を記録する機器としては，筋電図・誘発電位検査装置が用いられる。これは，耳科領域で聴性脳幹反応（ABR）を記録する際に使用するものと同じものであるため，通常の日本耳鼻咽喉科頭頸部外科学会の認定医研修施設であれば，筋の電気活動を記録する電極を購入することで筋電図検査が施行可能となる。筋電図の電極には，針電極，ワイヤー電極，皿電極の3種類がある。

1）針電極を用いた検査

現在，日本では，コンセントリックタイプの針電極が販売されている。コンセントリックは「同心型」という意味であり，注射針の中に細い金属線が外筒と絶縁して封入固定され，先端だけが露出されている（図5-26）。また注射針の側面の表面にはシリコーンコーティングが行われ絶縁されているが，先端のみが絶縁されていない状態となっている。内部の円形の金属線と，その周囲の外筒で双極を構成する。販売されているコンセントリックタイプの針電極には様々なサイズがあり（図5-26），検査目標とする筋肉の深度によりサイズを選択する。また他に単極の針電極もあるが，他の筋肉の電気活動の影響が大きくなるためあまり使用されない。

TMD：total mood disturbance　　LSAS-J：Liebowitz Social Anxiety Scale
SAD：social anxiety disorder　　EMG：electromyography
ABR：auditory brainstem response

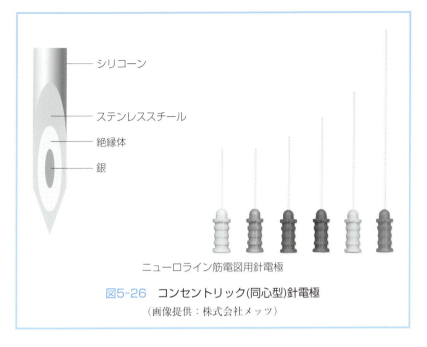

図5-26　コンセントリック(同心型)針電極
（画像提供：株式会社メッツ）

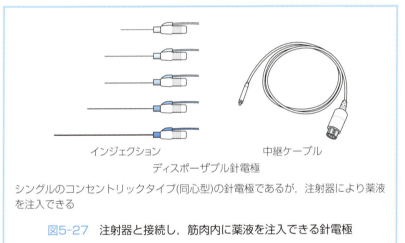

シングルのコンセントリックタイプ(同心型)の針電極であるが，注射器により薬液を注入できる

図5-27　注射器と接続し，筋肉内に薬液を注入できる針電極

また注射器を接続して筋肉内に薬液を注入する際に用いる針電極もある（図5-27）。痙攣性発声障害に対するボツリヌス毒素（ボツリヌストキシン）の注入の際に使用する。

　使用法に関しては，針電極を皮膚，あるいは粘膜より刺入し，特定の筋肉内に針電極の先端を留置し，筋肉の電気的活動を記録する。音声障害の診療においては，特に甲状披裂筋がターゲットになる場合が多い。輪状甲状膜の正中より外側斜め上方に針電極を刺入し，甲状披裂筋内側部（声帯筋）内に針電極の先端を留置する。針電極の先端付近にある複数の筋線維の個々の活動電位の総和が筋電図波形として提示される（複合活動電位）。

ボツリヌス毒素（ボツリヌストキシン）
神経毒であり，ボツリヌス菌毒素が含まれる食品の喫食により筋力を低下させる弛緩性麻痺となる。めまい・頭痛，視力調節の低下，嚥下や会話の障害，呼吸筋麻痺などが起きる。

被検者に発声・息こらえ・咳払いを行わせて強い活動電位が検出されたら，甲状披裂筋内に先端が位置しているということになる。このように先端の位置を確認するタスクは，ターゲットとする内喉頭筋の種類によって異なる。例えば，輪状甲状筋であれば高い声の発声が有効なタスクとなる。

　理想的には，針電極の先端が，特定の筋肉内の同じ位置でずっと固定されていれば，同一の筋線維群の電気的活動を持続的にモニタリングできることが期待されるが，実際には，タスク施行時に筋肉が収縮すると，針電極の先端の位置が容易にずれてしまうという問題がある。

2）フックト（または鉤状）ワイヤー電極を用いた検査

　電極の先端の位置固定に優れているのはダブルフックトワイヤータイプの針電極である（図5-28）。太めの注射針の内部に先端が鉤状構造になったワイヤー電極が2本入っており，それぞれが陽極・陰極となる。先端にワイヤーが引っかかった状態で注射針を筋肉内に刺入し，注射針を少し抜くと電極の先端が筋肉内で鉤状に戻って固定される。そのため，筋肉が収縮しても電極の位置がずれにくくなる。かつてヒトの各内喉頭筋の機能分担に関する生理学的研究では，ダブルフックトワイヤータイプの電極が用いられたが，輪状甲状膜から喉頭腔を経由して披裂筋内に刺入している研究もあり，検査時の被検者の不快感は相当強かったものと考えられる。現在日本国内では発売されておらず，近年使用されなくなっている。

3）皿電極を用いた検査

　皿電極（図5-29）は，ABRなどでも用いる。皿電極を用いた筋電図は表面筋電図とも呼ばれる。ターゲットとする筋肉の表面の皮膚をアルコール綿で十分に拭いてから導電性ジェルをつけた皿電極を当ててテープで固

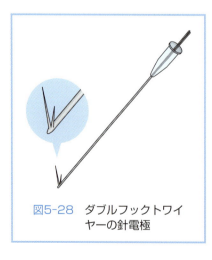

図5-28　ダブルフックトワイヤーの針電極

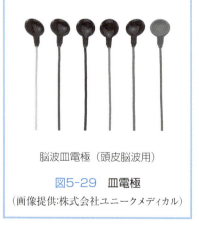

脳波皿電極（頭皮脳波用）

図5-29　皿電極
（画像提供:株式会社ユニークメディカル）

定する（記録電極）。音声障害の診療においては，頸部前面の舌骨上筋群・舌骨下筋群がターゲットになることが多いと考えられるため，記録電極を頸部に固定し，ABRと同様に記録電極（頭頂部），および接地電極（前額部）を固定する。皿電極を用いた検査では，単一の筋線維の電気的活動が検出されるのではなく，皿電極の近隣にある広い範囲の筋線維由来の活動電位の総和が記録され，また近隣に位置する複数の他の筋肉からの活動電位も混入する。

4）音声障害に対する筋電図検査の有用性と限界

　現在内喉頭筋の電気活動の有無，あるいはその程度を検査する意義があるケースとして，声帯運動障害時の反回神経麻痺と披裂軟骨脱臼の鑑別がある。甲状披裂筋をターゲットとして針電極を用いた筋電図検査を行うと，反回神経麻痺においては，甲状披裂筋の電位が初期には低下・消失し，麻痺発症後1か月程度経過すると神経再支配の影響によりEMG信号の活動電位が多相性となる一方，披裂軟骨脱臼では甲状披裂筋の活動は保たれているため，正常者と同様の単相性の活動電位が認められる。単相性電位とは，本来の支配神経からの刺激により生じた筋肉の電気活動による波形変化を意味し，1つの運動単位に含まれる複数の筋線維がほぼ同時に興奮するため，その総和は単純な波形変化となる。一方，多相性電位では，支配神経が障害されてWaller変性を生じて筋肉が活動しなくなると，その筋肉に対して周囲の神経が伸長し（神経側芽），神経再支配が生じる。その結果，複数の神経側芽が異なるタイミングで複数の筋線維を刺激し，時間的に分散された電気活動の総和となるためにEMG信号は複雑な波形変化となる。

　反回神経麻痺の患者において，甲状披裂筋の活動電位と予後との関連について，また神経再支配と病的共同運動との関連について，海外から多数の研究報告があるが，日本ではあまり行われていない。

　声帯麻痺患者において，輪状甲状筋の電気活動の有無は，反回神経麻痺と迷走神経麻痺の鑑別に役立つと考えられるが，臨床的には軟口蓋の片側性麻痺や片側の梨状窩の残留所見の併存の有無によって判別可能となる場合が多いと考えられる。

　他に内転型痙攣性発声障害においては，甲状披裂筋の不随意的収縮が病態の本質であり，筋電図検査においては，発話時に不規則な群化放電 group discharge が認められることが報告されている[40]。群化放電とは，複数の運動単位が群をなして放電し，相互に干渉して出現した複雑な波形を意味し，振戦やミオクローヌスにおいても認められる所見である。

　内転型痙攣性発声障害に対する治療においては，甲状披裂筋内にボツリヌス毒素（ボツリヌストキシン）を注入する際に，注射針型で注射器をつ

けることができるインジェクション型針電極（図5-27）を使用して，患者に発声・息こらえ・吸気を行わせた際の筋活動を確認し，甲状披裂筋内に先端が位置していることを確認した直後にボツリヌス毒素（ボツリヌストキシン）を注入する。

過緊張性発声障害（MTD）については，発声時の頸部表面筋緊張を筋電図検査を用いて評価した研究論文が多数認められる。

❾ その他の検査

1）電気声門図

図5-30左に電気声門図（EGG）の装置の本体と電極を示す。EGGの使用法に関して，被検者の頸部前面に甲状軟骨を左右から挟み込むようにして2つの電極を装着し（図5-30右），微弱な電圧を負荷し，被検者に持続母音発声を行ってもらう。このとき両側声帯間の接触の程度に応じて頸部組織のコンダクタンス（電流の流れやすさ）が周期的に変化するため，流れる電流量も周期的に変化する。この電流量の変化を記録したものがEGG波形である。縦軸は流れる電流量を，また同時に声帯間接触の程度を反映している。

図5-31は被検者に持続母音「アー」を発声してもらったときに同時記録した音声信号の波形（上段）とEGG信号の波形（以下，EGG波形）（下段）である。音声信号の波形は声道の共鳴特性の修飾を受けて複雑な波形となるがEGG波形は，声帯間接触の程度を反映するため単純な波形となる。

嗄声を呈する音声障害患者のEGG波形は音声波形と同様，周期・振幅の規則性が低下し，雑音成分が混入するようになる。このことから，音声障害患者においては，声帯接触の程度の規則性が低下し，細かな乱れが生じることがわかる。さらにEGG波形の最も主要な有用性は，異なる発声モードの間，あるいは発声タスクの間で声帯間接触の程度を客観的に比較

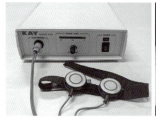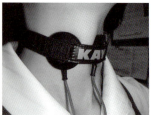

図5-30　EGGの装置と装着した電極

EGG：electroglottography

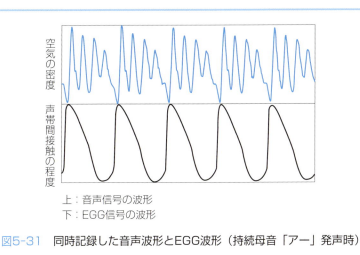

上：音声信号の波形
下：EGG信号の波形

図5-31　同時記録した音声波形とEGG波形（持続母音「アー」発声時）

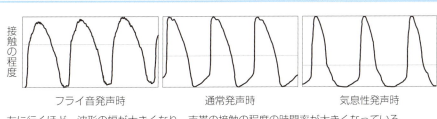

左に行くほど，波形の幅が大きくなり，声帯の接触の程度の時間率が大きくなっている

図5-32　発声モード別のEGG波形

できることにある。図5-32は，フライ音発声，通常発声，気息性発声を行ってもらった場合のEGG波形であり，このように波形の幅に明らかな違いが認められる。声帯間接触の程度は，1周期当たりの声帯接触の時間率（CQ）を計算することにより定量化することができる[41),42)]。もし音声訓練施行時に，患者にEGGを施行し，EGG波形と音声波形をリアルタイムに表示することができれば，バイオフィードバックとして用いる，あるいは治療経過を視覚的に記録することができるようになる可能性がある[43)]。

　日本では，EGGの装置は日本光電株式会社より発売されているが，医療保険の対象ではなく，現時点では主に研究用として使用されている。しかしながら，電極を頸部に当てるのみで記録することができ，負荷する電流は極微量で侵襲が乏しいため，言語聴覚士にも使用しやすいと考えられる。

2）ボイスプロファイル

　1972年に九州大学の小宮山らが，永島医科器械株式会社製の発声機能検査装置PS-77を用いて様々な高さ・強さで持続母音を発声した際の基本周波数（Hz）・声の強さ（音圧レベル，dB）を同時測定し，これを2次元的

CQ：contact quotient

に散布図として表示したものをフォノグラムと称した[44]。これが日本のボイスプロファイリング検査の起源となっている。また小宮山らは発声機能検査装置PS-77で測定されたデータを取り込んで記憶し，基本周波数・声の強さ・平均呼気流率の3因子より，測定パラメータを2つ選択してオシロスコープ上に2次元的散布図を表記し，写真記録を行えるハードウェアデバイスであるPhonometer SK-80/SK-83を開発した[45],[46]。さらに小宮山はこれらのデータ分析をコンピュータで行えるPhonometer SK-90を開発した[47]。現在永島医科器械株式会社の現行モデルの発声機能検査装置PS-3000には最新版のvoice profileソフトウェアSK-99が付属されている。図5-33は，SK-99を用いて様々な母音発声を行った際の画面を示している。

Ikedaら[48]は，フォノグラムの用途に関して，特に基本周波数・声の強さの散布図（originalのフォノグラム）におけるドットの分布範囲の面積を「発声面積」"voice volume"と定義し，このパラメータが音声障害患者では減少し，治療後に増加することを報告している。この指数は，主に基本周波数の幅（いわゆる「声域」pitch range）と声の強さの幅により決定される。

データ測定時の発声タスクに関しては，コンピュータを用いてリアルタイムのフォノグラムの表示が可能となってからは，高い声，低い声，大きな声，小さな声と自由に発声を行い，被検者がリアルタイムのフォノグラムのモニターを見ながら発声を行い，できるだけ"フォノグラム"が大きくなるようにするという発声タスクを課している。検査に要する時間は

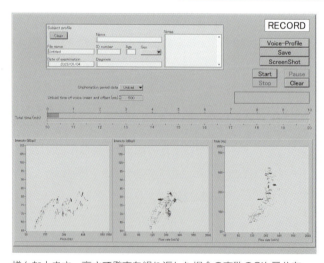

様々な大きさ，高さで発声を繰り返した場合の変数の2次元分布

図5-33　voice profileソフトウェアSK-99の画面

300〜400秒あれば十分であったと報告されている[47]。

　しかしながら，これより以前のリアルタイム表示が困難であった時代には，渡辺ら[45]は，最初に話声位からの音階上昇，次に話声位からの音階下降，その後話声位からの声の大きさの漸増，さらに話声位からの大きさの漸減を行って声域と声の強さの幅を決定した後に，検討する2項目に応じて，以下に述べる異なる発声タスクを用いていた。

① 声の強さと呼気流の関係を調べる際には，話声位で声の高さを一定にしながら，連続して声の強さを変化させる。

② 声の高さと呼気流の関係を調べる際には，SK-80機器のintensityメーターを見て声の強さを一定に保ちながら発声中のピッチを変化させる。

③ さらに声の高さと強さの関係を調べるときには，pp（ピアニッシモ）発声とff（フォルテッシモ）発声で音階を歌わせるタスクと文章音読のタスクを用いる。

　これらのような発声タスクを採用することで，各個人の声の高さ・強さの幅，また声の高さ・強さを変化させた際の呼吸調節の状態を把握でき，音声障害患者に関しては治療前後の変化を調べることができる。

　一方，海外では，日本のボイスプロファイリング（フォノグラム）に相当する評価法は，phonetogram，VRP，およびvoice mappingと呼ばれ，日本とは異なる進化を遂げてきた。当初phonetogram・VRPは，声の高さ・強さの2次元散布図を意味していたが，Pabonら[49]は，同時にjitterやnoise levelなどの音響パラメータを分析し，声の高さ・強さの2次元散布図に加えて音響パラメータの数値をグレースケール，またはカラースケールで表示できる全自動のシグナル処理システムを開発し，これをvoice mappingと称した。このソフトウェアはPabonの博士論文となり，Pabonみずからにより商業化され，欧州の言語聴覚士によく使用されていたとのことである。さらに近年海外でSelamtzisら[50]は，声の高さ・強さの2次元散布図に加えて，EGG波形から計算されるCQを代表とするパラメータの数値をカラースケールで表示できる新しいvoice mappingを開発した。この方法を用いると，声の高さ・強さを変化させた際の喉頭調節の状態を推定することができる。この新型のvoice mappingの使用法に関しては，TernströmおよびPabonの総説[51]が大いに参考になる。

　音声障害診療においては，これまで主に持続母音発声時のサンプルの比較が多く行われてきたが，voice mappingを使用することにより，音読時，あるいは歌唱時に記録したサンプルの音の高さ・強さ，他の音響/EGGパラメータの比較が可能となった。また従来の持続母音発声時のサンプルであっても，1変数の比較による有意差検定のみでなく，2変数以上での散

VRP：voice range profile

布図において，分布の差違が明確に視覚化できるようになり，さらには，2つのサンプルの差分に関する散布図を提示することで，特定の高さ・強さにおける喉頭調節の差違を検出することが可能となった。

〔引用文献〕

1) von Békésy, G.: The variation of phase along the basilar membrane with sinusoidal stimulation. *J Acoust Soc Am*, **19**(3)：452-460, 1947

2) Shera, C.A. and Oxenham, A.J.: Discovery of the cochlear travelling wave. *J Acoust Soc Am*, **155**(6)：R11-R12, 2024

3) Jacobson, B., Johnson, A. and Grywalski, C., *et al.*: The Voice Handicap Index (VHI)：Development and Validation. *Am J Speech Lang Pathol*, **6**(3)：66-70, 1997

4) 城本　修・折舘伸彦・生井友紀子他：推奨版VHIおよびVHI-10の信頼性と妥当性の検証. 音声言語医学, **55**(4)：291-298, 2014

5) 折舘伸彦・城本　修・生井友紀子他：推奨版VHIおよびV-RQOL作成と質問紙のアンケート調査. 音声言語医学, **55**(4)：284-290, 2014

6) Rosen, C.A., Lee, A.S. and Osborne, J., *et al.*: Development and Validation of the Voice Handicap Index-10. *Laryngoscope*, **114**(9)：1549-1556, 2004

7) Hogikyan, N.D. and Sethuraman, G.: Validation of an instrument to measure voice-related quality of life (V-RQOL). *J Voice*, **13**(4)：557-569, 1999

8) 田口亜紀・折舘伸彦・城本　修：推奨版V-RQOLの信頼性と妥当性の検証. 音声言語医学, **55**(4)：299-304, 2014

9) 日本音声言語医学会：動画で見る音声障害 Ver.1, インテルナ出版, 2005

10) 日本音声言語医学会：動画で見る音声障害 (Endoscopic Findings of Voice Disorders) ver 2.0 (DVD-ROM), インテルナ出版, 2018

11) 日本音声言語医学会・日本喉頭科学会：音声障害診療ガイドライン2018年版, 金原出版, p.21, 2018

12) 石毛美代子：嗄声の聴覚心理的評価（GRBAS尺度）. 日本音声言語医学会編：新編 声の検査法 第2版, 医歯薬出版, pp.261-264, 2024

13) 新美成二：音声障害と声帯振動. 音声言語医学, **40**(3)：242-247, 1999

14) 阿部博香・米川絋子・太田文彦他：嗄声の聴覚心理的評価の再現性. 音声言語医学, **27**(2)：168-177, 1986

15) 石毛美代子：音声の評価. 平成30年度認定言語聴覚士講習会　成人発声発語障害領域テキスト, 日本言語聴覚士協会, p.7, 2018

16) American Speech-Language-Hearing Association・ASHA CAPE-V Form. https://www.asha.org/form/cape-v/（2024年7月29日閲覧）

17) Kondo, K., Mizuta, M. and Kawai, Y., *et al.*: Development and Validation of the Japanese Version of the Consensus Auditory-Perceptual Evaluation

of Voice. *J Speech Lang Hear Res*, **64**(12)：4754-4761, 2021

18) 熊田政信・小林武夫・小崎寛子他：痙攣性発声障害の新しい評価法─モーラ法. 音声言語医学, **38**(2)：176-181, 1997

19) 日本音声言語医学会・痙攣性発声障害　診断基準および重症度分類. https://www.jslp.org/pdf/SD_20180105.pdf（2024年7月29日閲覧）

20) 日本音声言語医学会編：声の検査法─臨床編 第2版, 医歯薬出版, pp.54-56, 1994

21) 澤島政行：発声持続時間の測定. 音声言語医学, **7**(1)：23-28, 1966

22) 日本音声言語医学会・日本喉頭科学会, 前掲書11), p.32

23) Timcke, R. and von Leden, H. Moore, P.: Laryngeal vibrations: Measurements of the glottic wave. I. The normal vibratory cycle. *AMA Arch Otolaryngol*, **68**(1)：1-19, 1958

24) 廣瀬　肇・城本　修・小池三奈子他：STのための音声障害診療マニュアル, インテルナ出版, p.25, 2008

25) 岩田義弘：空気力学的検査. 耳鼻咽喉科・頭頸部外科, **89**(5)：368-373, 2017

26) 日本音声言語医学会編：新編　声の検査法, 医歯薬出版, p.46, 2009

27) 澤島政行・本田清志・青木幸夫：気流阻止法を利用した, 発声時の空気力学的検査法. 音声言語医学, **28**(4)：257-264, 1987

28) 廣瀬・城本・小池他, 前掲書24), p.27

29) 大森孝一編著：言語聴覚士のための音声障害学, 医歯薬出版, p.43-44, 2015

30) 一色信彦：嗄声の分類記載法. 音声言語医学, **7**(1)：15-21, 1966

31) Hirano, M.: Psycho-acoustic evaluation of voice. Arnold, G.E., *et al* eds：Disorders of Human Communication 5. Clinical Examination of Voice, Springer-Verlag, pp.81-84, 1981

32) Lieberman, P.: Some acoustic measures of the fundamental periodicity of normal and pathologic larynges. *J Acoust Soc Am*, **35**(3)：344-353, 1963

33) Koike, Y.: Application of some acoustic measures for the evaluation of laryngeal dysfunction. *Studia Phonologica*, **7**：17-23, 1973

34) Takahashi, H. and Koike, Y.: Some perceptual dimensions and acoustical correlates of pathologic voices. *Acta Otolaryngol Suppl*, **338**：1-24, 1976

35) Yumoto, E., Gould, W.J. and Baer, T.: Harmonics-to-noise ratio as an index of the degree of hoarseness. *J Acoust Soc Am*, **71**(1)：1544-1549, 1982

36) Hillenbrand, J., Cleveland, R.A. and Erickson, R.L.: Acoustic correlates of breathy vocal quality. *J Speech Hear Res*, **37**(4)：769-778, 1994

37) Hillenbrand, J. and Houde, R.A.: Acoustic correlates of breathy vocal quality: dysphonic voices and continuous speech. *J Speech Hear Res*, **39**(2)：311-321, 1996

38) Švec, J.G. and Granqvist, S.: Guidelines for selecting microphones for human voice production research. *Am J Speech Lang Pathol*, **19**(4) : 356-368, 2010

39) Patel, R.R., Awan, S.N. and Barkmeier-Kraemer, J., *et al.*: Recommended Protocols for Instrumental Assessment of Voice: American Speech-Language-Hearing Association Expert Panel to Develop a Protocol for Instrumental Assessment of Vocal Function. *Am J Speech Lang Pathol*, **27**(3) : 887-905, 2018

40) 熊田正信：喉頭筋電図・ボツリヌストキシン・音声治療—痙攣性発声障害を中心に．喉頭，**19**(2)：40-46，2007

41) Rothenberg, M. and Mahshie, J.J.: Monitoring vocal fold abduction through vocal fold contact area. *J Speech Hear Res*, **31**(3) : 338-351, 1988

42) Henrich, N., d'Alessandro, C. and Doval, B., *et al.*: On the use of the derivative of electroglottographic signals for characterization of nonpathological phonation. *J Acoust Soc Am*, **115**(3) : 1321-1332, 2004

43) 石毛美代子・新美成二・森 浩一：Electroglottography（EGG）．音声言語医学，**37**(3)：347-354，1996

44) 小宮山荘太郎：音声の新しい評価法—PHONOGRAMによる検査法．耳鼻と臨床，**18**(6)：428-440，1972

45) 渡辺 宏・小宮山荘太郎・金苗修一郎他：Phonometer SK-80を用いた音声検査法．音声言語医学，**23**(3)：192-201，1982

46) Watanabe, H., Komiyama, S. and Ryuu, S., *et al.*: A newly designated automatic phonometer. *Agressologie*, **25**(9) : 1035-1037, 1984

47) 小宮山荘太郎：音声検査の新しい方法（voice profile）—フォノグラムのコンピュータ解析．音声言語医学，**31**(3)：326-330，1990

48) Ikeda, Y., Masuda, T. and Manako, H., *et al.*: Quantitative of the voice range profile in patients with voice disorders. *Eur Arch Otorhinolaryngol*, **256**(suppl 1) : S51-55, 1999

49) Pabon, J.P.H. and Plomp, R.: Automatic phonetogram recording supplemented with acoustical voice-quality parameters. *J Speech Hear Res*, **31**(4) : 710-722, 1988

50) Selamtzis, A. and Ternström, S.: Investigation of the relationship between electroglottogram waveform, fundamental frequency, and sound pressure level using clustering. *J Voice*, **31**(4) : 393-400, 2017

51) Ternström, S. and Pabon, P.: Voice maps as a tool for understanding and dealing with a variability in the voice. *App Sci*, **12**(22) : 11353, 2022

〔参考文献〕

・宮田恵里・佐藤剛史・村上　健編：声をみる いちばんやさしい音声治療実践ハンドブック，医歯薬出版，2021

・今泉　敏：言語聴覚士のための音響学，医歯薬出版，2007

・細川清人・岩橋利彦・小川　真他：音響分析の概念と実際．喉頭，**28**(2)：78-87，2016

・Titze, I.R.: Workshop on Acoustic Voice Analysis. Summary Statement, National Center for Voice and Speech, 1995

・Barsties, B. and De Bodt, M.: Assessment of voice quality: current state-of-the-art. *Auris Nasus Larynx*, **42**(3)：183-188, 2014

・Zung, W.W.K. 原作，福田一彦・小林重雄構成：日本版SDS（Self-rating Depression Scale）自己評価式抑うつ性尺度使用手引き増補版，三京房，pp.1-24，2011

・Beck, A.T., Steer, R.A. and Brown, G.K.: Beck Depression Inventory-Ⅱ, Pearson, 1996（小嶋雅代・古川壽亮訳：日本版BDI-Ⅱ—ベック抑うつ質問票—手引，日本文化科学社，pp.1-49，2003）

・Heuchert, J.P., McNair, D.M.: Profile of Mood Status 2nd Edition™, Multi-Health Systems, 2012（横山和仁訳：POMS 2日本語版マニュアル，pp.1-156，金子書房，2015）

・朝倉　聡：社交不安症の診断と評価．不安症研究，**7**(1)：4-17，2015

【第5章　まとめ】

音声障害に対する検査のうち

●病気の診断を主目的として耳鼻咽喉科医師が行う検査の種類と特徴を説明してみよう。

●患者自身が主観的に評定する検査の種類と特徴を説明してみよう。

●音声の特徴および発声機能の多面的評価を主目的として言語聴覚士が行う検査の種類と特徴を説明してみよう。

●上記の他に，病態に応じて一部の症例に対して追加される検査の種類と適応を説明してみよう。

第6章
音声障害の治療

【本章で学ぶべきポイント】

- 音声障害に対する治療は３つに大別される。
- 音声障害の診療における耳鼻咽喉科医師と言語聴覚士との連携について理解する。
- 声の衛生の基本的な考え方と指導方法を理解する。
- 代表的な音声訓練法の適応と手技を理解する。
- 音声障害に対して医師が行う薬物治療と外科的治療を理解する。

喉頭白板症
喉頭に白色病変を生じる状態全般をさす。喉頭がんとの鑑別が必須であり病理組織検査が行われる（第3章参照）。

喉頭結核
主症状は嗄声，咽頭違和感，嚥下時痛である。空気感染源となるので診療の際は感染予防とともに接触者検診も重要となる。

喉頭乳頭腫
ヒト乳頭腫ウイルス感染により発生する喉頭の良性腫瘍。嗄声や呼吸困難をきたし，多発性であり再発しやすい。治療は手術による腫瘍切除が主体である。

急性喉頭蓋炎
急性喉頭炎の特殊型であり，喉頭蓋の限局的な腫脹を特徴とする。発症から数時間で急速に呼吸困難が進行することがあり注意を要する。

音声障害の治療は正常な声を取り戻すこと，それが困難な場合にはできる限り正常な声に近づけることを目的として行われる。治療の前提となるのは診断である。治療を行うか否か（適応の判断），行うとすればどのような方法を用いるか（治療法の選択）は，診断すなわち病名の決定と病態の評価に基づいて行われる。

ここで音声障害の診断と治療において言語聴覚士が特に知っておくべき点を２つあげる。第一に，診断が困難である場合，試験的に治療を先行させ治療に対する反応性を評価して診断に役立てることがある。このような治療を診断的治療と呼び，この際音声治療が選択されることが多い。第二に，音声障害があっても治療を行わない場合がある。患者が音声障害を訴えて耳鼻咽喉科を受診しても，診察の結果，生命に危険がある，あるいは緊急に対応すべき，もしくは優先的に治療すべき疾患であると診断された場合，またはそのような疾患の存在が疑われ精査が行われているときは音声障害に対する治療は原則として行われない。この種の疾患の例として喉頭がん，喉頭白板症，喉頭結核，喉頭乳頭腫，急性喉頭蓋炎などがある。

Ⅰ 治療法の種類

　音声障害の治療は医師が行う医学的治療と言語聴覚士が行う音声治療の2つに大別される。医学的治療には外科的治療（手術）と薬物治療とがある。治療法の選択では外科的治療，薬物治療，音声治療の中からひとつが選択されることもあるが，一人の患者に対して2つ以上の治療法を組み合わせて用いるのがより一般的である。

Ⅱ 音声治療

1 音声治療とは

　音声治療は不適切な発声法や発声にかかわる行動あるいは習慣を変えることで音声障害の改善を図る治療法である。患者自身が行動を変えること（行動変容）によって病態を改善させるという意味で行動学的治療と呼ばれることがある。

　音声治療は英語voice therapyの訳語である。文字どおり声をよくするための治療を意味し，外科的治療（手術）と薬物治療以外の多様な治療法を広く含む概念である。同様の意味で英語ではvocal rehabilitation（声のリハビリテーション）という用語が用いられることもある。

　医学領域における音声治療は1908年にドイツの耳鼻咽喉科医Gutzmann（グーツマン）が報告した音声訓練であるKayser-Gutzmann（カイザーグーツマン）の方法から始まった[1,2]。同じくドイツの耳鼻咽喉科医Fröscels（フレッシェルズ）がアメリカに渡って報告したのが咀嚼法（チューイング法）やプッシング法といった音声訓練である[3,4]。その後，音声治療は欧米，特にアメリカを中心に発展し，1980年代にアメリカから日本に伝わった[2]。1992年には翻訳書であり日本語で書かれた初めての専門書である「音声障害と音声治療」[5]が出版され，この頃から少しずつ音声障害の治療における耳鼻咽喉科医と言語聴覚士との連携が進んだ。

　音声治療で用いられる方法については次節で詳しく述べる。ここでは音声治療全体の特徴を8つあげる。
① 大多数の音声障害に対して何らかの適応がある。

Kayser-Gutzmann（カイザーグーツマン）の方法
音声治療の手技。治療者が患者の甲状切痕に指をかけ甲状軟骨を下方へ圧迫することにより声帯を弛緩させ声を低音化させる。変声障害をはじめとする機能性発声障害が適応となる。

咀嚼法（チューイング法）
音声治療の手技。発声時に喉頭の過緊張状態が認められる患者が対象となる。患者に咀嚼しながら発声させ，喉頭の不必要な緊張を取り除きリラクセーションを体得させる。

プッシング法
音声治療の手技。発声時あるいは嚥下時に声門閉鎖不全が認められる患者に対し，声帯内転機能の強化を目的として行う。上肢に急激に力を入れる動作によりいきみが生じるため，壁や机などを押しながら(pushing)，あるいは重いものを引き寄せながら（pulling），もしくは何かを握りながら患者に強く発声させる。

第6章　音声障害の治療

喉頭内視鏡検査
喉頭疾患の診断・治療に必須であり耳鼻咽喉科の外来診療で一般的に行われている検査である。詳細は第5章Ⅱ-1（pp.75〜80）を参照されたい。

② 単独で行われることもあるが，外科的治療（手術）および薬物治療と同時に，もしくはその前後に行われることもある。

③ 音声治療を提供するのは言語聴覚士である（ただし，医師が行う場合もある）。

④ 医師による医学的診断および指示ないし処方の後に開始される。

⑤ 音声治療に先立ち，医師により喉頭内視鏡検査が行われることが推奨されている[6]。

⑥ 音声治療に先立ち，言語聴覚士が喉頭内視鏡検査の結果（画像）を評価することが望ましい。

⑦ 経過中，言語聴覚士は医師への報告や相談を行うが，音声治療の具体的な進め方は言語聴覚士に任されている（責任がある）。

⑧ 適用と奏功には患者の理解と協力が不可欠である。

② 音声治療の種類

　音声治療は声の衛生（間接的音声治療）と音声訓練（直接的音声治療）とに大別される。声の衛生は発声に関連する患者の認知，行動，心理あるいは物理的環境などを変えることによって間接的に音声障害を改善させる方法である。ここで言語聴覚士は患者に対し発声の生理，解剖あるいは病態に関する情報提供，声に関連するカウンセリング，これに基づく日常生活上の具体的な助言や指導を行うが，いわゆる発声練習は行わない。一方，音声訓練は声をつくり出すメカニズムである呼吸，発声，共鳴のプロセスを直接的に操作すること，つまり患者に特定の発声課題を行わせることによって健康な声をつくっていく方法である。音声治療の適用にあたっては，患者ごとに最適なゴール設定を行った上で，1つ以上の音声訓練を主として，これに必要な声の衛生を加えることが多い。

♪「症状対処的訓練」と「包括的訓練」の由来と変遷 ♪♪

　音声治療は「直接訓練と間接訓練に大別し，症状（病態）対処的訓練と包括的訓練に区別するのが一般的である」[7]といった記載が2008年から2018年までに出版された教科書の多くにみられる[8]~[13]。したがって，これらの用語と分類，特に直接訓練（音声訓練）を症状対処的訓練と包括的訓練の2つに大別する考え方は日本で比較的広く受け入れられてきたといってよいだろう。

　症状対処的訓練と包括的訓練という用語は，2007年にThomasとStempleが音声治療を声の衛生 hygienic voice therapy，症候学的音声治療 symptomatic voice therapy，生理学的音声治療 physiologic voice therapyの3つに分け，それぞれの科学的根拠（evidence：エビデンス）を論じた総説に由来している[14]（physiologicを「包括的」としたのは意訳であろう）。彼らによれば症候学的音声治療とは特定の声の症候を修正することに焦点を当てた方法である。また生理学的音声治療は発声の生理学的過程全般の修正を目的として包括的な仕方でアプローチする方法であり，具体的には，内緒話法 confidential voice therapy[15]，VFE[16]，アクセント法 accent method[17]，喉頭マッサージ manual laryngeal musculoskeletal (tension) reduction technique[18]~[20]，resonant voice therapy[21]~[23]，リーシルバーマン法 Lee Silverman voice treatment[24]，の6つをさしていた。これらはいずれも1990年代に開発され，あるいは有効性が報告された方法である。これらのエビデンスに裏づけされたいわば新しい音声治療の方法を，従来の音声治療手技と区別すること自体は比較的理解しやすかった。

　しかし，この分類法はThomasとStemple自身が述べているとおり学問的 academicであってあまり実用的ではない。そもそも彼らの意図はエビデンスに基づく音声治療の現状を記述することであり，音声治療の分類体系の開発ではなかったからかもしれない。この分類法が実状に合わないことは，著者の一人であるStempleらが2019年の著書で音声治療を分類する際に2つのカテゴリー，すなわち心理的音声治療 psychogenic voice therapyと折衷的音声治療 eclectic voice therapyとを追加していることからもみてとれる[25]。

　音声治療で用いられる多種多様な方法を実用的にかつわかりやすく分類することには大きな意義がある。また，間接訓練と直接訓練との2つに大別することには国内外で異論はみられない。しかし，それぞれの下位分類として確立したものはまだなく，いくつかの試みがあるのみである。例えば2015年にVan Stanら[26]は発声の生理学的過程における5つの下位システム，すなわち聴覚的入力，発声，呼吸，筋骨格系，体性感覚をカテゴリーとして，音声訓練の各方法が5つのいずれを修正するのか，あるいはそのために患者の注意を向けさせるのかという観点から分類することを提案している。また，Gartner-Schmidtら[27]は音声訓練の方法を共鳴，呼気流，会話音声への移行（般化），直接的操作（徒手的操作）の4つのカテゴリーに分けている。日本語においても2018年以降に出版されたものでは「症状対処的」「包括的」といった用語，あるいは音声訓練の二大分類を採用するもの[28]と，採用しないもの[29]の両方がみられるようになり，以前この二大分類を採用していた教科書の中には，改訂を機に二大分類をやめ，音声訓練を①気流を調整し，咽頭腔を広げ，喉頭を下げる音声治療手技，②喉頭付近の緊張を調整する手技，③声帯の長さを変える手技，の3つのカテゴリーに分けているものもある[30]。

　音声訓練は発声法すなわち運動を修正するものであるから，程度の差はあってもみな生理学的アプローチであることに変わりはない。したがって，最近の用語および分類法がそうであるように，訓練による直接的な操作対象である生理学的要因に着目し，音声訓練が生理学的に何をしているのかを具体的に表す用語やカテゴリーを用いることが，より望ましくかつ実用的であると考えられる。音声治療の方法，用語および分類法はこれまでも，そしてこれからも発声の生理学的過程にフォーカスする方向に変化している。

VFE：vocal function exercises

第6章　音声障害の治療

③ 声の衛生

　多くの場合，声の衛生指導の対象となるのは，声の乱用，誤用が問題となる例である。したがって衛生指導においてはこうした声の乱用，誤用を避ける方向での指導が中心となる。それ以外で，声門閉鎖不全を原因とした音声障害を呈する症例などでも，声の誤用防止や水分摂取など，一般的な声の衛生指導は有効である。

　声の乱用，誤用が原因で器質的疾患が生じたと思われる患者の場合，声の衛生指導だけで改善が得られる例もある[31]。一方で，声の衛生指導と直接訓練を併せて行ったほうが治療効果は高いという報告もある[32]。各々の効果についてまだ共通の見解が得られていないため，今後これらのさらなる解明が必要とされる。

　器質的疾患のある患者は，その病変のために適切な声帯振動が起こりにくく，不適切な発声方法をとってしまう傾向がある。この悪循環を防ぐためにも声の衛生指導は重要である。たとえ明らかな器質的変化が認められなくとも，声を多用するケース（歌手やアナウンサー，教員など）は，発声によって声帯を損傷するリスクが高い。適切な発声方法を心がけることで，声帯に悪影響を及ぼす原因を自己管理によって軽減・除去することができ，器質的疾患の予防が可能となる。声の衛生指導はまた，適切な水分補給を行うことで声帯粘膜を良好な状態に維持する上で重要である[33]。

　声の衛生指導は以下の4つの柱からなると考えられている。

① 患者教育：患者にしっかり説明し，理解を促す

② 音声使用の注意事項

③ 水分補給

④ 声の安静

　患者教育のためには，まず患者に喉頭・声帯の構造と機能についての基礎知識をわかりやすく説明し，発声のしくみについての理解を促すことが重要である。その上で患者の声で実際何が起こっているのか，何が問題となって声の障害があるのかを説明する。患者教育は声の衛生指導全般において重要である。声の衛生指導事項はまだそのエビデンスが明らかにされていないものが多いが，水分摂取と声の使用量については一定の見解が明らかにされている[34]。

1）適　応

　音声外科手術を受けた患者や，声帯に負担をかける発声を続けた結果，器質的変化を生じた患者，また声帯に異常は認めないものの音声障害を呈

する機能性発声障害の患者に対する音声治療の第一歩であり,重要である。

2）声の衛生の方法と内容
（1）発声に関する基礎的理解の促進

　ここでは発声のメカニズムを説明し,声帯に負担がかかる発声方法を患者自身に認識させることが重要となる。まず正常な喉頭・声帯振動の画像（静止画,動画）や図などを示しながら,発声のメカニズムを説明する。この際,ストロボスコープ検査画像（該当症例および正常例）があれば患者の理解を一層深められるため,推奨したい。まず正常例のストロボスコープ検査画像を示しながら,声帯の形状,物性,声帯振動,対称的な動き,声門閉鎖,そして無関位発声や低音,高音発声時の声帯振動・伸長度合いの違いなどを説明する。次に患者のストロボスコープ検査画像などを用いて,声帯が現在どのような状態であり何が問題かを,正常の声帯と比較して示す。例として,炎症や腫脹,腫瘤,声帯振動の対称性や粘膜波動の減弱・声門間隙の有無,萎縮や瘢痕,麻痺の有無,声門上部の絞扼（過収縮）などについて説明する。

　また,声帯は振動回数が多く非常にダメージを受けやすい器官であることを強調し,患者の声の使い方によっては悪影響を与え病変を起こし得ることも説明し,適切な発声方法の習得の重要性を説明する。小児の場合でも,わかりやすい絵や身振りを使いながら簡潔に説明することで,ある程度理解を深めることもできる。

　声帯は自分で見ることができないため,患者は発声方法によって及ぼされる影響を自覚する機会をほとんどもたないまま何とか声を出そうとしてきた経緯が多い。言語聴覚士はまずその状況を理解することが重要である。その上で発声のメカニズムと現状,そして音声治療が必要とされる理由を丁寧に説明することが患者の不安解消につながる。その結果,言語聴覚士に対する信頼も高まり,今後進めていく音声治療の「ドロップアウト（最後まで治療を完遂できなかった例）」を削減できることにつながるのではないかと考えられる。この過程に十分時間を当てることが望ましい。

（2）誤った発声行動および生活習慣の修正

　① 問 診　大切なことは,まず問診で丁寧に患者の背景情報を収集し,様々な客観的評価（空気力学的検査,音響分析,声の高さ,強さ,声域,フォルマント周波数など）や自覚的評価を通して,音声障害を引き起こす問題を考えること,そしてその問題を取り除くプランを組み立てることである。

　最初に患者の声の使用実態を詳しく把握する必要がある。問診の際,情報収集項目のチェックリスト（表6-1）を使用するのもよい。その中でも

表6-1　問診票

職　業	□教師・教員（小学校，中学校，他：　　　　　　　　　） 　□担当授業数とその単位時間 [　　　　　　　　　　] □保育士 □会社員 　□営業　　　　　　　□販売員 　□事務（電話応対：多・少） 　□工場勤務　　　　　□他： □歌手・歌唱者 [ジャンル：　　　　　　　　　] □僧侶 □主婦（主夫） □学生（所属クラブ：　　　　　　　　　　　　　　） □退職後 □その他
生活習慣	□喫煙 [無・有：喫煙歴（　　　年）] 　[Brinkman指数：　　　　　　　　　　　] 　受動喫煙 [無・有] □飲酒 [無・有] 　[頻度：週　　　　回，量：　　　　/日] □カラオケ・詩吟・コーラス [無・有] 　[頻度：週　　　回，量：　　　時間/日] □声を多用するスポーツ（野球・剣道・エアロビクスなど） □水分摂取量 [　　　　　　　　　　mL/日] □カフェイン摂取量 [　　　　　　　　　　mL/日] □食事後就寝までの時間 [　　　時間] □随伴症状 　ゲップ・胸焼け・咳払い [無・有] □ストレス [無・有]
声の使用状況	□場所（職場・学校・家・趣味） □環境（騒音・粉塵・乾燥） □1日の発声時間 [計　　　　　　時間] 　[連続発声時間：1回　　　時間を　　　回] □音声酷使 [無・有]
家族環境	□子育て [無・有] 　□子どもをよく叱る [無・有] □兄弟喧嘩の頻度（小児の場合）[多・少] □聴覚障害者や要介護者の存在 [無・有]
声で困っていること	（例：「大きな声が出ない」など）

　喉頭疾患を引き起こす原因となるような発声行動や環境がないかどうかをあらためて把握する。このようなチェックリストは一般的な項目となり，また患者自身は何が声に悪影響を与えているか自覚していないこともあるため，チェックリスト項目だけでなくそれぞれの患者特有の問題がないかを探りあてる問診技術を備えていく必要がある。

また問診中に患者の声の高さや強さ，声質（音色）の異常などに注意し，自然な会話で生じる笑い声やうなずき声，そして硬起声で声質が変化するかどうかも評価する。また会話時の肩・頸部の緊張や呼吸様式（腹式，胸式呼吸など），患者の表情や態度についても評価しながら，音声障害が起こる原因を考える。小児の場合には，両親や教育機関からも情報を集め，どのような場面でどの程度声の乱用があるのかを具体的に把握する。

前述したように，患者は発声方法が及ぼす影響をほとんど自覚しないまま過ごしてきていることが多い。よってその自覚を促し，適切な発声へと導いていくことが重要である。患者の中には業務上その指導が守りにくい例もある。言語聴覚士はそれを叱責するのではなく，問診で情報を収集し，各患者が現実的に実行し得る方法を客観的に考え，指導していかなければならない。

② 音声使用の注意事項　　問診と様々な検査から，声の使用上の問題を見出すことができれば，声の乱用・誤用が声帯に及ぼす悪影響について説明する。次に，患者自身が発声行動を変えていけるよう，具体的な対策を立てる。ここで重要なことは，禁止事項を対策として伝えるとともにその代替行動や工夫を示すことである。「大声を出さないように」などの漠然とした指示は効果がない。どのように気をつけるのか，またどのように対応すればよいのかを具体的に提案する。声の衛生指導表などにまとめて説明するとよい。

以下で述べる指導内容はあくまでも例であり，各々の患者に適した対応策を問診に基づいて考え，指導していくことが必要である。小児の場合でも声の衛生指導は重要である。しかし，患児に問題意識がなく，発声方法を変化させることが難しい場合が多いので，保護者に対しても説明と指導を行うことが重要である。日常の発声場面をビデオに録画してもらい，それを基に分析し具体的に指導していくのもよい。場合によっては，教育機関とも連携をとり指導を行う。音声使用の注意事項は以下のとおりである。

a．大声を控える（大声で話す，怒鳴る，叫ぶ，応援するなどを控える）：
　大勢を相手に話す場合は，手を叩いたり笛を吹いたりして注目させ，マイクや拡声器を使用する。まわりを静かにさせてから話をする，などの指導も重要である。ある特定の生徒に注意する場合，その生徒に近づき落ち着いた声で注意することは時に怒鳴ることよりも効果が高い。隣の部屋にいる人など，遠くの人を呼んだりすることは禁止し，話す相手とは手が届くくらいの距離にするよう指示する。有声音を含む穏やかな小声（confidential voice）で話すのもよいとされるが，これはささやき声とは異なる（p.150参照）。有声音を伴わないささやき声は声門上部を過内転させて発声する結果，その狭窄音で生成される

ものだが，その発声動態を継続すると粗糙性嗄声となり，いったん定着すると治りにくい発声動態であるため，ささやき声の使用は避けるべきである。内輪のひっそりとした話で用いるような声[35]を使用するのもよい。

b．騒がしい状況下で長時間話すと，音声疲労を引き起こしやすい：クラスルーム，レストラン，屋外，線路近くの場所や，音量が大きい音楽やテレビの流れる中での長時間の会話は避ける。職場の上司や同僚，そして学校の生徒などにも自分の音声障害について説明し，医師や言語聴覚士から指導された注意事項に対し理解してもらうよう，働きかける。

　　対応策として，生徒や聴衆が静かになり，注目するまで待つ，静かなレストランや席を選ぶ，話をする相手と近づく，などがある。

c．不自然な高さの声は用いない：通常の会話で用いないような，金切り声やささやき声は声帯組織に負担を与えやすい。よって電話応対や子どもへの読み聞かせなどの際は，そのことを意識しなるべく喉頭の力を抜いて自然な高さの声で行う。また声域上限下限のピッチに近い高さで話をすると声帯の負担が増すため，声域の限界に近い音階を含む歌を無理に歌わないようにする。小児の場合，ふざけて不適切な声の高さで会話し続けていることなどもあるため，問診で確認しておく。

d．声の使用量を控える：詳細は後述の声の安静で述べる。声の使用を控える対応策としては，教育指導のスタイルを再検討してもらう（例：視覚的・聴覚的な教材を用いる，生徒にプレゼンをしてもらう，グループディスカッションを増やす，ティーチングアシストなどの使用）ことや，昼食時など，話す必要性がないところでは声を休める，講義などで代行を頼めるところは頼みデスクワークを増やす，といったことがあげられる。

　　一方，加齢性声帯萎縮症例では，積極的に声を使うのがよい。しかしこの疾患では代償的な過緊張性発声を生じていることもあるため，喉頭に過度な力が入らない声を積極的に活用してもらうのがよい。

e．話すときに全身，特に喉頭に力を入れないようにする：早口で話すと，肩・頸部や喉頭，構音器官の緊張が高まりやすい。話す前は深く息を吸い腹圧をかけ肩の力は抜き，話しているときは歯をくいしばったり，あごや口唇，舌に力が入ったりしないようにゆっくりと話す。口を大きく動かしながら話すクリアースピーチ clear speech も喉頭への過度な負担を軽減させるとされている[36]。

f．りきみ声を避ける：腕に力が入ったとき，つまり重い荷物を持ち上げたときや，テニス，剣道などの一部の運動労作時には声門を強く閉

鎖することもあるため，これらの動作に伴って大きい声を出すのは控えるようにする。運動後は，息が落ち着いてから話すようにする。

g．**咳払いを控える**：咳払いは声帯組織にダメージを与えやすい。患者の中には，常に喉に痰が引っかかっている気がするため，咳払いをしてしまうと訴える者もいる。しかし実際は声帯に分泌物の付着はあまりなく，胃食道逆流症（GERD）による咽喉頭異常感の影響が考えられるとの報告もある[37]。GERDの症状を認める場合は耳鼻咽喉科医と喉頭所見について協議し，必要があれば薬物治療も行う。喉に引っかかっていると感じる分泌物を除去しようと咳払いをする患者も多い。そういった場合には，咳払いがどれだけ声帯に悪影響を及ぼすかを説明し，咳払いをしてもほとんど効果がないことを伝える。咳払いの代わりに息を少し押し出すようにしてから，唾液や水などをゆっくり慎重に飲み込む，無音の咳（喉頭を両側から手で押しながら，「ごくん」と唾を飲み込む）をする，などを提案するとよい。

h．**喉の健康を守るための環境**

・**大気の汚れを避ける**：塵埃や粉塵・薬品など，吸い込むと声帯粘膜に悪影響を及ぼす環境はできるだけ回避する。マスクの使用を徹底する，うがいや換気を頻繁に行うよう勧める。

・**禁煙の指導**：喫煙は声道の粘膜に炎症や浮腫を生じさせる。禁煙を勧め，副流煙に対しても注意させる。

・**飲　酒**：飲酒は声帯の充血・浮腫をもたらすため，過剰な摂取は控える。飲酒に伴い声量が大きくなったり発話量が増加しないよう注意を促す。

・**精神身体面も含め，身体の健康に気をつける**：精神的・身体的なストレスがあると努力性発声となることがある。十分な睡眠と休養を勧めると同時に，精神的なストレスがある場合はそれに対処する必要がある。

・**GERDの管理**：GERDは胃酸が逆流し，逆流性食道炎や喉頭炎をきたす疾患である。高度の場合は胸焼けやゲップを認めるが，約50%の患者ではその自覚がない。喉頭炎を起こすと，嗄声や咽喉頭異常感，慢性の咳などの症状がでやすい。GERDが確認された場合，言語聴覚士は表6-2のような生活習慣の指導改善を医師とともに行う必要がある。

③　**水分補給**　声帯が乾燥すると声帯振動が阻害され，器質的病変を引き起こしやすくなる。1日1.5 L程度の水分摂取によって声帯粘膜の保湿効果が高まり，声帯振動が起こりやすくなるといわれている[38]。ただしカフェインを含む飲料（コーヒー，紅茶，お茶，コーラなど）は利尿作用

GERD：gastroesophageal reflux disease

第6章　音声障害の治療

表6-2　GERDに対する生活習慣指導

1. 胃酸を増やすものはとりすぎないようにしましょう。
　（1）最も注意：酢，赤ワイン，トマトソース，柑橘類
　（2）注意：ソーダ（コーラなど），カフェイン（コーヒー，紅茶，お茶），チョコレート，ミント，ガーリック
2. 胃酸を増やしにくいもの，減らすものをとりましょう。
　例：ココナッツ，アーモンド，米，醤油，牛乳，キュウリ，ニンジン
3. 酒の飲みすぎ，タバコは控えましょう。
4. 肥満に注意し，適度な運動を行いましょう。
5. できるだけストレスを避けましょう。
6. 寝る2〜3時間前の飲食は避けましょう。
7. 枕を高めにして寝ましょう。

があり補水効果としては乏しくなるため，水が推奨される。なお循環器疾患や腎疾患などを罹患した患者はかかりつけ医より水分摂取制限指示がでていることもあるため，確認を行う。加湿は2時間/日が目安となる。除湿機を使用したまま就寝すると乾燥しすぎる場合があるため，使用には気をつける。

　また，飴やチョコレートなどは，唾液の粘稠度を増し咳や咳払いの原因となりやすいため，過剰な摂取は控えたほうがよい。飴はメンソール，ミントなどの刺激物は控える。

　薬の中には副作用で口渇を及ぼすものもあるため，処方内容を確認し医師に相談する。

　④　**声の安静**　　声の安静とは声の使用を制限するための指導であり，絶対安静と相対的な安静がある。

　　a．**絶対安静**：絶対安静では，声の使用を全面的に禁止し，コミュニケーションには筆談を用いる。このためには，咳払い，声を出した笑い，ハミングも禁止する。ささやき声も仮声帯の過緊張を生じるので禁止とする。

　　　絶対安静は，喉頭手術の直後や，急性炎症所見を認める患者に医師の指示で行う。特に喉頭微細術後の声の安静期間は一貫したものはなく，従来は術後7日間の絶対安静が一般的であった。しかし声の絶対安静はコミュニケーションの不自由さを生じ，収入減という事態にもつながり，QOLを低下させるため，声の絶対安静のコンプライアンスは低いともいわれている[39]。また，術後早期に声帯に適度な刺激を与えると創傷治癒期の炎症回復を促進することが動物実験で報告されており[40]，臨床研究においても術後3日間の絶対安静後に音声治療を行うと術後早期から音声機能の改善がもたらされることが報告されている[41]。声帯損傷後3日目までは活性酸素が過剰に産生される。活性酸素とは酸素が化学的に活性化したもので，非常に不安定で強い酸化

力をもつ。その機能は外来微生物からの防御などとされ，生命維持のために有益な働きをする一方で，過剰な活性酸素は酸化ストレスとなり創傷治癒を遅延させる。よって声帯損傷後に活性酸素が過剰に産生される3日間は声の絶対安静が必要であるが，必要以上に長い声の安静は避けて適切な時期に発声を開始し，創傷治癒を進めていけるよう努めるのがよい。

b. 相対的な安静：相対的な安静とは，発声量を制限することである。「絶対安静」期間が終了した患者や，声の乱用・多用のある患者に指導する。持続発声で17分，朗読で35分を超えると声帯組織の損傷が進むといわれているため，30分の発声を目安に水分摂取など休憩をとるよう指導する[42]。また，「長話を避け，聞き役に回ったり，柔らかいハミング声で相づちを打つようにする」「会話は1回5分以内，1日に15分程度にする」などと具体的に指示するとよい。「完全な安静」から「相対的な安静」へ移行していく際には，発話量と使用場面の許容範囲を徐々に広げて通常の日常生活に戻していく。例えば，1対1の対話から1対2，1対3への会話へと相手の数を増やし，これに応じて徐々に声の大きさ，1日の発声時間などを延ばしていく，などと指導していくとよい。

⑤ 最近の知見　声の悪化を予防するためには声の衛生指導は必須であるが，より積極的で科学的な介入方法を開発することも必要である。Mizutaらは，声の酷使による炎症・外傷においては，声帯内で多量の活性酸素が発生することを動物実験で確認し，さらに活性酸素を抑える抗酸化剤の投与により，声帯における活性酸素の抑制とそれに伴う声帯の劣化を予防できることを解明した[43]。また健常ボランティアを用いた臨床研究においては，声の酷使によって発生する一時的な声の悪化が，抗酸化剤を摂取しておくことにより軽減できることが確認された[44]。このような日常的な声の保護効果は，特に歌手などの職業的音声使用者に対して有用性が極めて高いと期待される。

3) 声の衛生の効果

Hosoyaらは，手術の適応になる声帯ポリープ，声帯結節の患者（計200人）に対し，ランダム化比較試験（RCT）で「声の衛生教育」を2か月間施行した結果，約60%が病変消失したことを示した[45]。声帯ポリープ，声帯結節に対しても声の衛生指導だけで治癒できる可能性が示され，声の衛生指導の重要性があらためて認識された。

RCT：randomized controlled trial

第6章　音声障害の治療

４）症例検討
　症例を基に，問診から問題点を考え，対応策を検討してみる。

（１）症例1

- -

【症　例】　26歳女性，小学校教師
・主　訴：声のかすれ，声を出していると疲れてくる，週の後半は声が出ない。
・発症時期：3か月前から
【問　診】
・職　業：小学校教師。3か月前から初めて低学年の担任をするようになった。それまでは高学年の担任だった。平日は朝から4〜6時限まで毎日授業をしている。初めて低学年の担任になったので，児童と一緒になって大きな声を出して笑ったり注意したりしてしまう。
・生活習慣：タバコは吸わない。家では父親がリビングでタバコを吸っている。飲酒は機会飲酒で，月数回のみ。気分転換に休日にカラオケに行くのが好きだったが，今は歌えず，友人が歌うのを聞く側になり時に声援だけ送る。授業中水分は飲めないため，1日1Lも摂取していない。コーヒーが好きで，1日3〜4杯飲んでいる。夕刻時に同僚と休憩タイム（ティータイム）をとることがよくあり，喉ごしがよい炭酸飲料を飲みながら談笑することも多い。残業も多く，夕食後は疲れてすぐ横になり，そのままうたた寝してしまうこともある。胸焼けやゲップは特にない。
・声の使用状況：学校では校舎内，運動場と場所を問わず常に声を出し続けている。
・家族環境：祖母と両親，そして妹の5人暮らし。祖母はテレビが好きでよく見ているが，最近ボリュームを少し上げることが多くなった。
【諸検査結果】
・喉頭ストロボスコープ検査所見：両声帯膜様部に結節を認め，発声時に結節周辺と声門後部の間隙を認め声帯振動も減弱している。発声時に声門上部が絞扼し，披裂部および声帯粘膜の発赤，浮腫を認め，GERD所見を呈している。
・聴覚心理的評価：G2R2B1A0S1
・最長発声持続時間（MPT）：6秒
・平均呼気流率：242 mL/秒
・声　域：142〜264 Hz
・基本周波数：245 Hz
・声の強さ：82 dB
・PPQ：1.505%
・APQ：5.321%
・NHR：0.192

PPQ：pitch period perturbation quotient　　APQ：amplitude perturbation quotient
NHR：noise-to-harmonics ratio

・VHI-10：25/40点

【診　断】　声帯結節

【問診から考えられる問題点】

・低学年担当になったのと同時期から嗄声出現。

・担当授業数が多い。

・声の酷使が多い。

・受動喫煙。

・カラオケでは歌っていないが，友人の歌に対する声援の高さが不適切である可能性もある。

・水分摂取が少ない。

・カフェイン摂取が多い（コーヒー，炭酸飲料）。

・職場のティータイムでも声を多用している。

・夕食後すぐ横になるため，GERDの症状を誘発しやすい。

・ほこり，乾燥の環境下でも声を乱用している。

・家庭でもテレビの音量が大きい中で会話をしている。

・会話時，特に語頭音で硬起声が目立ち，吸気時も肩が挙上している。腹圧がかかった際のハミングはGRBAS：11000の軟起声である。

【諸検査結果から考えられる問題点】

　　声帯結節による発声時の声門閉鎖不全のためにMPTが短縮し，平均呼気流率が上昇し，代償的に声門上部の絞扼が起こっていると考えられる。基本周波数はやや高めで声の強さも強く，声域の狭まりを認める。周期のゆらぎ（PPQ），振幅のゆらぎ（APQ）もやや大きくなり声帯振動の不安定さがうかがえる。VHI-10も高い。ゲップなどの自覚症状はないものの，GERDの所見がある。

【対応策】

・授業対策：

　・騒ぎやすい児童の座席を教壇近くの前にする，ティーチングアシストなどを活用し発声面および精神面での負担を減らす，児童内でのグループディスカッションを設ける，視覚的・聴覚的な教材も多用する，マイク使用について相談する。

　・基本周波数が声域上限に近いため，授業で無理して高めに出し続けている可能性もある。そのため，やや低めの落ち着いた声で，ゆっくり話し，特に語頭で呼気を一気に流出せず軟起声で話し始めるようにする。児童が静かになってから話し始める習慣をつくり，児童にもその環境づくりに協力してもらう。教室が広く座席間にスペースがあるようなら，教壇近くに集まるようにする。

　・30分授業を進めたら必ず水分摂取するようにし，その旨を上司や児童にも説明し理解・協力を促す。

　・運動場など広い場所で号令をかけるときは笛や拡声器を使用する。

　・授業以外の時間はマスクを着用する。

PPQ
APQ
第5章Ⅱ-6（p.98）参照。

VHI：Voice Handicap Index

第6章　音声障害の治療

・生活習慣：
　・カフェイン摂取（コーヒー，炭酸飲料）を減らす必要があるが，いきなりゼロにするのは実行しがたいため，漸減していく。
　・職場のティータイムなどでは無理して話さず，ハミングで相づちを打つなど，喉を休めるようにする。
　・夕食後すぐ横にならないようにする。遅い時間の夕食では消化の良いもの（脂肪分が少なく，よく煮たものなど）を食べるようにする。
　・声が安定するまでは，カラオケで声援を送ることも控える。
・家庭生活：
　・父親に禁煙，分煙してもらう。
　・テレビのボリュームが大きい中で話をしない。祖母に難聴の疑いがあるため，祖母に話しかけるときは，正面からはっきりと口を動かしながら話をする，大声では話しかけない。祖母の補聴器装用も検討する。

（2）症例2

【症　例】　78歳男性
・仕　事：退職後
・主　訴：声のかすれ，日課の朝の読経で声が出にくい。
・発症時期：3か月前から

【問　診】
・職　業：仕事は65歳で退職したが，日課である読経で声が出にくくなってきた。
・生活習慣：タバコは吸わない。家族にも喫煙者はいない。飲酒はなし。水分はとりすぎると夜間にトイレに行く回数が増えるため，1日1L未満摂取している。コーヒーはほとんど飲まない。夕食は18時頃で就寝は22時。胸焼けやゲップは特にない。
・声の使用状況：家で妻と少し話す程度。あとは近所の方とのあいさつくらい。
・家族環境：妻と2人暮らし。妻の難聴が進行したためテレビの音量が大きく，あまり話しかけたりはしない。

【諸検査結果】
・喉頭ストロボスコープ検査所見：両側声帯が弓状弛緩し，発声時に声帯振動は減弱し声門間隙を認める。声帯振動は残存している。発声持続に伴い声門上部の絞扼を認める。
・聴覚心理的評価：G2R1B2A1S1
・最長発声持続時間（MPT）：5秒
・平均呼気流率：270 mL/秒

Ⅱ．音声治療

・基本周波数：154 Hz
・声の強さ：65 dB
・PPQ：1.001%
・APQ：4.135%
・NHR：0.12
・VHI-10：12/40点

【診　断】　加齢性声帯萎縮

【問診から考えられる問題点】

・日常的な音声使用が少ない。
・水分摂取が少ない。

【対応策】

・生活上の音声使用頻度が圧倒的に少なく，積極的に発声するようセッティ
　ングするのが望ましい。声帯振動は残存していることから音声治療で一定
　の音声改善が見込めるため，音声治療も推奨される。また家庭内ではテレ
　ビを消して妻と話す時間を設ける，声に出して朗読するなど発声の機会を
　積極的に設ける。

・水分摂取が少ない。起床時は咽頭喉頭粘膜が乾燥しているため，起床後の
　コップ一杯程度の水分摂取が推奨される。咽頭喉頭粘膜湿潤のために朝の
　水分摂取30分後以降で読経することが推奨される。夜間のトイレ回数抑制
　のために，夕方以降の積極的水分摂取は控えるほうがよい。

第6章　音声障害の治療

喉頭がんや喉頭乳頭腫
外科的治療や放射線治療などの治療が適用される。一方で，それらの治療後の声帯硬化による嗄声に対しては音声訓練が適用されることがある（ただし効果は限定的）。

④ 音声訓練

　音声訓練とは，発声に関する症状を有する患者に対し，実際に発声をさせながら適切な発声様式へと導き，音声の改善を図る訓練である。声の衛生指導が間接訓練であるのに対し，音声訓練は直接訓練にあたる。

1）音声訓練に際して考慮すべきこと

　音声訓練はすべての音声障害患者に行われるのではなく，適応を見極める必要がある。

（1）音声訓練の適応がある疾患あるいは病態か（表6-3）

　音声訓練の適応となるのは，発声の機能的問題，つまり発声法の不適切さが原因となる音声障害である。そのため，特に機能性発声障害や，声の乱用や誤用が原因で生じる声帯結節は音声訓練のよい適応となる[46]。声帯ポリープや声帯嚢胞の成因のひとつも声の乱用や誤用だが，硬く成熟した病変を音声訓練で消失させるのは難しい[47]。したがって，声帯ポリープに対してはまず外科的治療を行い，不適切な発声様式が残れば再発防止を目的に音声訓練を行うことが一般的である。同様に，声帯結節も声帯振動を阻害する硬く大きな病変であれば外科的治療を先行した後，音声訓練を行う[48]。一方，喉頭がんや喉頭乳頭腫も嗄声を呈するが，疾患の性質上，医学的治療が優先される（第3章Ⅱ-2（pp.43～44）参照）。

　声帯麻痺や加齢に伴う声帯萎縮などの声門閉鎖不全による音声障害は，声門間隙の大きさで音声訓練の適否が変わる。声門間隙が大きいと訓練に

表6-3　音声障害の原因と音声訓練の適応

病　態	疾　患	訓練適応	コメント
機能的要因	機能性発声障害	○	
隆起性病変+機能的要因	声帯結節	○	
	声帯ポリープ	△	日が浅く小さい病変のみ
悪性腫瘍	喉頭がん	×	
良性腫瘍	喉頭乳頭腫	×	
声門閉鎖不全	声帯麻痺	△	声門間隙が小さいもの
	加齢性声帯萎縮	△	
神経原性疾患	パーキンソン病に伴う音声障害	△	
	痙攣性発声障害	△	機能性発声障害との鑑別
	音声振戦症	△	
声帯粘膜硬化	声帯瘢痕・声帯溝症	△	

○：よい適応　△：条件つき適応・部分的軽快　×：適応なし

よる改善は困難である[49]。特に声帯麻痺は麻痺側声帯の固定位置や声帯筋の萎縮の影響で声門間隙が大きくなりやすく，外科的治療の適応となることが多い。

パーキンソン病に伴う音声障害や痙攣性発声障害（SD），音声振戦症など神経疾患に伴う音声障害や，声帯瘢痕，声帯溝症などの難治性の疾患は，症状を完全になくすことはできないが，部分的軽快による生活の質的向上を目標とした訓練の適応はある[50)〜53)]。特に内転型SDに対する音声訓練は，声の詰まりや途切れなどの症状の軽快を図るとともに，類似の症状を呈する過緊張性発声障害との非侵襲的な鑑別診断の役割も果たす[51]。

音声訓練の適応判断には，言語聴覚士が耳鼻咽喉科医師とともに，喉頭所見や発声時の呼吸様式などを確認することが不可欠である。訓練適応ありと判断された場合，予想される訓練のゴールを患者に伝え，合意を得た上で訓練を開始する。

（2）訓練を受ける意思と時間的・金銭的余裕があるか

訓練により音声の改善が見込める場合でも，患者に訓練を受ける意思がなければ適応はない。例えば，音声障害をきたし耳鼻咽喉科を受診した動機が悪性腫瘍を心配したためで，音声改善の希望がなければ適応とはなりにくい。

また，訓練による改善が期待でき，患者が音声改善を希望する場合でも，訓練にかかる時間的，金銭的な負担が大きいと感じる場合，継続的な訓練は難しい。音声訓練は，単音節発声から文章発話のような長い発声まで，また，訓練場面だけでなく日常生活まで適切な発声様式の般化が必要である。それにはある程度の訓練回数が必要で，頻度が保てなければ効果を得にくい。訓練開始に際し，丁寧な問診で音声改善のニーズを聞き取り，訓練期間と回数の目安や1回の訓練に必要な金額などの条件も十分説明すべきである。

> ♪ 訓練からの脱落防止の試み ♪♪
>
> ある程度の期間と回数が必要な音声訓練では，訓練からの脱落 dropout が生じやすい。これを回避するため短期間に集中的な訓練を行うintensive voice therapy[54] や，オンラインでの遠隔音声訓練[55]，会話音声で良質な発声を導くconversation training therapy[56] などの試みがある。日本では1日の医療保険点数算定上限や，遠隔訓練が保険診療で認められていないなどの障壁はあるが，今後導入しやすい環境が整うことを期待する。

（3）訓練を担当する言語聴覚士は音声障害と音声訓練に精通しているか

言語聴覚士の技量は音声訓練の成否を左右する。訓練を行う言語聴覚士は音声障害が生じるメカニズムと，訓練技法に精通する必要がある。

パーキンソン病に伴う音声障害
声帯の弓状弛緩による声門閉鎖不全が生じ気息性嗄声を呈する。また声量が低下し，声域幅が狭いため，抑揚の乏しい発話となる。

非侵襲的な鑑別診断
生体を傷つけないような方法で，ある疾患または状態を，同様の臨床的特徴を示す他の疾患と区別すること。

内転型痙攣性発声障害（ADSD）と機能性発声障害の鑑別的音声治療
ADSDの場合，うら声発声で声の詰まりや途切れなどの症状が軽快するが，地声発声では症状が残存する。機能性発声障害の場合，地声発声でも症状の消失を目指すことができる。

音声訓練適応判断に必要な喉頭所見
声帯病変の有無と状態，発声時の喉頭動態，声門閉鎖，声帯粘膜振動など。

般化
初めに条件づけされた刺激や条件とは別の刺激や条件においても，反応や学習効果を生じさせること。

訓練からの脱落
訓練目標を達成せずに，訓練を自己中断すること。

SD：spasmodic dysphonia

第6章　音声障害の治療

プッシング法
p.121参照。

ベルヌーイ効果
第2章IV-2（p.26）参照。

♪　効果的な訓練を行うために　♪♪

　効果的な訓練を行うには知識と技術の更新が必要である。学術論文を読み，関係学会，特に日本言語聴覚士協会や日本音声言語医学会などが主催する専門講習や技術講習会へ参加することは技術向上に役立つ。また近年，訓練技法を収録したDVDや投稿動画など，技法の確認手段が増えた。しかし技法をただ模倣するだけでは訓練効果は上がりにくい。病態を正しく理解し，各病態に適した訓練を選択し，正しい訓練方法で行ってこそ音声訓練の効果が上がる。

2）訓練方法の選択

　訓練手技の選択は訓練効果を左右する。「声帯麻痺にはプッシング法を行う」といった，疾患と訓練手技を紐づけた選択では，効果が上がらないばかりか症状を悪化させることもある。手技選択におけるポイントを示す。

（1）訓練手技選択の基本的な考え方

　声は呼吸器（肺）から出た呼気が発声器（声帯）を振動させて発生する。これが共鳴器（咽頭，口腔，鼻腔）を通過する際に様々な修飾が加わり語音が産生される。この過程のいずれかに異常があると音声は異常をきたす。各器官の器質的異常に対しては外科的治療などが必要だが，例えば，呼吸器に器質的異常はないが，発声時にのみ呼気流出が極端に少ないといった機能的異常は音声訓練によって改善が可能である。発声器官のどこにどのような異常があるかの見極めが重要である。

　次に，効率的な発声のために必要な喉頭の条件として声門閉鎖度を考える。通常は呼気努力が一定であれば，声門閉鎖度が高いほど大きい声になる。しかし，一定以上の高い声門閉鎖度になると，それ以上声は大きくならない。そればかりか，左右声帯がぶつかり合う際の衝撃力によって損傷されるリスクが高まる。

　したがって，声帯損傷のリスクを抑えると同時に，機能的に十分な大きさの声が出せる声門閉鎖度（OLC）が重要である。OLCについては，イヌの摘出喉頭を用いた研究で，声帯を正中位よりわずかに外転させた位置，すなわち声帯突起間距離が0.6 mm程度であったことが報告されている[57]〜[59]（図6-1）。音声治療で目指すべきOLCもこれに近い値が想定される。

　ただし，これは呼気流出が正常，かつ，声門間隙がわずかにあってもベルヌーイ効果によって声帯粘膜が正中に引き寄せられる軟らかさが保たれていることが前提となる。声帯粘膜硬化がある場合には，声の高さや大きさなどの可変項目を調整し，声帯の緊張度や呼気流，共鳴腔の形状などを変更することで，その声帯にとって発声に最適な状態に近づける。

OLC：optimum laryngeal configuration

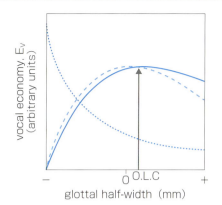

実線：発声効率，破線：声門音源出力，点線：声帯衝突圧力
縦軸：発声効率，横軸：声門の1/2幅（正中から声帯までの距離）
0：声門間隙なく両声帯が接触している状態，−：声門過閉鎖，＋：声門間隙あり
O.L.C：音声治療で目指すべき声帯内転レベル

発声効率曲線（実線）と声門出力曲線（破線）の交点の声帯衝突圧（点線）は高くない。つまり機能的に十分な音圧を効率よく産生できると同時に声帯損傷リスクを抑えることができる。

図6-1 イヌの摘出喉頭を用いた実験における発声効率
(Verdolini, K., et al., 1995)

声帯の物性
声帯の硬さ，粘膜移動性，粘弾性（物体に外力を与えたときに，時間経過に伴って変形し，外力を除くと原形近くまで回復する性質）。

声門上部の過剰な収縮
発声時に仮声帯が正中方向に過剰に内転したり，披裂部と喉頭蓋が接近し声帯の前後径が短縮する。

閉鎖期
声帯振動の1周期の中で，声帯が接触し声門が閉じている区間のこと。

（2）検査所見から声門閉鎖度や声帯の物性をどのように読み取るか

発声に最適な声帯突起間距離が0.6 mm程度であることが示されたが，臨床場面では距離の計測を行うわけではない。喉頭内視鏡検査や発声機能検査など各種検査結果から，声門閉鎖の程度や声帯の物性・質量を読み取る。

① 声門閉鎖度の読み取り方（表6-4）
a．声帯突起間距離＜0.6 mm：声門過閉鎖を示す検査所見
・喉頭内視鏡検査：発声時，声門上部が過剰に収縮し声帯が確認しづらい（図6-2b）。
・喉頭ストロボスコープ検査：閉鎖期が長い。

表6-4 検査所見から推定される声門閉鎖

評価 \ 声門	過閉鎖	閉鎖不全
喉頭内視鏡	声門上部過収縮あり	声門間隙あり
ストロボスコープ検査	閉鎖期が長い	閉鎖期がなし〜短い
平均呼気流率（MFR）	100 mL/秒未満〜正常	250 mL/秒以上
聴覚心理的評価	硬起声 努力性・粗糙性嗄声（ただし器質病変がある場合は気息性嗄声もありうる）	気息性・無力性嗄声（ただし左右声帯の物性差異がある場合は粗糙性嗄声もありうる）

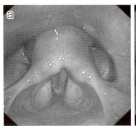 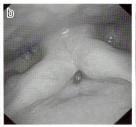 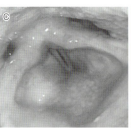 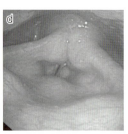

| a 正常 | b 声門上部過収縮 声帯前後径が短縮し，仮声帯が内転・接触しているため，声帯は声門後部にわずかに見えるのみ | c 声門閉鎖不全 声帯内転が不十分で声門間隙がある | d 代償性声門上部過収縮 声帯前後径が短縮し，仮声帯が内転しているが，声門間隙がある |

図6-2　喉頭内視鏡所見

起声
声の立ち上がり，出し始め。

硬起声
声門を強く閉鎖した後，爆発的呼息で声を立ち上げる発声様式。

音声疲労
安定した声質を持続的につくり出すことが困難になり，次第に発声に努力を要するようになるという自覚的な感覚。

・発声機能検査の平均呼気流率（MFR）：多くは正常範囲（100〜250 mL/秒）だが，重度の場合は100 mL/秒未満。
・聴覚心理的評価：硬起声を伴う努力性嗄声や粗糙性嗄声を呈することが多いが，過剰な声帯粘膜への刺激により声帯結節などの隆起性病変を生じると，気息性嗄声も加わる。

b．声帯突起間距離＞0.6 mm：声門閉鎖不全を示す検査所見
・喉頭内視鏡検査：発声時，声門間隙を認める（図6-2c）。
・喉頭ストロボスコープ検査：閉鎖期がないか，あっても短い。
・発声機能検査のMFR：多くは250 mL/秒以上。
・聴覚心理的評価：気息性，無力性嗄声を呈する。片側性声帯麻痺などで左右声帯の物性が異なると，粗糙性嗄声も加わる。MFRが高いと息継ぎが頻回になる。

♪　声門閉鎖不全の代償としての声門上部過収縮　♪♪

　声帯麻痺や声帯萎縮があると声門閉鎖不全をきたすが，時に声帯が見えなくなるほど声門上部が収縮することがある（図6-2d）。これは声門閉鎖不全の代償運動であり，適度であれば問題ないが，過剰，または誤った代償になると，努力性嗄声や粗糙性嗄声，または音声疲労の原因になる。声門上部に過収縮があるからといって，声門も過閉鎖になっているとは限らない点に注意が必要である。

②　声帯の物性と質量の読み取り方（表6-5）　主に喉頭ストロボスコープ検査から読み取る。
　・声帯粘膜が硬い：声帯振動の振幅や粘膜波動が小さくなる。高い声では振動が規則的だが，低い声では振動が不規則になりやすい。呼気流

Ⅱ．音声治療

表6-5　喉頭ストロボスコープ検査所見から推定される声帯の物性・質量

評価項目＼声帯	声帯硬化	質量大（重）	質量小（軽）
粘膜波動	小	小	正常〜やや大
振動回数	やや多い	少ない	やや多い
振動の規則性	・高音で規則的 ・低音で不規則 ・呼気流出が少ないと不規則	・呼気流出が少ないと不規則	・高音で規則的 ・低音で不規則 ・呼気流出が少ないと不規則

出が少ないと声帯振動が不規則になりやすい。

・声帯の質量が大きい（重い）：声帯振動回数が減少し，声の高さが低くなる。呼気流出が少ないと声帯振動が不規則になりやすい。

・声帯の質量が小さい（軽い）：声帯振動回数が増加し，声の高さが高くなる。声帯の硬化と萎縮を伴うことが多いため，粘膜が硬い場合の特徴も示す。

（3）声門閉鎖度や声帯の物性・質量を基に選択する音声訓練手技

各種検査結果から読み取った声門閉鎖度と声帯の物性や質量を基に，音声訓練手技を選択する。原則的には，①声門過閉鎖を示す場合は声門閉鎖を緩和する手技，②声門閉鎖不全を示す場合は声門閉鎖を促進する手技，③声門閉鎖には問題ないが音声障害を認める場合には，半遮蔽声道エクササイズ（SOVTE）を用いた訓練を基本に，各患者の声帯の物性や質量に応じた声の高さや大きさに調整したり，指圧法や喉頭マッサージのように声帯や声道の長さを徒手的に変える訓練などを行う。

声門閉鎖に異常がある場合，訓練開始当初は声門閉鎖を正常に近づけるための訓練を行うが，訓練が進展し声門閉鎖が正常に近づけば，③の訓練手技に速やかに移行する。なお，発声のエネルギー源は呼気流であることから，いずれの訓練手技を選択した場合でも，発声のタイミングにあった十分な呼気の流出があることを確認する必要がある。

それぞれの異常で生じやすい症状と，改善に導く訓練手技を示す。

①　声門過閉鎖の症例に生じやすい症状と訓練手技

・硬起声発声：軟起声や/h/起声発声，またはあくび・ため息法で硬起声を除去する。

・発声時，過剰な仮声帯内転で声帯が見えなくなる：吸気発声を行うと仮声帯内転が弱まる。

・声帯振動が小さく軽度の仮声帯内転や声帯前後径短縮がある：ハミングやチューブ発声法などのSOVTEを適用する。

・喉頭位置が高く喉頭周囲の疼痛が強い：喉頭マッサージで喉頭位置の調整や外喉頭筋の緊張緩和を図る。

半遮蔽声道エクササイズ（SOVTE）
声道の一部を狭めたり閉じた状態で，十分に供出される呼気流を利用して発声する方法。ハミングやチューブ発声法，口唇や舌のトリルなどがこれにあたる。

指圧法
喉頭に外部から圧力を加え，声門の閉鎖度や緊張度を変更させる音声治療手技。

喉頭マッサージ
喉頭に対して徒手的にマッサージを行い，外喉頭筋の緊張を緩和し，喉頭位置を変える。

軟起声
声門閉鎖と同時に呼息が生じて起声する。

/h/起声/気息声
無声音/h/に引き続き声門閉鎖が生じ，ハ行音のように聞こえる起声法。声門閉鎖に先立ち呼気流出が生じる起声。

あくび・ため息法
あくびの要領で吸気し，ため息の要領で発声させる音声治療技法。声門閉鎖緩和目的に行う。

吸気発声
吸気しながら発声させる音声治療技法。このとき後輪状披裂筋の働きにより声門閉鎖が緩和される。

SOVTE：Semi-Occluded Vocal Tract Exercises

② 声門閉鎖不全の症例：閉鎖不全の程度で適用する手技が異なる

a．MFRが400〜300 mL/秒，声門間隙が紡錘形〜スリット状（図6-3a, b）で気息性，無力性嗄声を呈する：甲状軟骨正中方向への指圧法，硬起声発声や起声のタイミングでのごく軽いプッシング，声の大きさの調節（大きく）など，声門閉鎖を促進する手技を適用する。ただしこれらの手技は，声門上部過収縮による音声の悪化を誘発しやすいため，試験的に手技を実施し，音声の改善を確認した上で採用すべきである。

b．MFRが300〜250 mL/秒，声門間隙がスリット状〜声門前方部のみ（図6-3b, c）で気息性嗄声と軽度粗糙性嗄声：声門閉鎖促進手技では粗糙性嗄声が悪化しやすいため，声をやや高くして声帯の緊張度を上げたり，SOVTEを用いて声質の改善を図る。

なお，中等度〜重度の気息性・粗糙性嗄声で声帯が見えないほどの声門上部過収縮を呈する場合，声門間隙が大きく外科的治療の適応である可能性が高い。音声訓練の適否を検討すべきである。

> ♪ 発声訓練におけるレジスタンストレーニングの応用 ♪♪
> 　高齢化が進む中，加齢に伴う声帯萎縮による音声障害が問題となっている。これに対し運動療法のレジスタンストレーニングを発声訓練に応用する取り組みが注目されている。具体的には，①発声持続時間延長訓練，②声域拡大訓練，③声の強弱幅拡大訓練，を行う。声門閉鎖改善目的に声帯内転筋のみを収縮させるのではなく，喉頭筋や呼吸筋の強化も行い，内喉頭筋および呼吸，発声，共鳴，各器官の活動バランスを整え，効率よく連携させる。

③ **声門閉鎖はほぼ正常だが音声障害を認める**　ハミングやチューブ発声法など，SOVTEを適用することが多い。呼吸・発声・共鳴の調節能力を高め，日常生活への般化も視野に入れた系統的訓練 resonant voice

レジスタンストレーニング
一定の負荷をかけて行う運動療法。四肢の筋萎縮や筋力低下に効果があるとされる。

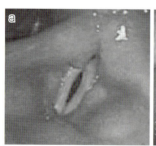
紡錘形の声門間隙

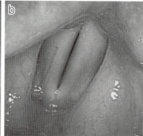
スリット状の声門間隙

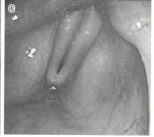
声門前方部のみの間隙

図6-3　声門間隙の形状

therapyやVFEもSOVTEの原理を用いた訓練法である（p.151を参照）。

この他，声の高さや大きさの調整が必要な場合もある。

・声帯粘膜の硬化（声帯瘢痕など）がある：声の高さを高くして声帯の緊張度を上げ，瘢痕部分の硬さに合わせると声帯振動が規則的になりやすい。

・声の高さの異常（変声障害など）：声帯長を短縮する指圧法を行う。スリット状の声門間隙があれば，硬起声，大声発声など，声門閉鎖促進手技で甲状披裂筋の働きを強める。

> ♪ SOVTEの原理 ♪♪
>
> 　呼吸，発声，共鳴の各器官は，連続的な接続で順行的に影響を与えると考えられていた。しかし近年のコンピュータモデルを用いた研究で，共鳴器の一端に狭めをつくって発声すると，口腔～声道内の圧力が高まり，咽頭腔が拡大し，喉頭位置が下がり，声門はわずかに開き，声帯振動が増大する，というように，共鳴器の形状が発声器に逆行的な影響を与えることがわかってきた[60]。この原理を利用しているのがSOVTEである。またこの手技は発声効率がよく，口腔内圧の上昇によって生じる口唇や鼻梁の振動感覚が正しい発声のフィードバックとして使えるので音声訓練に頻用される。

（4）問診と試験的音声治療の重要性

　問診では，患者の「いつもの発声行動」が観察できる。例えば，「会話では失声だが，咳払いは有響声」「話声は喉詰め発声だが，笑いながら少し高めの発声では嗄声なし」など，意図的発声と反射的発声の乖離を確認できる。これは特に心因性発声障害を中心とする機能性発声障害患者の訓練手技選択の手がかりとなる。患者の「訓練前からできている発声」を利用すると，習得が容易になる。

　以上のような原則を基に選んだ訓練手技によって音声改善が得られるか否か，まず試験的音声治療を行う。喉頭内視鏡下に聴覚印象を確認しながら行うことで，安全で効果的な訓練手技の選択が可能となる。

（5）音声治療の流れ（図6-4）

　通常1～2週間に1回の頻度で音声治療と，4週間ごとに耳鼻咽喉科医師による診察を行う。最低でも2～3か月（8～10回）に1回は初回と同じ検査を行い，音声治療の効果判定を行う。嗄声や疼痛が増悪すれば速やかに耳鼻咽喉科医師の診察を受ける。

3）音声訓練の効果

　音声訓練の肯定的な効果を示す研究報告は蓄積されつつある。

　成人の機能性発声障害に対する音声治療効果を調べたシステマティック

変　声
俗にいう「声変わり」。第二次性徴期に男性ホルモンの影響で男子の声の高さが低下する。

変声障害
機能性発声障害のひとつで変声が正常に経過しない。持続的なうら声発声や声の翻転が生じる。本来地声では甲状披裂筋が優位に働くべきところ，輪状甲状筋が優位に働くため，スリット状の声門間隙をきたす。

試験的音声治療
声門閉鎖度や声帯の物性などを根拠に選択した訓練手技を試行し，その効果を判定する。その中で最もよい発声を高確率で導くことができた手技を選択する。

システマティックレビュー（SR）
研究論文を系統的に検索・収集し，類似した研究を一定の基準で選択・評価した上で，科学的な手法を用いてまとめること。

VFE：Vocal Function Exercises

レトロスペクティブ（後方視的）
研究開始時点から過去にさかのぼり，特定の要因にさらされたか否かを調べる研究方法。

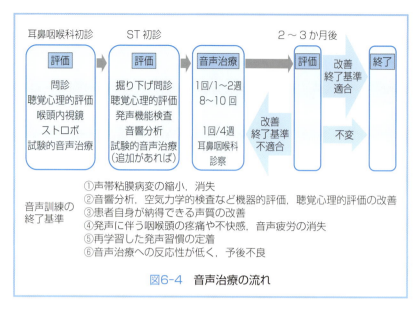

図6-4　音声治療の流れ

レビュー（SR）によると，声の衛生指導と音声訓練を組み合わせて行うと，自覚的評価，観察者評価，機器的評価の結果が，いずれも非介入に比して改善し，14週間効果が持続したとの報告がある[61]。また，成人の声帯結節に対する音声治療効果を調べたSRによると，結節病変の縮小や消失，声質の改善を認めている[62]。

> ♪ 小児の声帯結節症例に対する音声訓練 ♪♪
> 　小児の声帯結節は，声帯の成長や内分泌的な機序により思春期以降に自然軽快するとされ[63]，従来積極的な治療はされなかった。しかし女児の約半数は思春期以降も結節病変が残存，男児も3割以上に声帯瘢痕や炎症などの異常所見が残存し，男女とも音声の質が正常より劣っていたとの報告がある[64]。小児期の嗄声が重い例ほど，思春期以降も嗄声が持続することが指摘されており[64]，近年，小児症例に対しても音声訓練を行うようになってきた。

　声帯ポリープは手術適応となることが多いが，術前に音声治療を行うと，治療終了時の聴覚印象や自覚的評価，喉頭ストロボスコープ検査スコアが手術単独より有意に改善するというレトロスペクティブ（後方視的）な報告がある[47]。また，声帯麻痺や声帯萎縮など声門閉鎖不全による音声障害においても，声門閉鎖不全の過剰な代償による嗄声や音声疲労が軽減し，声帯筋の萎縮や筋力低下を回復させ，発声機能が改善するとの報告がある[53),65)]。パーキンソン病に対する音声訓練効果を調べたSR[50]によると，音読や一人語りでの声の大きさに有意な改善を認めた。しかし方法論的な問題があるとの指摘もあり[50]，より洗練された研究が求められる。

SR：systematic review

4）症例提示
（1）症例1

【症　例】 71歳女性，職業：主婦，友人と長時間会話する（週4日）。
- 現病歴：5年前から契機なく嗄声が出現。2年前に増悪し，友人から嗄声を指摘されるようになった。発声に力が必要で疲れる。長時間話すと喉が痛い。

【初診時所見】（図6-5訓練前）
- 喉頭所見：器質的異常なし
- 臨床的診断：機能性発声障害（低緊張型）
- 初診時所見を基に選択した試験的音声治療手技：初診時の喉頭ストロボスコープ検査で声門閉鎖不全はあるが，声門間隙は小さく，MFRも280 mL/秒とさほど高くないため，声門閉鎖促進は不要と判断した。試験的音声治療でやや高めのピッチで大きくハミングさせると，声門閉鎖，嗄声ともに改善した。

【音声訓練の方針とゴール】
- 訓練手技：SOVTE（主にハミング）を用いたレジスタンストレーニング
- ゴール：①日常生活に支障のない音声の獲得，②長時間発話しても音声疲労を生じない。

【訓練経過】
- 訓練3回目：ハミングから開口してマ行音単音節～文章音読練習を実施。日常生活でもforward focusを心がけ，聴覚心理的評価はG1R0B1A0S0に

> **forward focus**
> SOVTE実施中の口腔から顔面前面部位に感じる振動感覚を意識して発声する方法。喉ではなく，口腔顔面の前面から音が発せられるイメージで発声すること。

	吸気時	発声時	吸気時	発声時

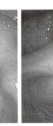 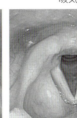 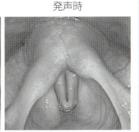

訓練前喉頭所見：器質異常なし，声門閉鎖不全あり　　訓練後喉頭所見：声門閉鎖不全なし

	訓練前	訓練後
ストロボスコープ検査	通常発声は粘膜振動減弱，大声は正常	正常
平均呼気流率（MFR）	280 mL/秒	200 mL/秒
聴覚心理的評価	G2R2B2A0S0　硬起声・声の翻転あり	G0R0B0A0S0　軟起声
音響分析	APQ＝3.68％，PPQ＝0.56％，NHR＝0.20	APQ＝1.04％，PPQ＝0.11％，NHR＝0.10
自覚的評価	VHI＝76，V-RQOL＝55	VHI＝3，V-RQOL＝92.5

図6-5　症例1の音声訓練前後の検査所見（異常値は色の部分）

第6章 音声障害の治療

呼息で止声
声門を閉じ，呼気を止めて発声を終わらせる（止声）のではなく，呼気を吐きながら発声を終わらせること。

挿管に関連して生じる喉頭の器質的異常
喉頭麻痺（多くの場合一過性の不全麻痺），喉頭肉芽腫などがある。

改善。音声疲労も他人から嗄声を指摘されることも減少した。会話で硬起声および声の終わりの喉詰めがあるため，軟起声と「呼息で止声」の練習を追加した。

・7回目：喉頭内視鏡検査で声門間隙の縮小が確認された。声域拡大訓練と声の強弱幅拡大訓練を追加した。
・10回目：力を入れずに発声できるようになり，声で困ることがなくなった。

【終了時所見】（図6-5訓練後）　自覚的，他覚的，機器的所見いずれも改善し，訓練終了とした。

（2）症例2

【症　例】 34歳女性，職業：事務職（休職中）
・現病歴：1か月前，全身麻酔下に膝関節手術を受けてから声が出ない。
・既往歴：1年前に機能性難聴

【初診時所見】（図6-6訓練前）
・失声の契機：直接契機は全身麻酔での手術だが，咳嗽は有響声で声帯内外転は正常，挿管に関連して生じる喉頭の器質的異常はない。心因を確認すると，大きなストレスを感じるできごとが1年前に発生（未解決）して以来，不眠，食欲不振などが出現し，精神神経科受診中とのことであった。
・臨床的診断：機能性発声障害（心因性失声症）

吸気時	発声時	吸気時	発声時
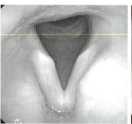	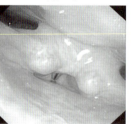	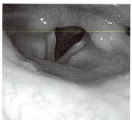	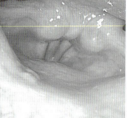
訓練前喉頭所見：器質異常なし，声門上部過収縮・声門閉鎖不全あり		訓練後喉頭所見：声門閉鎖不全なし	

	訓練前	訓練後
ストロボスコープ検査	失声で確認できず	正常
平均呼気流率（MFR）	374 mL/秒	217 mL/秒
聴覚心理的評価	失声	G0R0B0A0S0
音響分析	APQ = 22.72％，PPQ = 9.47％，NHR = 2.25	APQ = 2.91％，PPQ = 0.28％，NHR = 0.12
自覚的評価	VHI = 33，V-RQOL = 70	VHI = 1，V-RQOL = 97.5

図6-6　症例2の音声訓練前後の検査所見（異常値は色の部分）

・初診時所見を基に選択した試験的音声治療手技：意図的発声は失声，かつ MFRが374 mL/秒と高く，声門閉鎖促進訓練が必要と判断。喉頭内視鏡検査で咳嗽はできたため，咳払い起声を少し伸ばすと有響声発声ができた。

【音声訓練の方針とゴール】

・訓練手技：有響声確立のため，疼痛や声質の悪化に留意しながら声門閉鎖促進訓練（主に咳払い起声）を行うが，声門上部過収縮もあるため，有響声確立後は速やかにSOVTEに移行する。また音声の再獲得訓練に加え，症状成立の経緯について自己洞察を促し，ストレスへの対処など現実問題への向き合い方を患者とともに考える。

・ゴール：就業に支障のない音声の獲得。

【訓練経過（発声訓練以外は割愛）】

・訓練2回目：口を閉じた咳払い起声に引き続いて伸ばした発声は可能だが，開口すると失声。

・6回目：口を閉じた咳払いに引き続き，開口してマ行単音節発声ができた。また「声門が完全に閉じなくても出る声」と説明して誘導した吸気発声とため息発声も有響声で発声できた。

・7回目：硬起声のハミングに引き続いて開口し，語頭がマ行音の単語発声ができた。またため息からハ行音の単語発声もできた。

・10回目：音圧は低いが有響声で文章朗読ができた。試験的に職場復帰することとなった。

・12回目：職場での会話は失声だが，親しい相手には有響声で話している。騒音計で音圧をフィードバックしながら業務用語の発話練習を追加した。

・14回目：音圧は低いが日常会話も有響声でできる。業務用語を大きめの声で発話する練習を継続した。

・17回目：正式復職を果たし，業務でも支障なく発声できるようになった。

【終了時所見】（図6-6訓練後）　自覚的，他覚的，機器的所見いずれも改善し，訓練終了とした。

（3）症例3

【症　例】　46歳男性，職業：約1年前に退職を勧告されて以後無職。

・現病歴：退職勧告が始まった頃から咳が続き喘息と診断，加療した。喘息は治り半年経過したが，声がひどくかすれる。

【初診時所見】（図6-7訓練前）

・喉頭所見：器質的な異常なし

・その他の理学所見：発声時，下顎〜頸部に過剰な筋緊張あり

・臨床的診断：機能性発声障害（過緊張型＋心因の関与）

・初診時所見を基に選択した試験的音声治療手技：発声中に過剰な筋緊張のあるオトガイ舌骨筋を指圧して発声すると，声門上部の過収縮がなくなり，

咳払い起声
咳払いを声の立ち上がりに利用すること。咳払いでは，声帯が急速に強く内転し，声門閉鎖が促進される。

声門が完全に閉じなくても出る声
うら声や吸気発声，ため息発声では声門は完全に閉鎖しない。声門が閉じないので発声できない，と思い込んでいる機能性発声障害患者の場合，「完全に声門閉鎖できなくても出る音なので，あなたにも出せるはず」と説明すると有響声発声に成功することがある。

	吸気時	発声時	吸気時	発声時

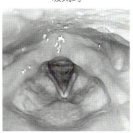 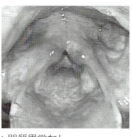 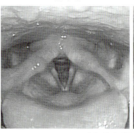 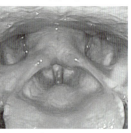

訓練前喉頭所見：器質異常なし，声門上部過収縮のため声帯確認できず　　　　　訓練後喉頭所見：正常

	訓練前	訓練後
ストロボスコープ検査	オトガイ舌骨筋指圧時は正常	正常
平均呼気流率（MFR）	100 mL／秒	103 mL／秒
聴覚心理的評価	G3R1B1A0S3 オトガイ舌骨筋指圧でG0R0B0A0S0	G0R0B0A0S0
音響分析	測定不能	APQ＝2.19％，PPQ＝0.57％，NHR＝0.12
自覚的評価	VHI＝27，V-RQOL＝67.5	VHI＝3，V-RQOL＝92.5

図6-7　症例3の音声訓練前後の検査所見（異常値は色の部分）

声帯粘膜振動も正常，嗄声も消失した。また，マウスピース（円筒）をくわえて行う発声機能検査は他の検査結果と乖離した良好な結果であったことから，太いストローをくわえて発声させると嗄声が消失した。

【音声訓練の方針とゴール】
・訓練手技：喉頭マッサージとSOVTE（主にチューブ発声法）の併用。
・ゴール：日常生活に支障のない音声の獲得。

【訓練経過】
・訓練3回目：朝，喉頭マッサージとチューブを用いた発声訓練をすると，一日中嗄声なく過ごせる。チューブ発声での発声持続時間延長訓練や声域拡大訓練を追加。
・4回目：練習しなくても常に正常発声ができるようになった。

【終了時所見】（図6-7訓練後）　自覚的，他覚的，機器的所見いずれも改善し，訓練終了とした。

（4）症例4

【症　例】　43歳女性，職業：障害者施設の介護福祉士で難聴の利用者に大声で話す。家でも子どもに大声を出すことが多い。

Ⅱ．音声治療

・現病歴：1年前，感冒罹患後から嗄声が出現し，徐々に増悪。声を出すと喉が苦しい。

【初診時所見】（図6-8訓練前）
・喉頭所見：両側声帯中央部に隆起性病変を認める。
・その他の理学所見：発声時，喉頭位置が挙上する。
・臨床的診断：声帯結節＋機能性発声障害（過緊張型）
・初診時所見を基に選択した試験的音声治療手技：MFRはやや高いのみなので，SOVTEが適用できると判断した。発声時に喉頭が挙上するため，喉頭位置を徒手で下げてハミングで発声させると嗄声が改善した。

【音声治療手技と訓練の方針】
・訓練手技：喉頭マッサージとSOVTE（主にハミング）の併用。しかし病変が大きいため，訓練で改善が乏しければ外科的治療を考慮する。
・音声治療のゴール：①仕事に支障のない音声の獲得，②長時間発話しても音声疲労を生じない，③結節病変の縮小。

【訓練経過】
・訓練3回目：不必要な大声はなるべく出さないよう心がけつつ，毎日家庭で音声訓練を行ったところ，聴覚心理的評価がG1R0B1A0S0に改善。ハミングから開口してマ行音単音節発声〜マ行音の単語〜マ行音が頻出する文章音読練習をforward focusを意識して実施。大声で硬起声になりやすいため，軟起声での大声発声練習を追加した。
・9回目：声が出しやすくなったが，屋外で長時間声を出すとかすれる。音声持久力の向上を目指し，SOVTEで発声持続時間延長訓練と声の強弱幅

砂時計型声門閉鎖不全
声帯中央部に隆起性病変があると，声門閉鎖時に病変部は接触するが，病変の前後で声門間隙ができる。閉鎖不全の形状が砂時計に似ているためこの名がついた。

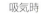
吸気時　　　発声時　　　吸気時　　　発声時

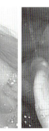 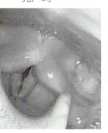 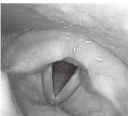 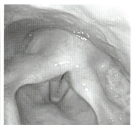

訓練前喉頭所見：声帯結節による砂時計型声門閉鎖不全あり　　　訓練後喉頭所見：声帯結節消失

	訓練前	訓練後
ストロボスコープ検査	粘膜波動減弱	正常
平均呼気流率（MFR）	290 mL/秒	249 mL/秒
聴覚心理的評価	G2R1B2A0S0　硬起声	G0R0B0A0S0　軟起声
音響分析	APQ＝2.91%，PPQ＝1.34%，NHR＝0.12	APQ＝2.58%，PPQ＝0.20%，NHR＝0.10
自覚的評価	VHI＝56，V-RQOL＝60	VHI＝5，V-RQOL＝90

図6-8　症例4の音声訓練前後の検査所見（異常値は色の部分）

第6章　音声障害の治療

モーラ
第5章Ⅱ-4（p.90）参照。

や声域拡大訓練を追加した。
・11回目：喉頭内視鏡検査で結節縮小と声帯振動の改善が確認された。業務用語を軟起声の大声で言う練習を追加した。
・17回目：声を多用しても嗄声の増悪がなくなり，訓練間隔をあけた。
・20回目：訓練間隔をあけても嗄声の増悪なし。
【終了時所見】（図6-8訓練後）　自覚的，他覚的，機器的所見いずれも改善し，訓練終了とした。

5）代表的な音声訓練法

（1）声門閉鎖を緩和する訓練

①　あくび・ため息発声（yawn-sigh）　あくび時には咽頭収縮筋が弛緩し，舌骨下筋群の収縮により喉頭が下がり，気道が拡張し，声帯が弛緩する[66]。あくびに引き続いたため息発声では，声帯の緊張が緩和した発声を誘導できる。

適　応：発声時に過緊張を認める症例。

手　順：

1　この方法の原理や効果について理解を促してから発声練習を始める。

　まず，あくびを行い，そのままの口型でため息をつく。ポイントは，あくび時には口を大きく開ける・舌を後ろに下げる・長く吸気すること，ため息は息を止めず滑らかに行うことである。

2　無声/h/でため息を長めにつき，続けて母音/a/を軽く発声する（/haː/）。/h/の出だしから/a/の終わりまで呼気を持続させ，過緊張発声にならないように注意する。次に/huː//hoː/で練習し，その後/hiː//heː/で行う。後続母音/i//e/では発声時の口型や舌の位置の関係で，声帯の緊張が誘発されることがあるため，最後にする。

3　ため息発声のみで「は行」の単音節を発声する。可能となれば，「は行」音で始まる単語で練習する。2モーラから始め，モーラ数を増やしていく。単語が可能となれば，その単語を含む短文で練習する。

4　ため息発声のみで「は行」以外の単語・短文で練習する。手順3と同様に進める。

実際は対象者の習得度に応じて練習を進める。

②　内緒話法 confidential voice therapy　confidential voiceとは内緒話時の発声様式である小さい音量の気息性発声をいう。音声障害のある人と健常者が内緒話をしたときの喉頭を観察すると，両側声帯の正中にわずかな間隙が生じ，声帯の接触は緩和され過緊張が軽減する[67]。

150

confidential voiceと混同されるささやき声が完全な無声であるのに対し，confidential voiceは気息性発声であり，有声音が伴う点が異なる。confidential voiceの練習をする際には，発声時に声門の前方は閉鎖するが後方に間隙が生じることがあるため，喉頭内視鏡で喉頭の状態を確認しながら行うことが望ましい。3～4回の練習で，confidential voiceから徐々に通常の音量の気息性発声に戻していく。

適　応：喉頭微細手術後，過緊張性発声障害，過度の音声酷使で声帯粘膜に損傷が生じる可能性がある場合など。

訓練効果：声帯結節患者を対象にconfidential voice therapyとRVT，声の衛生指導に無作為に割りつけて訓練を行い，聴覚印象や音響分析，喉頭内視鏡所見などを比較した研究において，confidential voice therapyの治療効果は声の衛生指導より有意に高く，気息性発声の様式が若干残るもののRVTとは大差ないことが示された[23]。

③　**咀嚼法 chewing method**　　咀嚼中は，口唇や舌・咽頭などの声道が適度に動くため，声道や喉頭に緊張が生じにくくなる。咀嚼という自動反射的運動に意識を向け，喉頭や声道の緊張を緩和することから，chewing methodと呼ばれる[68]。また構音器官の運動の自由度を高める訓練の要素も含まれている。

適　応：過緊張性発声障害，発声時に喉頭だけでなく，声道の一部にも緊張が認められる症例。

④　**半遮蔽声道発声**訓練（SOVTE）　　ハミングやトリルといった，声道の一端に狭めをつくる発声法は，声帯粘膜に損傷を与えることなく，効率的に音響出力を増大させる手技として，従来よく行われてきた。近年，コンピュータを使った声道モデルのシミュレーションにより，これらの手技の生理学的メカニズムと有効性が報告され，同様の原理による複数の手技をSOVTEと総称するようになった[60]。

SOVTEにはハミングやトリル以外にも，チューブ発声やWRTなどが含まれる。また発声機能拡張訓練（VFE）で行う，口唇部を狭くし咽頭腔を広くした状態での発声や，Lessac-Madsen共鳴強調訓練（LMRVT）で

表6-6　SOVTEの代表例

訓練方法
・ハミング・声の配置法
・トリル（口唇トリル・舌トリル）
・チューブ発声・WRT
・VFE
・Lessac-Madsen共鳴強調訓練（LMRVT）　　など

VFEで用いる口唇部を狭くし咽頭腔を広くした状態での発声や，LMRVTで用いるresonant voiceもSOVTEのひとつである。その点VFEやLMRVTもSOVTEを利用した音声訓練のひとつといえる。

RVT
共鳴強調訓練のこと（p.163参照）。
呼吸，発声，共鳴がうまく協調した効率のよい響きのある声をレゾナントボイス（RV）という。レゾナントボイスを発声している際は，両側声帯が接触するかしないかの声帯にとって最も負担の少ない声帯振動をしている[22]。また声道の共鳴特性も極めて高くなり，声帯への少ない負担で，よく響いた声の発声になっている。

半遮蔽声道発声
Titzeは，コンピュータを使った声道モデルのシミュレーションで，声道の一部に閉鎖または狭めをつくり発声した場合，声道から声帯方向への呼気の逆流が生じることを報告した。それにより声道内圧が上昇し咽頭腔全体が拡大すること，また声門上圧が上昇し声帯の位置が下がり，起声時の声帯振動の開始位置が従来よりも開大した傾向になることで，通常の発声よりも声帯粘膜へのダメージが少なく声帯振動が起こることを報告した。この発声を半遮蔽声道発声（SOVT）としている[60]。

発声機能拡張訓練（VFE）
内喉頭筋の筋力強化と各内喉頭筋間の筋活動のバランスの調整。呼気流と内喉頭筋活動のバランスを調整することで，効率よく質のよい声を出すことを目指す訓練法。

RVT：Resonant Voice Therapy　　　SOVT：Semi-Occluded Vocal Tract
WRT：Water Resistance Therapy　　　VFE：Vocal Function Exercises
LMRVT：Lessac-Madsen Resonant Voice Therapy

第6章 音声障害の治療

hand over mouth technique
手で口をふさいで声道に狭めをつくり発声する方法。SOVTEのひとつ。

声の配置法
共鳴腔を活用するため，このように呼ばれている。

行うRVもSOVTEを取り入れた訓練といえる（表6-6）。

声道のどの部位を狭めるかで基本周波数やフォルマント周波数などに変化が生じる。SOVTEでは喉頭入口部と口唇部の状態を広-狭から開始し，狭-狭，狭-広へ段階的に変えていくことが望ましいとされる。

①内径の小さいストロー発声，②内径の大きなストロー発声，③両唇有声音/b/, 有声唇歯音/v/, ④口唇・舌トリル，⑤鼻音/m//n/（ハミング），⑥母音/u/や/i/に進める[60]。症例によっては，①よりも②や⑤のほうが発声しやすい場合もあるため，どの段階で開始するかは個々で検討するのが望ましい。

訓練効果：過緊張性発声障害症例を対象に，通常発声，soft voice, loud voiceの条件で，トリル，hand over mouth technique, チューブ発声（4種類のチューブ），WRT（2種類の水深）の計8種類のSOVTEを実施した結果，各方法で安静時に比しSOVTE時に喉頭が下降し，披裂-喉頭蓋開口部の狭小化と咽頭腔の拡大が確認され，特にチューブ発声とWRTで，よりその傾向が顕著だったことが報告されている[69]。

ここでは，ハミング，声の配置法，トリル，チューブ発声，WRTについて説明する。

a．**ハミング，声の配置法**：ハミングは鼻歌を歌うような発声方法であり，口唇を軽く閉じ鼻梁部分を響かせるように発声する（図6-9）。注意を集中できるように鼻梁部分に軽く手を添え（図6-9b），共鳴をより強調させた発声が声の配置法である。

　　ハミングや声の配置法は，声道の形状を変えることで声門の緊張緩和を図る訓練である。

適　応：過緊張発声を認める症例。

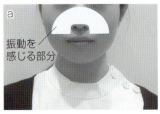 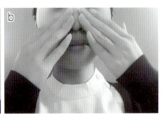

白い部分がハミング時に振動を感じる部分

声の配置法
ハミング時に鼻梁に手を当てハミング時に振動があることを確認する

図6-9　ハミングで振動を感じる部分と声の配置法

RV：resonant voice

Ⅱ. 音声治療

手　順：

1　口を軽く閉じ，鼻梁部分が振動するようにハミング[m:]を行う。鼻梁部分に軽く手を添えて声の配置法で行ってもよい。振動が弱く，力んだハミングになっている場合は，口唇や舌，喉頭の緊張の状態を確認する。鼻梁部が振動したハミングが可能となれば，そのまま持続時間を長くして行う。その後，ハミングを高音に変えての持続発声や，音階の上昇・下降練習を行う。このときも鼻梁部の振動感覚を維持したまま行う。

2　ハミング[m:]に続いて「ま行の単音節」を発声する。[m:u:]と発声し，単音節部分でも鼻梁部の振動感覚が維持されるようにする。「む」以外の単音節も行い，徐々に「んーむーまー」などと単音節の数を増やして行う。ハミングと単音節部分で音程を変えずに行うことで過緊張発声が誘発されにくい。

3　ハミング[m:]に続いて，「ま行で始まる単語」で発声練習を行う。[m:a:me]のように，2モーラから開始し，徐々にモーラ数を増やしていく。単語全体に共鳴が維持されていることを確認しながら行う。ハミングと単語部分で音程を変えず，母音を少し引き伸ばして発声すると過緊張発声が誘発されにくい。

4　ハミング[m:]に続いて「ま行で始まる短文」で練習する。その後母音や有声子音で始まる文の練習を行う。この段階にきたら，ハミングをつけずに行う。過緊張発声を認めた場合のみハミングをつける。最終的には日常会話での練習を行う。

訓練効果：過緊張性発声障害症例を対象にハミングの効果を検討した結果，訓練後に声門上部の圧迫所見の改善や聴覚心理的評価の改善を認めたことが報告されている[70]。

b．口唇・舌トリル：口唇や舌をブルブルと震わせながら発声し，喉頭の過緊張を緩和する訓練方法である。口唇トリルと舌トリルを使い分ける明確な基準はない。

適　応：顔面や口腔，喉頭などの緊張が高い症例が適応となる[71],[72]。また声のウォームアップやクールダウンなどでも使用される。

手　順：

1　口唇または舌トリルどちらか容易にできる方法を選択する。口唇トリルは，口唇を軽く閉じ，呼気のみで口唇をブルブルと震わせる。できない場合は，手で頬を押さえ口唇の緊張を緩めながら行う。舌トリルは呼気のみで巻き舌を素早く繰り返す。どちらのトリルも可能なら3秒程度持続させる。手順2以降は口唇または舌トリルどちらかで行う。

153

第6章 音声障害の治療

サイドバー
MPT
最長発声持続時間。

フォルマント同調
歌唱において基本周波数やその倍音と声道の共鳴周波数（フォルマント周波数）とを同調させることで声量を増幅する方法。

本文

2　楽な高さで発声を伴うトリルを行う。可能となれば，持続発声を行う。口唇や舌，喉頭に緊張が生じないように注意する。

3　持続発声が安定して可能となれば，音階の上昇・下降を行う。その後メロディーだけの歌唱を行う場合もある。

訓練効果：健常女性を対象に口唇トリルの即時効果を音響指標やMPTなどで検証した研究で，数唱時と歌唱時の基本周波数と最大音圧が有意に増加し，声帯運動を即時に向上させる効果があったことが報告されている[73]。

c．チューブ発声，WRT：チューブ発声はチューブやストローをくわえた状態で発声させる訓練であり，WRTは水が入った容器にチューブやストローを入れて水圧による抵抗を加えた状態で発声させる訓練である（図6-10）。発声を伴うブローイングを行ったところ嗄声の改善を認めたことがきっかけとなり，音声障害症例にも応用されるようになった。Sovijärviは1960年代にガラス製のレゾナンスチューブを使用して音声訓練を行いその効果を報告した[74]。現在は市販のストローを使用した訓練も行われている。

発声時にチューブやストローをくわえることで声道長が人工的に長くなり，発声閾値圧が低下し声帯振動が大きくなる。また喉頭の位置が下降し，下咽頭腔が拡大し喉頭入口部が狭くなることで，2,500～3,000 Hz付近にフォルマント同調が起こり，響いた声が出るようになる。

WRTはストローの開口部が水中にあるため，大気中にあるチューブ発声よりも，口腔内圧が高くなり声帯方向への背圧がより増大すること，水深により訓練効果に差があること，泡の出方で呼気の状態を視覚的に確認できること，咽喉頭へのマッサージ効果が生じる可能性のあることが指摘されている[75]。

適　応：過緊張性発声障害，軽度の声門閉鎖不全を認める症例。

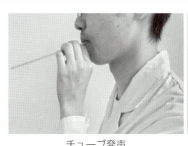
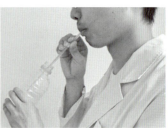

チューブ発声　　　　　　WRT

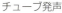

図6-10　チューブ発声とWRT

〔チューブ発声〕

手 順：

1 ストローを軽くくわえ安定した呼気を持続的に5〜10秒間出す練習
から始める。

2 ストローをくわえて楽な高さ・大きさで，口唇周囲の振動感覚を意
識しながら持続発声を行う。

3 安定した持続発声が可能となれば，音の高さを変えた持続発声や，
音階の上昇・下降，アクセントを変えた練習，メロディーだけの歌唱
なども行う。このときも口唇周囲の振動を意識しながら行う。

〔WRT〕

手 順：

1 水の入った容器にストローを入れ，先端の位置を水深3〜5cm程
度にして，泡がブクブクと出る強さで5〜10秒間呼気を吐く。

2 泡を出しながら，楽な高さ・大きさで5〜10秒間発声する。口唇周
囲の振動感覚を意識しながら行う。発声時に泡がブクブクと出ていな
いときは，水深を浅くしてみる。

3 音階の上昇・下降，アクセントを変えた練習やメロディーだけの歌
唱などを行う。

訓練効果：チューブ発声のプログラムを試作しランダム化比較試験を
行ったところVFEとの間には差がなかった[76]，あるいはRVTと比較して
も差がなかった[77]との報告がある。いずれもチューブ発声の有効性を示
す報告だが，それぞれで使用したチューブの長さ・径，プログラムは異なっ
ていた。様々な要因が訓練効果に影響することを考慮して訓練を行う必要
がある。

⑤ 開口法 open-mouth approach 構音器官運動の自由度を高
め，声帯の緊張緩和を図る訓練である。過緊張発声を認める症例では発声
時に口唇や舌などにも過緊張を認めることがある。発声時に下顎や舌がリ
ラックスした状態になると，喉頭の過緊張も緩和される。

開口範囲と声門閉鎖の関連について検討した報告では，話声位で1cm，
2.5cm，4cmと開口し発声した場合，声門閉鎖の程度は2.5cmで最も低く，
4cmで最も高かった[78]。口を大きく開けすぎても声門が閉まってしまい，
緊張の強い声になる。

適 応：発声時に声帯と声道の一部に過緊張を認める症例，過緊張性発
声障害で発声時に口腔の運動範囲が狭くなっている症例など。

手 順：手順はあくび・ため息法に準じる。対象者は開口動作，特に下
顎の動きを意識して発声することで喉頭の過緊張の緩和を図る。2横指程
度の開口により喉頭の緊張が緩和される。舌も弛緩した状態にしておく。

横 指
長さを指の横幅で示す方法。2
横指は，指2本分の横幅（太さ）
ということ。

第6章　音声障害の治療

声のグラインド
低い声から高い声へ，高い声から低い声へと滑らかに連続的に声を変化させること。

⑥　**喉頭マッサージ**　過緊張発声の原因のひとつとして外喉頭筋の過緊張があげられる。外喉頭筋の緊張が亢進することで，喉頭の高さが舌骨と接触するほど高くなり，甲状披裂筋が前後に伸長した状態となる。その結果話声位が高くなる。このような症例に舌骨や喉頭周辺のマッサージを行い，外喉頭筋の緊張を緩和させて，喉頭を下げ，舌骨と甲状軟骨の間に適切な空間ができるように調整することで，声帯筋の緊張緩和を図る。

喉頭マッサージはAronsonが1990年に発表し[78]，その後，Royらが発展させ，MCTとして報告した[20]。また2009年にMathiesonらは，胸鎖乳突筋もマッサージの対象としたLMTを報告した[79]。両方法の相違点は，①声道の不快感に関する自己評価の実施の有無，②触診のタイミング，③マッサージの方法（使用する手やマッサージ部位など），④マッサージ中や終了後に対象者が発声するかどうか，などである。両方法の特徴を表6-7に示す。

適　応：過緊張性発声障害で発声時の喉頭が高位になっている症例，甲状軟骨周囲に疼痛を認める症例など。

手　順：ここではAronsonの方法について説明する。手技の実施に先立

表6-7　MCTとLMTの概要

	MCT	LMT
声道の不快感に関する自己評価	行わない	行う
触診による評価	マッサージ中	マッサージ前
実施方法 　使用する手指	・片手 　親指，中指	・両手または片手 　人差し指，中指，薬指
マッサージの行い方	・筋緊張の低い部位から高い部位へ。 ・局所的な圧痛，結節，張りのある部位はより注意を払い行う。	・筋緊張の低い部位から高い部位へ。 ・緊張の高い部分はより時間をかけて行う。
目標となる筋とマッサージの順番	(1)舌骨　(2)舌骨甲状間隙　(3)喉頭 (4)必要に応じて舌骨上筋群の内側と外側	(1)胸鎖乳突筋　(2)喉頭上部　(3)舌骨 (4)喉頭
手　順	(1)舌骨を円を描くようにマッサージ（片手）。 (2)舌骨甲状間隙のマッサージ。 (3)甲状軟骨後方縁のマッサージ。 (4)指を甲状軟骨の上縁にかけ，喉頭を下げる。 (5)横方向に移動させる。	(1)胸鎖乳突筋を円を描くようにマッサージ（両手）。 (2)喉頭上部をマッサージする（片手）。 (3)舌骨のマッサージ（片手で，一側から反対側）。 (4)甲状軟骨上縁に指を当て，喉頭を両手で押し下げる。 (5)両手指圧を交互に行い喉頭を横方向に移動させる。
発声の実施	マッサージ中，患者に母音やハミングを発声させる。母音から単語，フレーズ，文章，会話へ声の改善を図る。 理由：セラピストはマッサージ中に声質の変化をモニターすることができ，そのときの状態に応じた対応ができる。	LMTの終盤で喉頭の横方向への移動が円滑になるまで，発声は行わない。 曜日や声のグラインド，発話を行う。 理由：過緊張性発声障害患者は，筋緊張が習慣化されているため，喉頭筋群の弛緩が最大限に得られるまで発声は行わない。最適な筋緊張状態や不快感が軽減・除去されてから発声を行う。

MCT：Manual Circumlaryngeal Therapy
LMT：Laryngeal Manual Therapy

ち，安静時や発声時の甲状軟骨や舌骨周囲の筋緊張の程度や疼痛の有無，発声時の喉頭挙上の程度を評価する。また，外喉頭筋の筋緊張が亢進している例では，舌骨や喉頭周囲を触診した際に，舌骨後縁，甲状軟骨上縁や後方に疼痛を認め，また舌骨と甲状軟骨上縁の間隙に指が入らないほど狭くなっていることがあるので注意する。

1 舌骨，舌骨と甲状軟骨上縁の間隙，甲状軟骨上縁と後縁を，円を描くようにマッサージする（図6-11）。
2 甲状軟骨を左右や下方向に動かす。
3 マッサージ中や後に発声させ，声が低くなることや，声質が改善することを確認する。

注意点：高齢者では，軟骨が骨化する傾向にあるため，力の加減に注意し慎重に行う。マッサージにより咳が誘発される場合や，痛み，不快感が強くなる場合は中止し，適宜耳鼻咽喉科医に相談する。

訓練効果：機能性発声障害のある25人に対してMCTを実施し，実施後に聴覚心理的評価と音響分析指標が有意に改善したことが報告されている[20]。

またRoyらは機能性発声障害のある75人に対しMCTを行い，MCT後に第1～第3フォルマント周波数の低下を認め，これはMCT後に喉頭位置が下降したことを反映したものと報告している[80]。

（2）声門閉鎖を高める訓練

① 硬起声発声　　喉頭の括約機能を利用し，声門閉鎖を高める訓練法である。硬起声発声に先立ち外側輪状披裂筋と甲状披裂筋が強く緊張して声門が閉鎖し，発声直前に一瞬緊張が緩和して発声が開始され，その後再

> 喉頭の括約機能
> 気管や肺などの下気道を保護するために，喉頭が閉じる運動で，仮声帯と声帯の内転により行われる。

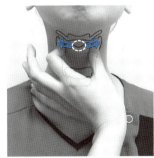
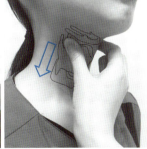

舌骨甲状軟骨間のマッサージ　　甲状軟骨を下に下げる

図6-11　喉頭マッサージの方法

出典）中平真矢：喉頭マッサージ．宮田恵里・佐藤剛史・村上　健編：声をみる　いちばんやさしい音声治療実践ハンドブック，医歯薬出版，pp.61-63，2021より引用

度強く緊張する。

　はじめに息を止める，または息こらえをし，強い声門閉鎖を促した状態で発声し，声帯の緊張を高める訓練法である。

　適　応：声帯麻痺・萎縮などで発声時に声門間隙を認める症例や声帯の緊張が低下している症例。声帯結節・ポリープが原因で発声時に声門間隙を認める症例は適応ではない。

　注意点：硬起声発声を行う前に，喉頭内視鏡検査で，①声帯に声帯結節などの器質的疾患がない，②発声時に麻痺側声帯が正中に近い位置で固定している，③発声時に左右声帯のレベル差がないことを確認する[81]。また喉頭内視鏡検査時に試験的に硬起声発声を行い，声門が閉鎖すること，声門上部の異常運動が悪化しないことを確認する。

　手　順：

1　息を止める・こらえる動作に引き続き母音/o/を鋭く短く/オッ/と発声することで声帯の緊張を高める。軽く口を開けて息を止める（こらえる）ことで，口唇部分でのいきみを防ぐことができる。通常発声に比し，声量の増大や気息性嗄声の減少を認め，かつ粗糙性や努力性嗄声の悪化がなければ，適切な硬起声発声が行われていると考えられる。短く鋭い発声が可能となれば，「オー」や「オッオー」と3秒程度持続発声を行う。

2　母音「オ」で始まる単語で練習を行う。その後他の母音で始まる単語や有声子音や無声子音で始まる単語で練習する。気息性嗄声が減少し，粗糙性や努力性嗄声の悪化がないか確認しながら進める。安定した発声が可能となれば，練習で使用した単語を含む文章へと移行する。

> ♪　プッシング法について　♪♪
>
> 　プッシング法は声帯閉鎖を促進する手技として，従来行われてきた。これは，ヒトの生理現象として，瞬間的に上肢に力を入れるといきむ動作が起こることを利用し，「壁を押す」「左右の手を引っ張る」など上肢に力が入るのに合わせ発声する方法である。この方法により，「喉詰め発声」が習慣化する可能性があることが指摘されている。また近年は硬起声発声のほうが有効との研究もあることから，その適応については，慎重に検討する必要がある。一方臨床では，硬起声発声がうまく行えない症例も経験する。その場合にプッシング法で「いきみ」発声を誘導できることもある。
>
> 　硬起声発声が実施困難な症例ではプッシング法を試みることもひとつの手段として有用と筆者は考えている。ただしその場合もできるだけ早く硬起声発声につなげていく。

(3) 声の高さに関する訓練

① **カイザーグーツマン法（Kayser-Gutzmann法）**　輪状甲状筋の緊張を徒手的に抑制し，声帯長を短くし，声帯縁の質量を大きくすることで，声を低くする方法である。

適　応：変声障害

手　順：甲状軟骨の甲状切痕に指を置き，下方に押し（図6-12），声帯長の短縮を誘導する。その結果声が低くなる。

(4) アクセント法（AM）

アクセント法はよい声を出すために，適切な呼気の支えが必要という考えに基づいた訓練法で，1930年代にデンマークのSvend Smithにより考案された[82]。声の衛生指導と発声訓練から構成される。特徴として以下の3つがあげられる。

① 腹式呼吸：呼吸補助筋群の活動を抑制し頸胸部の緊張を緩和することや，呼吸を意識することで喉頭の過緊張の緩和を図ること，発声に必要な呼吸コントロールの向上や，呼気と起声のタイミングの適正化を図ることなどが目的となる。

② アクセントのついたリズムでの呼吸と発声練習：ラルゴ largo，アンダンテ andante，アレグロ allegroのリズムを用い，呼吸と発声を協調させることを目指す。

③ リズムに合わせた身体の動き：発声法を習得しやすくする。

対象者には訓練内容についての詳しい説明は行わず，言語聴覚士がモデルを提示し，対象者がそれを模倣することを繰り返しながら適正な発声法に修正していく。

適　応：声帯結節などの声の乱用が原因の症例や機能性発声障害，声帯麻痺症例など。声帯麻痺では声門間隙が1mm以下の症例で間隙の縮小を

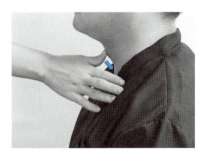

甲状軟骨の切痕部に示指を当て，（後）下方に押す。緊張の強い症例では，母指と中指で喉頭を挟むように甲状軟骨に添え示指で押すこともある

図6-12　カイザーグーツマン法

声を低くする方法
低い声を誘導する方法には，カイザーグーツマン法以外に硬起声発声や咳払いなどがある。

ラルゴ，アンダンテ，アレグロ
音楽で使用される速度記号。

ラルゴ
極めて遅く。

アンダンテ
歩くくらいの速さ。

アレグロ
速く。

AM：accent method

認め，声帯結節では高さ0.5 mm以下・基部2.5 mm以下の軟らかい病変で消失を認めたことが報告されている[83]。

アクセント法で行う声の衛生指導は，訓練初回に簡潔に説明する。

留意点：対象者は言語聴覚士を手本にするため，恥ずかしがらずに，アクセントの変化がわかるように，モデルを提示する。

アクセント法は，後述のVFEやLMRVTと異なり綿密な訓練プログラムが組まれてはいない。訓練段階のステップアップは，対象者の発声法の習得状況などを踏まえ言語聴覚士の判断で進める。

訓練期間：1回あたり20分程度で週に1〜2回実施する。機能性発声障害では20〜25回，声帯麻痺・結節ではやや長くなる。VFEやLMRVTよりも訓練期間は長くなる傾向にある。

訓練効果：声帯結節や機能性発声障害症例では，アクセント法実施後に聴覚心理的評価や呼気流率が有意に改善し，声帯結節では病変の消失や声門間隙の縮小を認めたとの報告がある[83]。音声障害症例をアクセント法のみ実施群と声の衛生指導のみ実施群に無作為に分け，治療前後の喉頭内視鏡所見，聴覚心理的評価，空気力学的評価，音響分析を比較した研究では，アクセント法のみ実施群で有意な改善を認めたことが報告されている[84]。

① 声の衛生指導　　声に悪影響を与える避けるべき行動（禁止事項）と，声の状態を良好に保つために推奨される行動（提案事項）を説明する。

・禁止事項：「叫び声」「喫煙（受動喫煙も含む）」「アルコール摂取」を避ける。

・提案事項：「水分摂取を増やす」「咳払いを避ける」を説明する。

② 発声訓練

a．呼吸練習：

手　順：

1　仰臥位で腹式呼吸を行う。鼻から息を吸い，口から吐く。肩や胸部が動かないようにリラックスして呼吸する。

2　対象者の手を胸部と腹部に置き呼吸させる。呼気の状態がわかるように，無声摩擦音[f]で行う。腹部が呼気時にへこみ，吸気時に膨らむこと，また胸部にのせた手で胸の動きを確認する。吸気から呼気へ移る際は，息が途切れないように行う。安静時の呼吸パターン（呼気：吸気＝1：1）から始め，次に発声時の呼吸パターンで行う。仰臥位で可能となれば，座位で練習する。

3　ラルゴのリズムでアクセントをつけ息を吐く。短く弱く息を吐き，それに続いて長く強く吐く。強弱を変化させるところで呼気が途切れないよう注意する。

4　無声摩擦音[s][ɕ]，有声摩擦音[v][ʒ][z]でも同様の練習を行う。

b．発声練習：腹式呼吸が習得できたら，リズムに合わせた発声練習を行う。

手　順：

1　ラルゴのリズムでの発声練習：3/4拍子で/h/起声＋母音の発声から始める。リズムに合わせアクセントのついた発声を行う。具体的には，/h/部分は弱く，母音部分は強く発声する（例：はあー）。

アクセントの変化部分で呼気が途切れないようにフレーズの終わりまで呼気を保つようにする。/h/で起声することで硬起声発声を抑制した発声法の習得につながる。無声摩擦音と母音（例：ふうー）の組み合わせも行う。対象者は，言語聴覚士が発声している際に吸気し，吸気している際に発声する。

2　アンダンテのリズムでの発声練習：4/4拍子で母音から開始する。リズムに合わせアクセントのついた発声を行う。軟起声で発声する。この段階から「アイアイアイアイアイ」「ホイオイオイオイオイ」など口型や舌の位置を対比させた音を組み合わせ，構音器官を動かす練習を取り入れ，口腔や咽頭の緊張緩和を図る。言語聴覚士が発声しているときに対象者はリラックスした状態で休憩し，発声開始直前に素早く吸気する。

3　アレグロのリズムでの発声練習：4/4拍子のリズムでアンダンテの倍の速さになる。母音だけでなく，母音・子音の組み合わせでも発声練習を行う。

4　日常会話への般化：アレグロでの発声が完成したら会話への般化訓練を行う。最初は数唱やあいさつなどの短いフレーズから始め，次に短文や文章の音読を行い，最終的に会話で練習を行う。

（5）発声機能拡張訓練（VFE）

VFEは，Barnsが1970年代に考案した訓練法をStempleらが発展させプログラム化した[85]。

内喉頭筋の筋力強化と各内喉頭筋間の筋活動のバランスの調整や，呼気流と内喉頭筋活動のバランスを調整することで，効率よく質のよい声を出すことを目指す訓練法である。

VFEは4つのプログラムと，その後に行う維持プログラムで構成される（図6-13）。

VFEでは，各訓練で口唇を狭め咽頭を広くした状態で，鼻梁部の振動感覚を意識した発声で行うのがポイントとなる。

適　応：様々なタイプの音声障害で訓練効果が報告されており，幅広い音声障害が適応となる。日本では加齢性音声障害症例を対象にVFEを行いその有効性について報告がなされている。

第6章　音声障害の治療

喉頭筋
ここでいう喉頭筋は主には甲状披裂筋と輪状甲状筋をさす。

プログラム
①発声持続時間の延長
②音階上昇練習
③音階下降練習
④特定の高さでの発声持続練習
　課題①〜④を2回×2セット/日
　6〜8週間実施

喉頭所見，音声（自覚的・客観的）の改善

維持プログラム
1．①〜④を各2セット，毎日2回
2．①〜④を各2セット，毎日1回
3．①〜④を各1セット，毎日1回
4．④のみを2セット，毎日1回
5．④のみを1セット，毎日1回
6．④のみを1セット，週に3日
7．④のみを1セット，週に1日
・各課題を1週間実施し，ステップアップ。
・また発声持続時間の目標値が85%から低下しなければステップアップ。
　85%から低下していたら同じ課題を1週間繰り返す。

図6-13　VFEのプログラムと訓練の流れ

手　順：

1　**喉頭筋のウォームアップ（発声持続時間の延長）**：柔らかい声（息が混ざり，やや芯のないような声）で，鼻梁部分での振動を感じながら母音[i]の持続発声を行う。無声子音[s]の最長持続時間（MPT）や肺活量を80〜100 mLで割った値を持続時間の目安とする。声の高さは成人男性でC_3〜F_3，成人女性や小児はC_4〜F_4とするが，対象者によっては2音半程度は上下させることもある。

2　**喉頭筋のストレッチ（音階上昇練習）**：[noː]と発声し，低音から高音へゆっくりと音声が途切れないよう上げていく。[noː]を発声するときは，[o]の口型で口唇をやや前に突き出し，咽頭を開いた状態で発声する。鼻梁部の振動感覚を意識しながら発声する。[noː]が難しい場合は，トリルや[hoː]などで行う。

3　**喉頭筋の収縮（音階下降練習）**：[noː]で鼻梁部の振動感覚を意識しながら発声し，高音から低音へゆっくりと音声が途切れないよう下げていく。低音で喉詰め発声にならないように注意する。

4　**喉頭筋の筋力アップ（特定の高さでの発声持続練習）**：成人男性はC_3，D_3，E_3，F_3，G_3，成人女性と小児はC_4，D_4，E_4，F_4，G_4の高さで持続発声を行う。[ouː]で鼻梁部の振動を意識しながら長く発声する。手順1で行った持続時間を目安とする。

手順1〜4のプログラムを2セット，1日2回行う。

5　6〜8週行い，喉頭所見や音声改善を認める場合は，維持プログラム（図6-13）に移行する。会話への般化プログラムは設定されておらず，発声機能の改善を主とする。

訓練効果：健常者や加齢性音声障害，過緊張性発声障害などで検討されており，VFE実施後に自覚的評価，MPT，音響分析（ゆらぎの指標や雑音成分），声門閉鎖の改善を認めたことが報告されている[85]〜[87]。Royらは音声障害患者をVFE実施群と声の衛生のみ実施群，コントロール群にランダムに割りつけ，治療効果を検討し，VFE実施群のみでVHIなどの自覚的評価で改善を認めたと報告している[88]。

（6）Lessac-Madsen共鳴強調訓練（LMRVT）[89]

LessacとMadsenの発声指導法をVerdoliniがプログラム化した訓練法で，呼吸・発声・共鳴が協調した，RVの習得が目標となる。共鳴へのアプローチを中心に発声法の改善を図る訓練であり，対象者が鼻梁部や口唇付近の振動感覚に集中できるよう，訓練を進めていくことが重要である。

声の衛生指導（初回）と発声訓練（2回目から開始）で構成される（図6-14）。

適　応：様々なタイプの音声障害。

	声の衛生指導	緊張緩和のストレッチ（5〜10分）	基本RV発声練習（5〜10分）	RVによる詠唱練習（5〜10分）	RVによるうなずき練習（5〜10分）	RVと今までの声の使い分け練習（5〜10分）	Messa di voceによる発声練習（5〜10分）	RVを使った会話練習（5〜10分）
初回	指導実施（30〜45分）							
2回目	チェックリストで確認	実施	実施	実施	実施			通常会話
3回目						実施		電話
4回目						（実施）	実施	通常会話・電話
5回目						（実施）		大きな声
6回目						（実施）		騒音下
7回目								感情
8回目								様々な環境下

緊張緩和のストレッチと基本RV発声練習は発声訓練の実施時に毎回実施する

図6-14　LMRVTの訓練スケジュール

出典）Verdolini Abbott, K.: Lessac-Madsen Resonant Voice Therapy : Clinician Manual, Plural Publishing, 2008より改変

第6章　音声障害の治療

反対練習
正しい発声法と間違った発声法を対比させて行い，両者の違いに気づかせる。
それにより正しい発声法を強化していく。

通鼻音
声になる呼気が，口腔ではなく鼻腔から外部へ出て響く音。

詠唱
第1章Ⅱ-1（p.2）参照。

　訓練期間：週2回（30〜45分/回）のセッションを，4週間で8セッション行う。訓練スケジュールを図6-14に示す。

　①　声の衛生指導　　セッションごとに行う。初回に以下の3点を説明し，2回目以降は毎回チェックリストで確認する。

　a．声帯粘膜の保湿：1.9 L/日の水分摂取，市販の吸入器を利用した蒸気の吸入，室内の加湿（5分/回）を2回/日行う。気道潤滑去痰剤を服用する場合は医師と相談の上で行う。

　b．胃食道逆流症の行動的予防と医学的治療および禁煙：睡眠時に15 cm程度頭を上げる，刺激物（柑橘系の飲料やコーラ，コーヒー，紅茶，アルコール，チョコレート，トマト加工品，タマネギなど）を避ける，揚げ物は避ける，飲食は就寝2時間前までに済ませることなどを指導する。また医師と相談の上，プロトンポンプ阻害薬や制酸剤の服用を検討する。

　c．騒音下での会話，叫び声・怒鳴り声の禁止：騒音下では市販の耳栓を使用する，発声練習により無理なく出せるようになるまで，大きな声は出さない。

　②　発声訓練　　RVを日常会話で使用できるようになることが目標となる。頸部や構音器官のストレッチや，RVの習得を目的とした基本練習，RVを会話で使用するための会話練習がプログラムされている。

　手　順：

　1　頸部や構音器官の緊張緩和のためのストレッチ：胸郭，上半身，頸部，顎，口唇，舌，咽頭のストレッチを訓練前に行う。

　2　基本RV発声練習（単語・短文）：ハミングで口唇や鼻梁部の振動感覚を体感してもらう。正しいハミングの仕方は説明せず，ハミングを行うたびに鼻梁部付近の振動感覚の有無について確認する。10回程度繰り返す。

　　　振動感覚が体感できてきたら反対練習を行う。口唇を強く閉じたハミングと練習で行っているハミングの両方を行う。振動感覚の強さや場所を比較し，練習のハミングの振動感覚をより強化する。

　　　振動感覚を強く感じ，かつ軽く出せるハミングが定着するまで練習する。その後ハミングに続けて[m]や[n]が語頭と語尾に含まれる単語で練習し，その後通鼻音が使われている短文で練習する。

　3　RVによる詠唱練習：振動を確認し，楽に一定の高さで抑揚をつけず，「みみみみみ」と発声する。次に高さを変えず「みみぴぴみみ」と無声子音を混ぜた練習や「ままぱぱまま」のように後続母音を変えた練習も行う。この際も振動が感じられ，かつ楽な発声ができているかを確認する。最終的に抑揚をつけた発声練習を行う。

4 RVによるうなずき練習：会話場面を想定し，ハミングであいづちを打つ練習をする。最初に対象者の話に言語聴覚士がハミングであいづちし，モデルを示す。

5 RVと今までの声の使い分け練習：RVと今まで使っていた声の出し分け練習を行う。

6 Messa di voceによる発声練習：基本RV発声練習で習得したハミングに母音をつけ，声量を徐々に強くしながら発声する。その後，徐々に弱くしていく。途中で息継ぎせず，最後まで声質を保つ。母音でスムーズに声量を変化させることが可能となれば，次に，基本練習で使用した単語で同様の練習を行う。

7 RVを使った会話練習：騒音下での会話など，様々な場面でRVを使用する。また対象者の声の使用環境を考慮した練習も行う。

③ 自宅練習　発声訓練の手順1～6を，毎日，自宅で午前と午後各1セット行う。1セット10分程度。手順4と5の発声は1日を通してできるだけ行う。手順3と6は午前または午後のどちらか1回行う。

訓練効果：Chenらは，音声障害のある教員を対象にLMRVTを8週間行い，粘膜波動や声門閉鎖，聴覚心理的評価，音響分析，VHIスコア，起声閾値圧における改善を認めたことを報告している[90]。声帯結節症例を対象とした検討でも，LMRVT後に音声機能の改善が報告されている[91]。

以上，代表的な訓練法について説明した。各訓練とも訓練効果を蓄積し，訓練法の生理的なメカニズムや適応などについての検討が必要である。

> **Messa di voce**
> （メッサディヴォーチェ）
> 声楽の演奏技能のひとつ。単一の高さを維持しながら，声を徐々に強くし，次に徐々に弱くする発声技法。

Ⅲ 外科的治療

① 音声外科手術とは

　音声障害を生じる喉頭疾患の機能改善を目的として行われる手術治療は，音声外科手術 phonosurgeryと呼称される。手術経路として大別すると，喉頭内腔から操作するアプローチと，頸部外切開で喉頭を操作するアプローチに分けられる。本稿では手技が一部重なるところもあるが，音声外科手術を「直達鏡下喉頭微細手術」「局所麻酔下喉頭内視鏡手術」「声帯内注入術」「喉頭枠組み手術」の4つの手術方法に分けて解説する。

第6章　音声障害の治療

ラリンゴマイクロ手術
ラリンゴ＝喉頭，マイクロ＝微細，の意味である。

レーザー装置
KTPはpotassium titanyl phosphate，Nd:YAGはneodymium:yttrium-aluminum-garnet，Ho:YAGはholmium:yttrium-aluminum-garnetの略である。

ファイバースコープのチャネル
ビデオファイバースコープは，先端のCCDで画像を得るのみのタイプと，鉗子を挿入するチャネル（通路）も有しているタイプがある。

② 音声外科手術の方法

1）直達鏡下喉頭微細手術（ラリンゴマイクロ手術）

　全身麻酔下に行われる手術であり，喉頭直達鏡を口腔から挿入，喉頭（主に声帯）病変が視認できるような位置で固定して術野を確保し，手術用顕微鏡下で病変の操作を行う（図6-15）。手術用顕微鏡を用いる代わりに，喉頭直達鏡に組み込まれた硬性内視鏡に3CCDビデオカメラを装着して画面モニターに術野を映し出すビデオラリンゴスコープ下手術も普及してきている。喉頭直達鏡は声門部病変を対象とした手術の場合は円筒型のタイプ（図6-16）が最も頻用されており，声門上部病変を対象とした手術はWeerda型のような開閉式のタイプ（図6-17）を使用することもある。ラリンゴマイクロ手術用の手術器具は柄が細く長く，先端可動部が小さく繊細であり，把持鉗子，鋭匙鉗子，メス，剪刀といった種類がある（図6-18）。腫瘍病変などに各種レーザー装置（CO_2，KTP，Nd:YAG，Ho:YAGなど）を使用する場合もあり，比較的普及しているCO_2レーザーは深達力が弱い特性から，浅い粘膜病変の切開や蒸散の際に用いられる。

　本術式の対象疾患は，声帯ポリープ，ポリープ様声帯，声帯結節，声帯嚢胞，喉頭乳頭腫，喉頭肉芽腫，声帯萎縮，声帯溝症など多岐にわたる。

　粘膜下病変である声帯ポリープ，声帯結節，声帯嚢胞などの場合，粘膜ごと病変を切除する鉗除法と，粘膜を保存して病変を切除するフラップ法がある。鉗除法は有茎性ポリープのような限局して基部が小さい病変がよい適応である。フラップ法は術後瘢痕形成が最小限になり声帯振動に有利となる。病変の外側に最小限の粘膜切開を加え，粘膜下に剥離を行う方法がマイクロフラップ法である（図6-19）。

　喉頭展開困難で声門の観察が十分できず，時に手術操作が不可な症例が一定の確率（数％）で存在することに注意が必要であり，開口障害，肥満，短頸，小顎，下顎後退，巨舌，頸部可動性低下などが危険因子となる。

2）局所麻酔下喉頭内視鏡手術

　喉頭病変（主に声帯病変）に対して局所麻酔下で行われる手術である。以前は間接喉頭鏡下（図6-20）に手術操作が行われていたが，現在は経鼻ファイバースコープ下あるいは硬性内視鏡（側視鏡）下に手術操作が行われることがほとんどである。対象疾患は直達鏡下喉頭微細手術とほぼ同様であるが，病変が大きいものは対象となりづらく，また繊細な操作は一般的に難しいとされる。経鼻ファイバースコープ下あるいは硬性内視鏡（側視鏡）下で経口的に彎曲した手術器具を用いる場合と，ファイバースコー

Ⅲ. 外科的治療

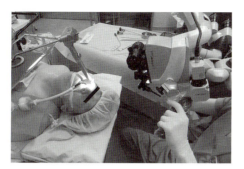

術者が顕微鏡を操作して喉頭直達鏡を通した視野を調節している

図6-15 ラリンゴマイクロ手術

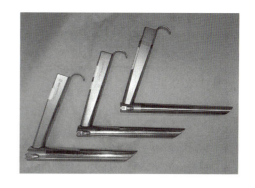

図6-16 円筒型の喉頭直達鏡
（サイズが異なる3種）

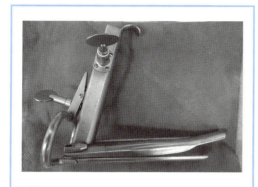

図6-17 開閉式のWeerda型喉頭直達鏡

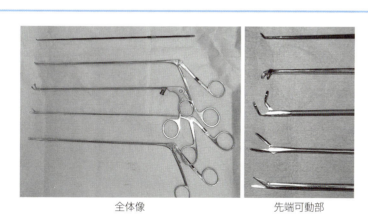

全体像　　　　　　　　先端可動部

図6-18 ラリンゴマイクロ手術用器具

167

低侵襲
患者の身体への負担を軽減させるという意味である。

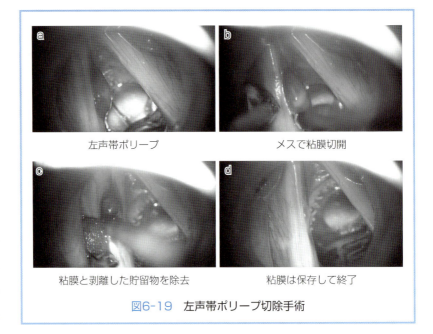

図6-19　左声帯ポリープ切除手術
a: 左声帯ポリープ
b: メスで粘膜切開
c: 粘膜と剥離した貯留物を除去
d: 粘膜は保存して終了

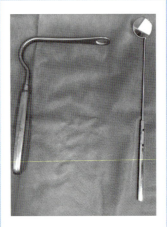

図6-20　間接喉頭鏡（右）と舌圧子（左）

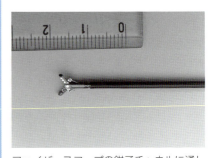

ファイバースコープの鉗子チャネルに通して使用する

図6-21　ワイヤー生検鉗子

プのチャネルを経由してワイヤー鉗子を用いる場合（図6-21）があるが，一般的には前者による手術が多い。全身麻酔を要さず，日帰り外来手術も可能という面から低侵襲ではあるが，患者の協力が必要なこと，前処置として咽頭・喉頭反射を抑制する表面麻酔が必須であることなど，対象患者はある程度限定される。

　手術器具は，口腔・咽頭を経由して声門に向けて彎曲した形状をしているメスや鋭匙鉗子などがあり，片手で手術操作ができるようになっている（図6-22）。患者の体位は座位あるいは半座位とし，咽喉頭粘膜に表面麻

Ⅲ. 外科的治療

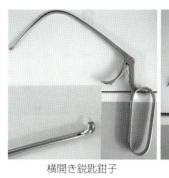
横開き鋭匙鉗子

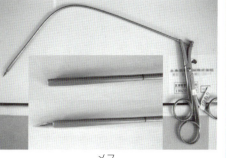
メス

図6-22　経口的喉頭手術用器械

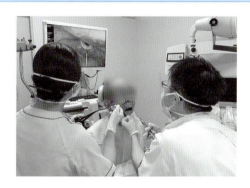
図6-23　局麻下手術中（コラーゲン注入術）

酔を行い咽頭絞扼反射，嘔吐反射，咳反射を十分抑制することが必要である。術者1人でも施行可能ではあるが，2人で施行する（術者と経鼻ファイバースコープを操作する助手）と，手術操作はより安全に遂行可能となる（図6-23）。患者にいわゆるsniffing positionをとってもらい，突出させた舌を術者あるいは患者本人に指で軽く把持してもらった状態で手術操作を行う。有茎性ポリープが代表的な適応であり，横開きの鉗子でポリープ基部を把持し切除，またはポリープ基部にメスで切開を入れてから横開き鉗子で切除を行う。術後速やかに喉頭所見および音声機能の評価が可能である。

3）声帯内注入術

　片側声帯麻痺や声帯萎縮など発声時の声門閉鎖不全を生じる患者に対し，主に声帯質量を増加させる目的で物質を注入する手技である。注入物質としては，シリコン，コラーゲン，筋膜，脂肪，リン酸カルシウム骨ペースト，ヒアルロン酸，カルシウムハイドロキシアパタイトなど様々であり，

sniffing position
鼻を突きだして匂いをかぐような姿勢。口腔から喉頭腔が見えやすくなる体位である。

声門閉鎖不全
第4章Ⅱ-2（p.64）参照。

169

それぞれの特徴（安全性，吸収，入手，物性など）を有している．理想的な注入物質とは，安全性が高く，低吸収，声帯粘膜振動を阻害しない適度な粘性を有することだが，すべての条件を満たすものはなく，現在においてはアテロコラーゲンと自家脂肪が最も一般的な注入物質といえる．自家脂肪は主に下腹部の皮下脂肪から吸引法にて採取されるが，頬部脂肪体を使用する施設もある．全身麻酔下直達鏡下喉頭微細手術として行われ，採取した脂肪組織は注入針を用いて目的声帯の甲状披裂筋内に注入する（図6-24）．効果は数か月〜数年が見込める．アテロコラーゲンは局所麻酔下喉頭手術として行われ，経鼻ファイバースコープチャネルを経由する注入針，経口的に彎曲した注入針（図6-25），甲状舌骨間膜経由，輪状甲状間膜経由など，いくつかの方法が用いられている（図6-26）．生体内

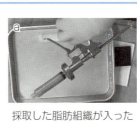
a 採取した脂肪組織が入ったシリンジ

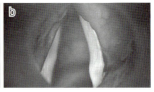
b ラリンゴマイクロ手術野での右声帯萎縮

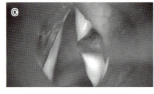
c 右声帯内に注入針を刺入

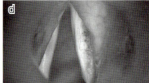
d 脂肪注入後

図6-24　脂肪組織の声帯内注入術

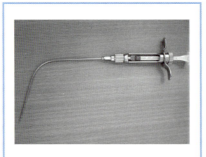
図6-25　田山式喉頭注入針，専用注入器，アダプター，コラーゲンカートリッジのセット

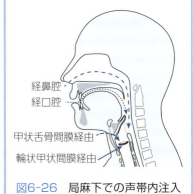
図6-26　局麻下での声帯内注入経路

で吸収されるため効果は数週間〜数か月程度とされ，繰り返し注入することが多い．

4）披裂軟骨内転術，甲状軟骨形成術，神経支配再建手術

　直接的に声帯を操作することなく，喉頭軟骨（甲状軟骨，輪状軟骨，披裂軟骨）の形態や位置を変化させることにより，声帯の位置や張りを調節することを目的とした手術である．近年は総じて「喉頭枠組み手術」の名称が使用されるようになっている．甲状軟骨形成術Ⅰ〜Ⅳ型（図6-27）および披裂軟骨内転術（図6-28）が含まれ，各手技はそれぞれ声帯への作用および目的を有し適応疾患も異なる（表6-8）．いずれの手術も術中に音声を確認しながら行う必要があり，基本的には局所麻酔下あるいは静脈麻酔下で行うことが推奨される．

　甲状軟骨形成術Ⅰ型は，片側声帯麻痺や声帯萎縮など発声時の声門閉鎖不全を生じる場合に，声門間隙を減少させる目的で行われる．甲状軟骨板の患側声帯位置にあたる部位を開窓し，内軟骨膜を破損しないようにしつ

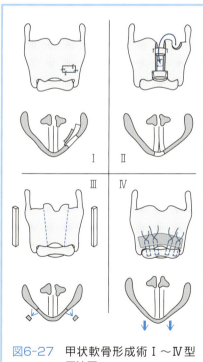

図6-27　甲状軟骨形成術Ⅰ〜Ⅳ型原法図

出典）Isshiki, N.: Progress in laryngeal framework surgery. *Acta Otolaryngol*, 120(2): 120-127, 2000を参考に作図

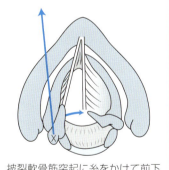

披裂軟骨筋突起に糸をかけて前下方の方向へと牽引する

図6-28　披裂軟骨内転術

出典）Isshiki, N.: Progress in laryngeal framework surgery. *Acta Otolaryngol*, 120(2): 120-127, 2000を参考に作図

インプラント
人の体内に埋め込む人工物のこと。

ピッチ
音声に関するピッチとは音の高さ（周波数）を意味する。

表6-8　喉頭枠組み手術の種類

	声帯への作用	代表的適応疾患
甲状軟骨形成術Ⅰ型	内方移動	声帯麻痺，声帯萎縮
甲状軟骨形成術Ⅱ型	外方移動	痙攣性発声障害
甲状軟骨形成術Ⅲ型	弛緩	声のピッチを下げる 例）変声障害，GID（FTM）
甲状軟骨形成術Ⅳ型	緊張	声のピッチを上げる　例）GID（MTF）
披裂軟骨内転術	生理的内転と固定	片側声帯麻痺

GID：性同一性障害

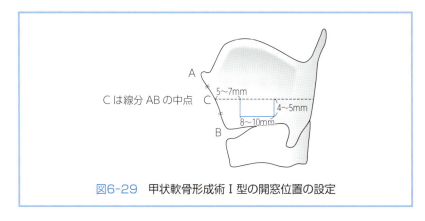

図6-29　甲状軟骨形成術Ⅰ型の開窓位置の設定

つ軟骨片ごと，あるいは軟骨を除去してゴアテックス®，シリコンブロック，チタンプレートなどのインプラントを用いて患側声帯を内側へと圧排する（図6-29）。

　甲状軟骨形成術Ⅱ型は，痙攣性発声障害のように両側声帯が強く内転し声門が過閉鎖する場合に，声門を広げる目的で行われる。内軟骨膜を保存しつつ甲状軟骨正中部を切開，発声の改善が得られる開大幅（2～6 mm）に一致したサイズのチタンブリッジ®を上下端に挿入し固定する[92]（図6-30）。なおチタンブリッジ®の実施医は，一定の応募資格をもち手術講習会を受けた耳鼻咽喉科医師のみが認定される。

　甲状軟骨形成術Ⅲ型は，声帯が強く張り不適当に高いピッチの音声を生じる場合に，声帯の張力を弱める目的で行われる。甲状軟骨正中部から10 mmほど外側位置で縦に軟骨切離，原法では幅数mmの長方形に軟骨切除し面対面 face to faceにするが，切離のみで軟骨断端を重ね合わせ固定overlappingする方法もある。

　甲状軟骨形成術Ⅳ型は，ゆるんだ声帯あるいは不適当に低いピッチの音声を生じる場合に，声帯の張力を高める目的で行われる。輪状軟骨にナイロン糸を貫通させ固定，上方へと糸を導出し，甲状軟骨下縁で貫通させ前面へと導出する。輪状軟骨弓と甲状軟骨下縁との近接程度を決定し，糸を結紮し固定する。

GID：gender identity disorder　　FTM：female to male
MTF：male to female

III. 外科的治療

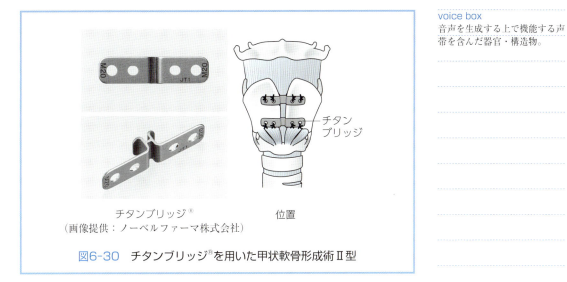

チタンブリッジ®
(画像提供：ノーベルファーマ株式会社)

位置

図6-30　チタンブリッジ®を用いた甲状軟骨形成術Ⅱ型

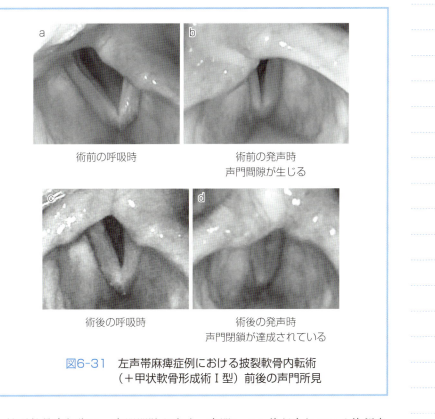

a　術前の呼吸時
b　術前の発声時　声門間隙が生じる
c　術後の呼吸時
d　術後の発声時　声門閉鎖が達成されている

図6-31　左声帯麻痺症例における披裂軟骨内転術
（＋甲状軟骨形成術Ⅰ型）前後の声門所見

voice box
音声を生成する上で機能する声帯を含んだ器官・構造物。

　披裂軟骨内転術は，声門間隙が広く，声門レベル差が生じている片側声帯麻痺に行われる手技であり，披裂軟骨の生理的な回旋運動を利用することにより発声時の声門閉鎖が達成されやすくなる（図6-31）。患側甲状軟骨後縁から下角までを同定，輪状甲状関節は離断しないほうがvoice box構造保存の意味で好ましい。輪状甲状関節からの距離や後輪状披裂筋

173

の走行を指標として披裂軟骨筋突起を同定，同部にナイロン糸をかけて前下方へと牽引し固定する．声帯筋萎縮の補正目的で甲状軟骨形成術Ⅰ型と併施すると音声成績がよいため，現在は組み合わせて行われることが多くなっている（図6-32）．変法であるfenestration法は甲状軟骨板の後下方に開窓を行い披裂軟骨に到達する手技であり，筋突起を探すために甲状軟骨を回転させる必要がない利点がある[93]．

近年，神経支配再建手術である頸神経ワナと胸骨舌骨筋から神経筋弁を作成して甲状披裂筋に移植する神経筋弁移植術と披裂軟骨内転術の組み合わせも報告されている[94]（図6-33）．

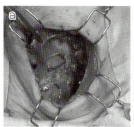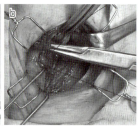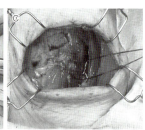

甲状軟骨左板に窓枠設定　甲状軟骨左板後縁から披裂軟　ナイロン糸を前下方へと牽引
　　　　　　　　　　　骨筋突起にナイロン糸刺入

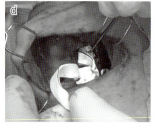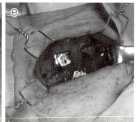

窓枠にゴアテックス®を挿入　　手術完遂時

図6-32　左披裂軟骨内転術＋甲状軟骨形成術Ⅰ型術中画像

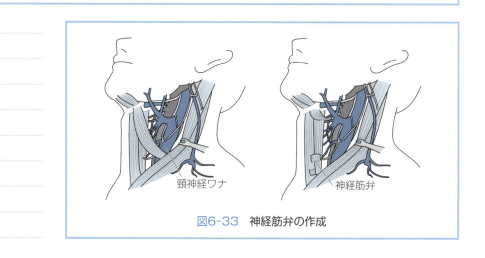

図6-33　神経筋弁の作成

喉頭枠組み手術後の喉頭浮腫の発生に注意が必要である。特に披裂軟骨内転術後は，喉頭浮腫による気道狭窄のため主に気管切開による気道確保を要する例が数％とされており，慎重な術後管理が必要である。

IV 薬物治療

1 音声障害の薬物治療とは

音声障害の保存的治療のひとつとして薬物治療がある。各医療機関や医師による経験と考えに委ねられて治療が行われていることが多く，**エビデンス**には乏しいが音声障害治療の場で果たす役割は決して小さくはない。治療に使用されることが多く，また必要性が高いと思われる薬物の特徴や適応などについて述べる。

> **エビデンス**
> 医学において，この治療法がよいといえる証拠のこと。根拠に基づく医療（EBM）という言葉でも使用される。

2 音声障害治療に使用される薬物の種類

1）副腎皮質ステロイドホルモン

糖質コルチコイド作用である抗炎症作用，抗アレルギー作用などを利用するものである。ステロイド剤は血管透過性抑制による抗浮腫作用も有するため，声帯における急性あるいは慢性炎症が関与して発症する音声障害疾患（声帯炎，声帯ポリープ，喉頭肉芽腫症など）において，吸入あるいは全身投与（内服，静脈内投与）で用いられる。声帯結節や限局したポリープ病変などに，声帯粘膜下にトリアムシノロンアセトニドを注射する場合もある。ただしステロイド剤投与の際には副作用（感染症の誘発・増悪，骨粗しょう症，糖尿病の誘発・増悪，副腎不全，消化管潰瘍，精神症状など）に留意する必要がある[95]。

2）抗菌薬

急性気道感染症は急性上気道炎および急性気管支炎を含み，音声障害を生じ得る。急性気道感染症の約9割はウイルスが原因であるため，抗菌薬投与の適応や投与期間については慎重に検討する必要がある。急性期の細菌感染の原因菌としてはA群β溶血性連鎖球菌（GAS）が重要であり，GASの治療としてアモキシシリンが第一選択とされる。また慢性気管支

EBM：evidence-based medicine
GAS：Group A β-hemolytic streptococcus

炎などにマクロライド系（クラリスロマイシンなど）を数か月にわたって使用することもある。

3）胃酸分泌抑制薬

胃酸分泌を促進するヒスタミンH_2受容体を競合的に阻害するH_2ブロッカー薬と，胃壁の酸をつくるプロトンポンプに直接作用するプロトンポンプ阻害薬（PPI）があるが，PPIのほうがより強力に胃酸分泌を抑制することができる。咽喉頭酸逆流症による症状および所見を有する場合に使用される。

4）抗ケロイド薬

トラニラストはケロイド・肥厚性瘢痕に適応をもつ薬であり，ケロイドや肥厚性瘢痕の組織中にある各種炎症細胞が出す化学伝達物質を抑制することにより，病変を沈静化させると考えられている。声帯瘢痕や喉頭肉芽腫に対して用いられることがある。

5）漢方薬

患者個々がもつ体質や症状などに対し東洋医学独自の「証」という判断のもとに漢方薬が使われるが，現代においてはある程度疾患別に推奨される漢方薬が分類されている。音声障害に関連する疾患においては，咽喉頭逆流に対して六君子湯，咽喉頭異常感に対して半夏厚朴湯，咳嗽，痰がらみに対して麦門冬湯，発声の虚弱に対して補中益気湯などが主に用いられている。

6）A型ボツリヌス毒素

ボツリヌス菌が産生するボツリヌス毒素（ボツリヌストキシン）が末梢の神経筋接合部において神経終末からのアセチルコリンの放出を阻害することにより，神経筋伝達を抑制し筋弛緩作用を有することを利用するものである。A型ボツリヌス毒素はボトックス®として，2018年5月に「痙攣性発声障害」の追加効能が承認された。筋電図モニター下に，経皮的に輪状甲状間膜経由で甲状披裂筋に注入する方法が推奨されている（図6-34）。ボトックス®の効果は投与数日後から発現し，1～2週間で症状が安定する。効果持続期間は3～4か月であり，再投与時の投与間隔は12週以上必要である。その使用には規定の講習・実技セミナーの受講が必要であり，「痙攣性発声障害」に対する使用資格は日本耳鼻咽喉科頭頸部外科学会または日本神経学会の認定専門医のみが取得できる。

ケロイド
皮膚に傷や炎症が起きた跡が赤く盛り上がる現象のこと。体質的になりやすい人がいる。

ボツリヌス毒素（ボツリヌストキシン）
第5章Ⅱ-8（p.109）参照。

PPI：proton pump inhibitor

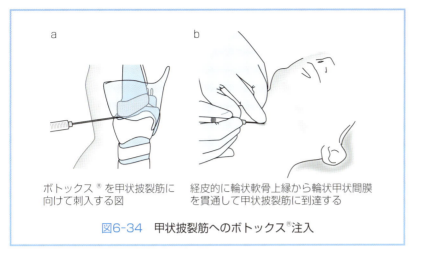

|a ボトックス®を甲状披裂筋に向けて刺入する図|b 経皮的に輪状軟骨上縁から輪状甲状間膜を貫通して甲状披裂筋に到達する|

図6-34 甲状披裂筋へのボトックス®注入

ヒト乳頭腫ウイルス（ヒトパピローマウイルス，HPV）
HPVは現在120種類以上の型が同定されている。子宮頸がんの原因として高リスク型HPVであるHPV16・18が大部分を占めるが，最近は中咽頭がんの発症原因となっていることも明らかになっている。

7）ヒト乳頭腫ウイルスワクチン

　国内において厚生労働省に承認されているヒト乳頭腫ウイルス（ヒトパピローマウイルス，HPV）ワクチンは2価ワクチン（HPV16・18），4価ワクチン（HPV6・11・16・18），2021年より販売された9価ワクチン（HPV6・11・16・18・31・33・45・52・58）があり，男性への接種は4価ワクチンのみが承認されている。治療に難儀する喉頭乳頭腫（図6-35），再発性呼吸器乳頭腫症（RRP）はHPV6とHPV11が原因となっていることが多いため，4価ワクチン，9価ワクチンによる治療効果が期待されている。Rosenbergらのシステマティックレビューとメタ解析の論文では，HPVワクチン接種後はRRP症例が受ける再手術までの期間が有意に延長することが報告されている[96]。

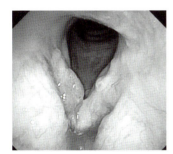

通常光での観察
右声帯中央および左声帯に複数の赤色腫瘤病変がみられる

図6-35 喉頭乳頭腫症例

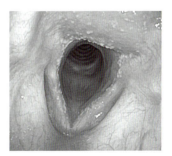

両側声帯表面および声門後部に
カンジダの白苔が散在している

図6-36 喉頭真菌症症例

HPV：human papillomavirus
RRP：recurrent respiratory papillomatosis

第6章　音声障害の治療

本態性振戦
身体の一部が規則正しくリズミカルに震える疾患。最も多くみられるのは手である。

③ その他の音声障害にかかわる薬物

1）気管支喘息患者における音声障害 （図6-36）

　気管支喘息の治療に用いられる吸入ステロイド薬（ICS），気管支拡張薬（β_2刺激薬やテオフィリン），またそれらの合剤として使用される吸入薬が，副作用として嗄声を発症させることが知られている[97]。ステロイド筋症，カンジダ感染，製剤の添加物や溶剤による局所刺激などがその原因とされており，嗄声の症状が強いときは使用薬剤の中止やICSの変更が勧められている。

2）音声振戦

　本態性振戦の治療に準じて薬物治療が行われるが，音声振戦に対する効果は不十分であるとされている。日本神経治療学会による本態性振戦に関する「標準的神経治療」においては，第一選択薬はβ交感神経遮断薬のプロプラノロール，アロチノロールと抗てんかん薬のプリミドンであり，第二選択薬はベンゾジアゼピン系薬剤などが用いられている。

〔引用文献〕

1) Gutzmann, H.: Über die persistierende Fistelstimme. Berl Klin Wochenschr, 1908

2) 廣瀬　肇：音声治療小史．廣瀬　肇編著：音声障害治療学，医学書院，pp.15-19，2018

3) Fröscels, E.: Chewing method as therapy. *AMA Arch Otolaryngol*, **56**(4)：427-434, 1952

4) Fröscels, E., Kastein, S. and Weiss, D.A.: A method of therapy for paralytic condition of the mechanisms of phonation, respiration and glutination. *J Speech Hear Disord*, **20**(4)：365-370, 1955

5) Boone, D.R. and McFahlane, S.C.: The voice and voice therapy, 4th ed., 1988（廣瀬　肇・藤生雅子訳：音声障害と音声治療，医歯薬出版，1992）

6) Stachler, R.J., Francis, D.O. and Schwartz, S.R., *et al.*: Clinical practice Guideline: Hoarseness（dysphonia）(update) executive summary. *Otolaryngol Head Neck Surg*, **158**(3)：409-426, 2018

7) 日本音声言語医学会・日本喉頭科学会編：音声障害診療ガイドライン2018年版，金原出版，pp.43-44，2018

8) 熊倉勇美・今井智子編：標準言語聴覚障害学　発声発語障害学　第2版，医学書院，p.71，2015

9) 城本　修・小池三奈子・遠藤裕子他：STのための音声障害診療マニュアル，

ICS：inhaled corticosteroid

インテルナ出版，pp.44-46，2008

10) 城本　修：言語聴覚士の立場から－音声治療の効果に関するエビデンス－．音声言語医学，**50**(2)：136-143，2009

11) 苅安　誠・城本　修編著：言語聴覚療法シリーズ 改訂 音声障害，建帛社，pp.122-123，2012

12) 大森孝一編著：言語聴覚士のための音声障害学，医歯薬出版，pp.100-102，2015

13) 大森孝一他編：言語聴覚士テキスト 第3版，医歯薬出版，pp.371-373，2018

14) Thomas, L.B. and Stemple, J.C.: Voice therapy : Does science Support the art ? *Communicative Disorders Review*, **1**(1)：51-79, 2007

15) Colton, R. and Casper, J.: Understanding voice problems: A physiological perspective for diagnosis and treatment 2nd ed, Lippincott Williams & Wilkins, pp.286-287, 1996

16) Stemple, J.C., Lee, L. and D'Amico, B., *et al.*: Efficacy of vocal function exercises as a method of improving voice production. *J Voice*, **8**(3)：271-278, 1994

17) Kotby, M.N., Shiromoto, O. and Hirano, M.: The Accent method of voice therapy: Effect of accentuations on F0, SPL, and air flow. *J Voice*, **7**(4)：319-325, 1993

18) Aronson, A.E.: Clinical voice disorders (2nd ed), Thieme Stratton, pp.339-342, 1985

19) Roy, N. and Leeper, H.A.: Effects of manual laryngeal musculoskeletal tension reduction technique as a treatment for functional voice disorders: perceptual and acoustic measures. *J Voice*, **7**(3)：242-249, 1993

20) Roy, N., Bless, D.M. and Heisey, D., *et al.*: Manual circumlaryngeal therapy for functional dysphonia: An evaluation of short-and long-term treatment outcomes. *J Voice*, **11**(3)：321-331, 1997

21) Lessac, A.: The use and training of the human voice: A new approach to the biodynamics of voice and speech, Drama Book Specialists, 1965

22) Verdolini, K., Druker, D.G. and Palmer, P.M., *et al.*: Laryngeal adduction in resonant voice. *J Voice*, **12**(3)：315-327, 1998

23) Verdolini-Marston, K., Burke, M.K. and Lessac, A., *et al.*: Preliminary study of two methods of treatment for laryngeal nodules. *J Voice*, **9**(1)：74-85, 1995

24) Ramig, L.O., Countryman, S. and Horii, Y.: Comparison of two forms of intensive speech treatment for Parkinson disease. *J Speech Hear Res*, **38**(6)：1232-1251, 1995

25) Stemple, J.C. and Hapner, E.R.: Voice therapy : Clinical case studies (5th ed.), Plural Publishing, pp.3-10, 2019

26) Van Stan, J.H., Roy, N. and Awan, S., *et al.*: A taxonomy of voice

therapy. *Am J Speech Lang Pathol*, **24**(2) : 101-125, 2015

27) Gartner-Schmidt, J., Roth, D.F. and Zullo, T.G., *et al*.: Quantifying component part of indirect and direct voice therapy related to different voice disorders. *J Voice*, **27**(2) : 210-216, 2013

28) 城本・生井, 廣瀬編：前掲書2), pp.94-97

29) 日本音声言語医学会編：音声言語認定医・認定士テキスト, インテルナ出版, pp.35-39, 2022

30) 城本　修・原　由紀編：標準言語聴覚障害学 発声発語障害学 第3版, 医学書院, pp.104-112, 2021

31) Carding, P.N., Horsley, L.A. and Docherty, G.J.: A study of the effectiveness of voice therapy in the treatment of 45 patients with nonorganic dysphonia. *J Voice*, **13**(1) : 72-104, 1999

32) Stemple, J.C.: Voice research : so what? A clearer view of voice production, 25 years of progress: the speaking voice. *J Voice*, **7**(4) : 293-300, 1993

33) Verdolini-Marston, K., Sandage, K.M. and Titze, I.R.: Effect of hydration treatments on laryngeal nodules and polyps and related voice measures. *J Voice*, **8**(1) : 30-47, 1994

34) Stemple, J.C., Glaze, L. and Klaben, B.: Survey of Voice Management. Clinical voice pathology: theory and management (4th ed), Plural Publishing, pp.245-249, 2010

35) 城本・小池・遠藤他：前掲書9), pp.53-62

36) Gartner-Schmidt, J., Gherson, S. and Hapner, E.R., *et al*.: The Development of Conversation Training Therapy: A Concept Paper. *J Voice*, **30**(5) : 563-573, 2016

37) Woo, P., Casper, J. and Colton, R., *et al*.: Diagnosis and treatment of persistent dysphonia after laryngeal surgery : a retrospective analysis of 62 patients. *Laryngoscope*, **104**(9) : 1084-1091, 1994

38) Stemple, J.C., Glaze, L. and Klaben, B.: Clinical voice pathology : theory and management, Singlar Publishing, pp.273-290, 2000

39) Bernard, R., Cohen, S.M. and Zeller, A.S., *et al*.: Compliance and quality of life in patients on prescribed voice rest. *Otolaryngol Head Neck Surg*, **144**(1) : 104-107, 2011

40) Branski, R.C., Perera, P. and Verdolini, K., *et al*.: Dynamic biomechanical strain inhibits IL-1beta-induced inflammation in vocal fold fibroblast. *J Voice*, **21**(6) : 651-660, 2007

41) Kaneko, M., Shiromoto, O. and Fujiu-Kurachi, M., *et al*.: Optimal Duration for Voice Rest After Vocal Fold Surgery: Randomized Controlled Clinical Study. *J Voice*, **31**(1) : 97-103, 2017

42) 城本　修：音声障害の行動学的治療―言語聴覚士による音声障害の治療―.

耳鼻臨床，**100**（9）：697-705，2007

43) Mizuta, M., Hirano, S. and Hiwatashi, N., *et al.*: Effect of astaxanthin on vocal fold wound healing. *Laryngoscope*, **124**(1)：E1-7, 2014

44) Kaneko, M., Kishimoto, Y. and Suzuki, R., *et al.*: Protective Effect of Astaxanthin on Vocal Fold Injury and Inflammation Due to Vocal Loading: A Clinical Trial. *J Voice*, **31**(3)：352-358, 2017

45) Hosoya, M., Kobayashi, R. and Ishii, T., *et al.*: Vocal Hygiene Education Program Reduces Surgical Interventions for Benign Vocal Fold Lesions: A Randomized Controlled Trial. *Laryngoscope*, **128**(11)：2593-2599, 2018

46) 平野　滋：成人の音声障害の音声治療とアウトカム．*J Clin rehabil*, **25**(10)：969-974, 2016

47) Sahin, M., Gode, S. and Dogan, M., *et al.*: Effect of voice therapy on vocal fold polyp treatment. *Eur Arch Otorhinolaryngol*, **275**(6)：1533-1540, 2018

48) 楠山敏行・森　有子・佐藤麻美他：声帯結節の臨床的検討．音声言語医学 **49**(3)：149-154, 2002

49) Mau, T., Jacobson, B.H. and Garrett, C.G.: Factors Associated With Voice Therapy Outcomes in the Treatment of Presbyphonia．*Laryngoscope*, **120**(6)：1181-1187, 2010

50) Herd, C.P., Tomlinson, C.L. and Deane, K., *et al.*: Speech and language therapy versus placebo or no intervention for speech problems in Parkinson's disease. *Cochrane Database Syst Rev*, **2012**(8)：CD002812, 2012

51) 石毛美代子・村野恵美・熊田政信他：痙攣性発声障害（spasmodic dysphonia：SD）様症状を呈する症例に対する音声訓練の効果．音声言語医学，**43**(2)：154-159, 2002

52) 前川圭子・末廣　篤：本態性音声振戦症に対する音声治療の経験．音声言語医学，**61**(3)：223-229, 2019

53) Kaneko, M., Sugiyama, Y. and Fuse, S., *et al.*: Physiological Effects of Voice Therapy for Aged Vocal Fold Atrophy Revealed by EMG Study. *J Voice*, **38**(2)：376-383, 2024

54) Behlau, M., Madazio, G. and Pacheco, C., *et al.*: Intensive Short-Term Voice Therapy : The Brazilian Experience. *Perspectives on Voice and Voice Disorders*, **24**(2)：98-103, 2014

55) Fu, S., Theodoros, D.G. and Ward, E.C.: Delivery of Intensive Voice Therapy for Vocal Fold Nodules Via Telepractice : A Pilot Feasibility and Efficacy Study. *J Voice*, **29**(6)：696-706, 2015

56) Gartner-Schmidt, J. and Gillespie, A.I.: Conversation training therapy : Let's talk it through. *Semin Speech Lang*, **42**(1)：32-40, 2021

57) Verdolini, K. and Titze, I.R.: The application of laboratory formulas to

clinical voice management. *Am J Speech Lang Pathol*, **4**(2) : 62-69, 1995

58) Berry, D., Verdolini, K. and Montequin, D. *et al.*: A quantitative output-cost ratio in voice production. *J Speech Lang Hear Res*, **44**(1) : 29-37, 2001

59) Jiang J.J. and Titze, I.R.: Measurement of vocal fold intraglottal pressure and impact stress. *J voice*, **8**(2) : 132-144, 1994

60) Titze, I.R.: Voice Training and Therapy With a Semi-Occluded Vocal Tract : Rationale and Scientific Underpinnings. *J Speech Lang Hear Res*, **49**(2) : 448-459, 2006

61) Ruotsalainen, J., Sellman, J. and Lehto, L., *et al.*: Systematic review of the treatment of functional dysphonia and prevention of voice disorders. *Otolaryngol Head Neck Surg*, **138**(5) : 557-565, 2008

62) Mansuri, B., Tohidast, S.A. and Soltaninejad, N., *et al.*: Nonmedical Treatments of Vocal Fold Nodules : A Systematic Review. *J Voice*, **32**(5) : 609-620, 2018

63) 早坂　修・山本　裕・佐藤克郎他：小児声帯結節の臨床経過．耳鼻・頭頸外科，**77**(11)：845-849，2005

64) De Bodt, M.S., Ketelslagers, K. and Peeters, T., *et al.*: Evolution of Vocal Fold Nodules from childhood to adolescence. *J voice*, **21**(2) : 151-156, 2007

65) Ziegler, A., Abbott, K.V. and Johns, M., *et al.*: Preliminary Data on Two Voice Therapy Interventions in the Treatment of Presbyphonia. *Laryngoscope*, **124**(8) : 1869-1876, 2014

66) Boone, D.R. and McFarlane, S.C.: A critical view of the yawn-sigh as a voice therapy technique. *J Voice*, **7**(1) : 75-80, 1993

67) Casper, J.K., Colton, R.H. and Woo, P., *et al.*: Physiological characteristics of selected voice therapy techniques : A preliminary research note. *Voice*, **1** : 131-141, 1992

68) Fröschels, E.: Chewing method as therapy ; a discussion with some philosophical conclusions. *AMA Arch Otolaryngol*, **56**(4) : 427-434, 1952

69) Guzman, M., Castro, C. and Testart, A., *et al.*: Laryngeal and pharyngeal activity during semi-occluded vocal tract postures in subjects diagnosed with hyper functional dysphonia. *J Voice*, **27**(6) : 709-716, 2013

70) Ogawa, M., Hosokawa, K. and Yoshida, M., *et al.*: Immediate effects of humming on computed electroglottographic parameters in patients with muscle tension dysphonia. *J Voice*, **28**(6) : 733-741, 2014

71) Meerschman, I., Van Lierde, K. and Ketels, J., *et al.*: Effect of three semi-occluded vocal tract therapy programmes on the phonation of patients with dysphonia : lip trill, water-resistance therapy and straw phonation. *Int J Lang Commun Disord*, **54**(1) : 50-61, 2019

72) Guzman, M., Acuña, G. and Pacheco, F., *et al.*: The impact of double

source of vibration semioccluded voice exercises on objective and subjective outcomes in subjects with voice complaints. *J Voice*, **32**(6) : 770.e1-770.e9, 2018

73) Brockmann-Bauser, M., Balandat, B. and Bohlender, J.E.: Immediate lip trill effects on the standard diagnostic measures voice range profile, jitter, maximum phonation time, and dysphonia severity index. *J Voice*, **34**(6) : 874-883, 2020

74) Sovijärvi, A.: Die Bestimmung der Stimmkategorien mittels Resonanzröhren. Bethge, W. and Zwirner, E., ed.: Proceedings of the Fifth International Congress of Phonetic Sciences, Karger, pp.532-535, 1965

75) Guzman, M., Castro, C. and Acevedo, K., *et al.*: How Do Tube Diameter and Vocal Tract Configuration Affect Oral Pressure Oscillation Characteristics Caused by Bubbling During Water Resistance Therapy?. *J Voice*, **35**(6) : 935.e1-935.e11, 2021

76) Kapsner-Smith, M.R., Hunter, E.J. and Kirkham, K., *et al.*: A randomized controlled trial of two semi-occluded vocal tract voice therapy protocols. *J Speech Lang Hear Res*, **58**(3) : 535-549, 2015

77) Meerschman, I., Van Lierde, K. and Peeters, K., *et al.*: Short-term effect of two semi-occluded vocal tract training programs on the vocal quality of future occupational voice users : "Resonant Voice Training Using Nasal Consonants" Versus "Straw Phonation". *J Speech Lang Hear Res*, **60**(9) : 2519-2536, 2017

78) Aronson, A.E.: Clinical Voice Disorders(3rd ed), Thieme Stratton, 1990

79) Mathieson, L., Hirani, S.P. and Epstein, R., *et al.*: Laryngeal manual therapy : a preliminary study to examine its treatment effects in the management of muscle tension dysphonia. *J Voice*, **23**(3) : 353-366, 2009

80) Roy, N., Ferguson, N.A.: Formant frequency changes following manual circumlaryngeal therapy for functional dysphonia : evidence of laryngeal lowering?. *J Med Speech Lang Pathol*, **9**(3) : 169-176, 2001

81) 城本　修：硬起声発声. 廣瀬　肇監修：前掲書9)，pp.98-100

82) Smith, S., and Thyme, K.: Statistic research on changes in speech due to pedagogic treatment (the accent method). *Folia Phoniatr (Basel)*, **28**(2) : 98-103, 1976

83) Kotby, M.N., El-Sady, S.R. and Basiouny, S.E., *et al.*: Efficacy of the accent method of voice therapy. *J Voice*, **5**(4) : 316-320, 1991

84) Fex, B., Fex, S. and Shiromoto, O., *et al.*: Acoustic analysis of functional dysphonia : before and after voice therapy (accent method). *J Voice*, **8**(2) : 163-167, 1994

85) Stemple, J.C., Lee, L. and D'Amico, B., *et al.*: Efficacy of vocal function exercises as a method of improving voice production. *J Voice*, **8**(3) : 271-

278, 1994

86) Kaneko, M., Hirano, S. and Tateya, I., *et al*.: Multidimensional analysis on the effect of vocal function exercises on aged vocal fold atrophy. *J Voice*, **29**(5) : 638-644, 2015

87) Nguyen, D.D. and Kenny, D.T.: Randomized controlled trial of vocal function exercises on muscle tension dysphonia in Vietnamese female teachers. *J Otolaryngol Head Neck Surg*, **38**(2) : 261-278, 2009

88) Roy, N., Gray, S.D. and Simon, M., *et al*.: An evaluation of the effects of two treatment approaches for teachers with voice disorders. *J Speech Lang Hear Res*, **44**(2) : 286-296, 2001

89) Verdolini Abbott, K.: Lessac-Madsen Resonant Voice Therapy : Clinician Manual, Plural Publishing, 2008

90) Chen, S.H., Hsiao, T.Y. and Hsiao, L.C., *et al*.: Outcome of resonant voice therapy for female teachers with voice disorders : perceptual, physiological, acoustic, aerodynamic, and functional measurements. *J Voice*, **21**(4) : 415-425, 2007

91) Cookman, S. and Verdolini, K.: Interrelation of mandibular laryngeal functions. *J Voice*, **13**(1) : 11-24, 1999

92) 讃岐徹治：甲状軟骨形成術Ⅱ型. 喉頭, **31**(02)：117-120, 2019

93) 本橋　玲・渡嘉敷亮二・平松宏之他：片側声帯麻痺に対する甲状軟骨板経由披裂軟骨内転術—fenestration approach. 日気管食道会報, **60**(1)：1-7, 2009

94) 湯本英二：一側声帯麻痺による高度嗄声の治療：披裂軟骨内転術と神経筋弁移植術の併用. 喉頭, **31**(02)：123-128, 2019

95) Schwartz, S.R., Cohen, S.M. and Dailey, S.H., *et al*.: Clinical practice guideline: Hoarseness (Dysphonia). *Otolaryngol Head Neck Surg*, **141**(3 Supple 2) : S1-S31, 2009

96) Rosenberg, T., Philipsen, B.B. and Mehlum, C.S., *et al*.: Therapeutic use of the human papillomavirus vaccine on recurrent respiratory papillomatosis : a systematic review and meta-analysis. *J Infect Dis*, **219** (7)：1016-1025, 2019

97) Chmielewska, M. and Akst, L.M.: Dysphonia associated with the use of inhaled corticosteroids. *Curr Opin Otolaryngol Head Neck Surg*, **23**(3)：255-259, 2015

〔参考文献〕
- Isshiki, N.: Progress in laryngeal framework surgery. *Acta Otolaryngol*, **120**（2）：120-127, 2000
- 讃岐徹治：喉頭枠組み手術．頭頸部外科，**30**（1）：11-15，2020
- 日本音声言語医学会：音声言語認定医・認定士テキスト，インテルナ出版，pp.40-49，2022
- 厚生労働省健康局結核感染症課：抗微生物薬の適正使用の手引き　第二版，2019
  https://www.mhlw.go.jp/content/10900000/000573655.pdf（2024年8月14日閲覧）
- 浦部晶夫・島田和幸・川合眞一編：今日の治療薬2021，南江堂，2021
- 日本産科婦人科学会ホームページ：子宮頸がんとHPVワクチンに関する正しい理解のために．
  https://www.jsog.or.jp/citizen/5765/（2024年8月14日閲覧）
- 日本神経治療学会：標準的神経治療：本態性振戦．神経治療，**28**（3）：297-325，2011
  https://www.jsnt.gr.jp/guideline/img/hontai.pdf（2024年8月14日閲覧）

【第6章　まとめ】
- ●音声障害に対する治療の種類（3つ）をあげてみよう。
- ●音声障害患者の受診から音声治療の終了までの流れを整理してみよう。
- ●代表的な音声訓練法の名前，適応，手続きを説明してみよう。
- ●音声障害に対して投与される代表的な薬物と適応をあげてみよう。
- ●音声障害に対する外科的治療の代表的な術式と適応をあげてみよう。

第7章 無喉頭音声

【本章で学ぶべきポイント】
- 喉頭がんは音声機能への影響がある。
- 喉頭機能温存を目指した治療を検討する。
- 喉頭全摘出術後の身体の変化を理解する。
- 無喉頭音声の種類とその特徴，リハビリテーションについて理解する。
- 喉頭摘出後の生活の変化と対応について理解する。

I 喉頭がん治療と音声機能

1 喉頭がんとは

　喉頭がんは発生部位により「声門」「声門上部」「声門下部」の3つの亜部位に分類され，最も多い「声門がん」が60〜70％を占め，「声門上部がん」が20〜30％，「声門下部がん」が10％以下といった割合になる（図7-1）。声門がんの初発症状は嗄声であり，声の変化の自覚症状が受診契機となることが多い。

　喉頭がんは喫煙が発症の強い危険因子であり，患者の95％以上が喫煙者とされている。日本における喫煙率の低下に伴い喉頭がん発症の罹患数も減少しており，2020年の「全国がん登録」（厚生労働省）によると全国に

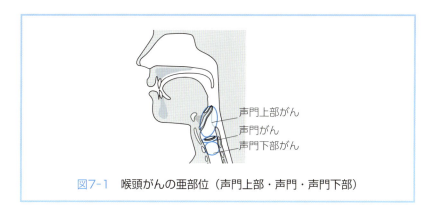

図7-1　喉頭がんの亜部位（声門上部・声門・声門下部）

> TNM分類
> TNM分類を基に病期（ステージ）Ⅰ〜Ⅳが決められる。
>
> QOL
> 日本語では「生命や生活の質」と訳される。
>
> 局所制御率
> 原発がん部位が再発なく治っている確率。

おける年間罹患数は4,613人であり，すべてのがん罹患数94万5,055人の約0.5％となる。男女比は約10：1となっている。病期の進行度は，TNM分類「原発がんの広がり（T分類）」「頸部のリンパ節に転移したがんの大きさと個数（N分類）」「遠隔臓器への転移の有無（M分類）」に基づいて決まり，患者の身体の状態，年齢や希望も含めて治療方針が立てられる。

2 がん治療方法と音声機能

　喉頭がんの治療方法としては手術（経口的切除術，外切開による喉頭部分切除術，喉頭全摘出術）と放射線治療（化学療法の併用）が主体となる。喉頭機能として重要な音声機能は患者のQOLに大きな影響を与えるため，喉頭機能保存を考慮した治療方針が必要となる。特に早期喉頭がん（T1〜2）は生命予後が良いこともあり，初回治療としては喉頭温存を目指した治療を考慮すべきであり，放射線治療か経口的切除術が一般的に選択される。両者は局所制御率としてはほぼ同等の治療成績とされているが，治療期間の短さや治療後の有害事象の少なさといった理由から，近年は一時治療として経口的切除術が選択される割合が増加してきている。

1）放射線治療

　喉頭がんの病理組織は放射線感受性の高い扁平上皮がんがほとんどであり，X線を使用した放射線治療が比較的古くから普及していた。T3以上の進行がんの場合は，治療効果を高める目的で化学療法の併用が試みられる。喉頭を切除しない喉頭温存の治療であるが，放射線治療中や治療後に粘膜炎，唾液量の減少，口腔乾燥，味覚障害，摂食嚥下機能の低下などの副作用（有害事象）が起こることに留意する必要がある（図7-2）。また治療期間は約6〜7週間を要する。

187

Tis
上皮内がん carcinoma in situ のこと。

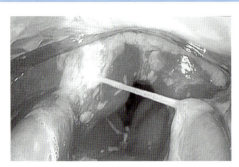

喉頭粘膜は発赤・浮腫状になり，粘稠度の高い分泌物が表面に付着している

図7-2 放射線治療後の粘膜炎所見

2）経口的切除術

　喉頭直達鏡を経口的に喉まで挿入するラリンゴマイクロ手術の応用で，主にCO_2レーザーを用いて喉頭腫瘍切除が行われることが多い。声門がんの場合，切除範囲が声帯粘膜上皮から声帯じん帯までの深さであれば術後音声機能は放射線治療後と同等であり，声帯筋までの深さあるいは広範囲の切除になると術後音声機能は悪くなるとされている[1]（図7-3）。ただし放射線治療と異なり，治療後に発症する晩期障害は少ない。手術分類としてヨーロッパ喉頭学会（ELS）によるELS分類が用いられており，声門がんは切除の深達度や範囲に従ってTypeⅠ～Ⅵの術式がある。主に**Tis**あるいはT1，またT2の一部に適応となる。

3）外切開による喉頭部分切除術

　声門がんに行われる「垂直部分切除術」，声門上部がんに行われる「水平部分切除術」，甲状軟骨およびその内容組織（声門および周囲組織）を切除する「喉頭亜全摘出術」がある[2]。

　「垂直部分切除術」は甲状軟骨を縦に切開して喉頭内腔にアプローチし，正常声帯を残して声門部腫瘍を切除する方法であり，声帯粘膜の欠損部は主に頸部皮膚で再建される。自声での音声機能が温存できるという利点はあるが術後の声質は悪くなり，また誤嚥のリスクもある（図7-4）。

　「水平部分切除術」は甲状軟骨の上半部，喉頭蓋軟骨と喉頭蓋前間隙の組織とともに声門上部腫瘍を切除する。声門は保存されるため音声への影響は少ないが，誤嚥のリスクがある。

　「喉頭亜全摘出術」は声門上，声門下や披裂部方向に進展のある腫瘍に対して，甲状軟骨を腫瘍とともに切除し，輪状軟骨と舌骨を接合・固定して再建する手術である。声帯は残存しないため披裂部粘膜の振動で発声することから術後の声質は悪くなる。また誤嚥が必発なため術後に嚥下リハ

ELS：European Laryngological Society

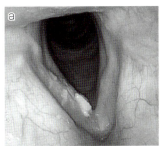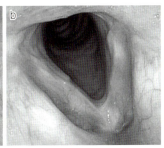

右声帯に白色腫瘤病変がみられ，周囲は発赤している

経口的切除術2年後：右声帯表面は瘢痕様だが，腫瘍病変の再発は認められない

図7-3　経口的腫瘍切除術症例

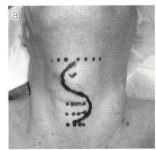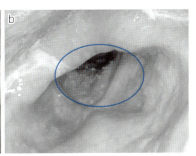

皮膚弁を作成するための皮膚切開デザイン

術後，両側声帯前方は皮膚弁で置換されている（囲み部分）

図7-4　喉頭垂直部分切除術症例

永久気管孔
生涯において閉鎖することができない呼吸のための通路。気管切開孔とは異なる。

ビリテーションを要する。

4）喉頭全摘出術

　主に進行がんに対して行われる喉頭全摘出術では，腫瘍が存在する喉頭がすべて摘出された後に生じた咽頭粘膜欠損部は縫合され，切断された気管は前頸部に永久気管孔として造設される（図7-5）。術後は無喉頭となるために音声機能は喪失することになり，身体障害者の音声機能障害等級3級に相当する。術後のコミュニケーション手段としての代用音声（食道発声，電気喉頭による発声，シャント発声）が必要となる。また永久気管孔は，気管内の乾燥予防，痰の喀出の処理，異物の迷入防止などに注意して生活する必要がある（図7-6）。

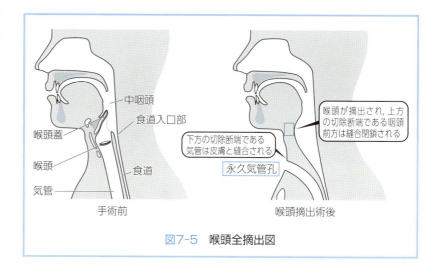

図7-5 喉頭全摘出図

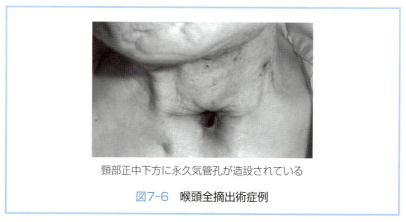

頸部正中下方に永久気管孔が造設されている

図7-6 喉頭全摘出術症例

II 無喉頭音声のリハビリテーション

1 無喉頭音声の種類

　喉頭がんなどにより喉頭全摘出術を受けた人（喉頭摘出者，以下「喉摘者」）が，声帯以外の音源を用いて発声する方法もしくはその音声を無喉頭音声または代用音声という。無喉頭音声には身体の一部を音源とする食道発声，気管食道瘻発声（シャント発声）と，器具を音源として使用する電気式人工喉頭（電気喉頭），笛式人工喉頭がある。
　無喉頭音声のうち電気喉頭は喉摘者の多くが容易に使用でき，主治医の

許可があれば術前から導入できる。また，訓練によって食道発声を習得する，あるいは手術を受けてシャント発声が可能となった後も補助手段として電気喉頭を併用する喉摘者は比較的多い。

食道発声とシャント発声はいずれも下咽頭食道入口部付近の粘膜（新声門 neoglottis）を音源とし，電気喉頭に比べ音質がよく抑揚もつけやすい。しかし，食道発声の習得は容易ではなく習得に要する期間もやや長いことから欧米を中心に，近年ではシャント発声の選択率が高まっている。一方，国内でのシャント発声の選択率は1割程度といわれ，さほど高くない。これには国民性や医療制度の違い，あるいは日本では下咽頭がんが喉頭全摘出術の中心であることなどが影響していると考えられている[3]。

なお，笛式人工喉頭の使用は近年ではあまりみられなくなっている。これについては後述する。

1）食道発声（図7-7）

食道発声は口腔や鼻腔から食道に空気を取り込み，その空気を吐き出す際に新声門を振動させて発声する方法である。いわゆるゲップを音源とするともいえる。振動の動力源は食道から口腔へ向かう空気（気流）である。

食道発声の利点は，まず器具を必要とせず手も使用しないことである。このため日常的なメンテナンスは不要であり，外見上も目立たない。音質は粗糙性で音量は小さいが自然であり，抑揚をつけることができる。

一方，食道発声を実用的なレベルで習得することは，電気喉頭やシャント発声と比べると容易ではないことが知られている。一般に，あいさつや単語程度の発声を食道発声で行うことは可能となるものの，日常会話で主

> **新声門**
> 下咽頭食道入口部付近の粘膜によって形成された狭まった部分をさす。「新声門」以外に「仮声門」または「偽声門」（pseudoglottis）あるいは「下咽頭食道接合部」（pharyngeal-esophageal segment（PEsegment））と呼ばれることもある。

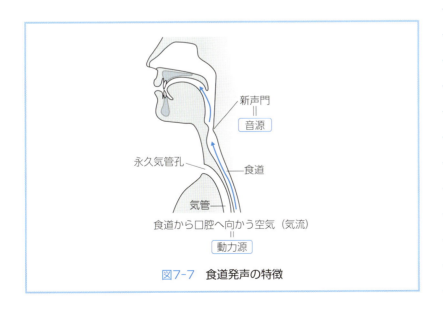

図7-7　食道発声の特徴

なコミュニケーション手段として用いるレベルにまで上達する喉摘者は少数である[4),5)]。

また，発声のために食道に取り込める空気の量は，150〜200 mLと少ないため[6)]，発声持続時間が短く音量にも限界がある。したがって，静かな室内での会話には差し支えないが，騒音下での会話や緊急時に助けを呼ぶなどの際に大きな声を出すことは困難である。

2）気管食道瘻発声（シャント発声）（図7-8）

手術によって気管と食道との間に瘻孔（気管食道瘻，TEシャント（TE shunt））をつくり，永久気管孔を指でふさぎ，肺からの呼気をシャントを通して食道へ誘導して，新声門を振動させる方法である。

シャント発声にはボイスプロテーゼ（voice prosthesis，ボイスプロステーシスと訳されることもある）（図7-9）を用いる方法と，これを用いない方法とがあるが，近年欧米を中心に選択率が高まっているのは前者である。ボイスプロテーゼはシャントに挿入するシリコン製の器具であり，食道から気管への飲食物の漏れ（誤嚥）を防ぐため，逆流防止用の一方弁がついた構造になっている。

ボイスプロテーゼを用いるシャントの造設術は喉頭全摘出術時に一期的に行われる場合と術後に二期的に行われる場合とがある。なお，ボイスプロテーゼを用いないシャント造設術の代表的な術式に天津法があるが，天津法は喉頭全摘出術時でないと施行できない。

シャント発声の音源は食道発声と同じ新声門であり，動力源は肺からの

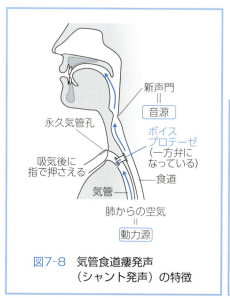

図7-8 気管食道瘻発声（シャント発声）の特徴

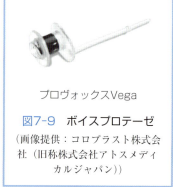

プロヴォックスVega

図7-9 ボイスプロテーゼ
（画像提供：コロプラスト株式会社（旧称株式会社アトスメディカルジャパン））

TE shunt：tracheoesophageal shunt

Ⅱ．無喉頭音声のリハビリテーション

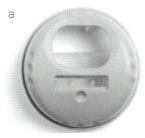
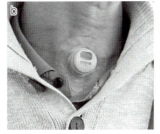

a　プロヴォックスフリーハンズフレキシボイス™
一方弁になっており，指で気管孔をふさがずに発声できる

b　装着した様子

図7-10　気管食道用スピーチバルブ（ハンズフリー用器具）
（画像提供：コロプラスト株式会社（旧称株式会社アトスメディカルジャパン））

人工鼻
鼻の機能をカバーするためのフィルター．気管カニューレのコネクター部分に装着する．呼気に含まれる熱と水分を捕捉し，気管切開孔から吸い込む空気をフィルターにより吸湿することで，外部の乾いた空気が加温・加湿・濾過される．
気管・肺上皮への不必要な刺激を減らす手助けをし，喀痰量の減少，気道感染症の予防，乾燥に伴う気管からの出血などの抑制が期待できる．

呼気流である．このため数回の練習で比較的容易に発声できることに加え，食道発声と同様の音質で抑揚もつけられる．しかも，食道発声より発声持続時間が長く，声の大きさの調節もしやすい．

一方で，シャント造設術を受けなければならないこと，喉摘者自身がボイスプロテーゼの清掃（ブラッシング）や永久気管孔の管理を行う必要があること，また，おおむね3～4か月に1回程度，ボイスプロテーゼ交換のため外来受診が必須であることに十分留意しなければならない．すなわち，シャント発声の選択および適応判断では，シャント発声にかかわる器具および永久気管孔の管理や，継続的な外来通院が可能であるか否かが重要となる．

なお，シャント発声時には指で永久気管孔をふさぐ必要があるが，指の代わりに，永久気管孔に一方弁の機能をもつ気管食道用スピーチバルブ（図7-10）を装着するか，同様の機能をもつ人工鼻（HME）を装着すればその必要はなくなる．

3）電気式人工喉頭（電気喉頭）（図7-11）

電気喉頭の振動板を頸部に押し当て，頸部から口腔内に音を伝播させて話す方法である．動力源は電気であり音源は振動板である．

電気喉頭の最大の長所は容易に使用可能なことである．また，音量の調節により大きな声を出すこともできる．充電は必要であるが手入れは簡単であり，長時間使用しても疲れにくい．

一方で，ブザー音のような機械的な音であり音質の点では食道発声やシャント発声に比べて劣り，抑揚（アクセント）をつけられないため不自

HME：heat and moisture exchanger

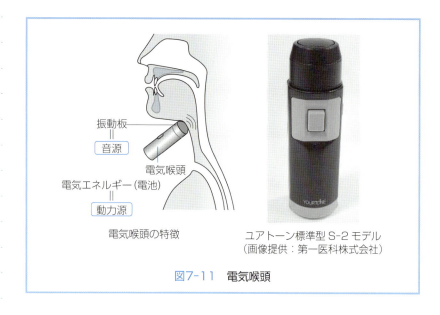

図7-11 電気喉頭

然な音声である印象を与える。また，特殊な操作をしない限り無声子音の生成は困難であり，明瞭度の点でも食道発声やシャント発声には及ばない。さらに，器具を保持するため片手がふさがることも短所といえる。

4）笛式人工喉頭（図7-12）

　管状の器具の先端のカップ状部分を永久気管孔に当てて，もう一方の端を口にくわえた状態で，チューブを通して肺からの呼気を口腔内に導いて話す方法である。音源は従来型の機種では振動膜（ゴム膜），改良された

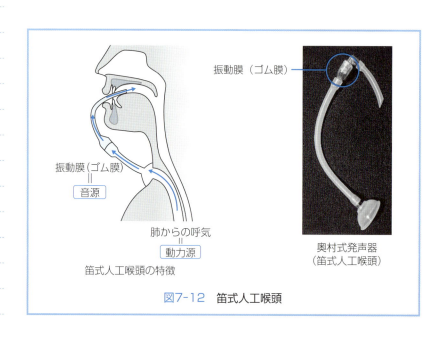

図7-12 笛式人工喉頭

機種では薄い金属片（リード）であり，動力源は肺からの呼気である。呼気の調節により声の高さや大きさを変化させることができ，声質，抑揚とも自然で明瞭度の高い発話が可能である。

一方で，チューブをくわえて口腔内に保持したまま発話するため器具が目立つこと，片手でカップ状部分を永久気管孔に当て，もう一方の手で口にチューブを固定するため両手がふさがってしまうこと，唾液がチューブに入るので持ち運びや保管の際，不衛生に感じられることといった難点があり，最近ではあまり使用されなくなっている。

2 術前術後の情報提供

喉頭全摘出術と関連する福祉サービスについての一般的な情報提供は術前あるいは術後に主として看護師が行う。術後の解剖学的変化や生活への影響と留意点，無喉頭音声の紹介，喉摘者団体（後述）の紹介については言語聴覚士が行う。

1）喉頭全摘出術後の解剖学的変化（図7-13）

喉頭全摘出術後には気管と食道が分離され，呼吸路と食物の通り道とが別々になるため，誤嚥のリスクはなくなる。呼吸は永久気管孔を通して行われ，口や鼻を介さなくなることに伴い次項で述べるような様々な生活上の変化が生じる。また，手術で声帯を失うことにより音声を失うだけでなく，咳や咳払い，息こらえ，いきむといった声門閉鎖を必要とする動作ができなくなる。

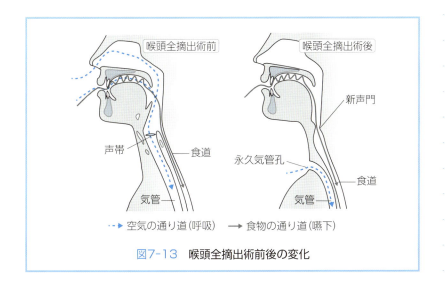

図7-13　喉頭全摘出術前後の変化

2）術後における日常生活の変化

　呼吸機能との関連では，鼻呼吸ができなくなることにより気流が嗅上皮に届かず臭いを感じにくくなる。また，鼻がかめなくなる。

　鼻には外気中の塵や埃を取り除き，外気を加湿する働きがある。したがって術後，鼻を通さずに気管孔から外気を吸い込むことで気管粘膜が刺激され乾燥や炎症を起こしやすくなる。このため喉摘者は通常，永久気管孔を覆うエプロンガーゼを使用しているが（図7-14），最近ではエプロンガーゼの代わりに加湿，防塵機能のあるHMEを使用する喉摘者もいる。HMEとHME接続用材料には医療保険が適用される。

　気管孔から異物や水が入るとそのまま下気道に侵入してしまうため，入浴そのものは可能であるが，水位が永久気管孔の位置に達しないように注意を要する。

　摂食嚥下機能との関連では，口呼吸ができないため熱いものを吹いて冷ますことや麺類をすすることが難しくなる。前述したように臭いを感じにくくなることに伴って味覚の低下が起こることがある。また，いきむことが難しいため術後すぐは便秘傾向となることがある。

　術後の摂食嚥下機能は原疾患の進展範囲や手術の内容により異なる。一般に，喉頭がんでは明らかな摂食嚥下障害を生じることはあまりないが，下咽頭がんにより咽頭や食道の一部も切除されている場合は狭窄や瘢痕化による食物の通過障害が起こりやすい。

3）無喉頭音声の紹介

　言語聴覚士は喉摘者に対し，写真や動画，実物などを具体的に提示することでボディーイメージやライフスタイルの変容を受容できるように支援する。無喉頭音声については先に述べた各方法の特徴と利点や欠点などを本人および家族に説明する。

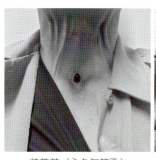
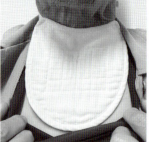

装着前（永久気管孔）　　装着後（エプロンガーゼ）

図7-14　エプロンガーゼ

4）福祉サービスの案内

（1）身体障害者手帳

喉摘者には身体障害者手帳（「音声機能，言語機能又はそしゃく機能の障害」3級）が交付される。身体障害者手帳を取得すると，その後の申請により電気喉頭などの日常生活用具が自治体（市区町村）を通して給付される。また，障害基礎年金や障害厚生年金の支給対象となる他，所得税の障害者控除といった税制上の措置が受けられる場合がある。福祉サービスの内容や手続きの詳細は自治体によって多少異なるので，本人，家族にその旨を説明の上，居住地の自治体窓口で確認してもらう。身体障害者手帳の交付には申請から1〜2か月程度かかるため，本人が入院中であれば家族から自治体窓口に問い合わせをしてもらうとよい。

（2）日常生活用具給付等事業

福祉サービスのひとつに障害者総合支援法に基づいた日常生活用具給付等事業があり，喉摘者は身体障害者手帳を取得した後，申請すれば電気喉頭を給付される。申請の手続きは自治体により多少異なるため事前に本人または家族から問い合わせる必要がある。なお，所得によっては1割程度の自己負担が生じる場合がある。

その他，必要に応じて在宅療養等支援用具としてネブライザー（吸入器）あるいは吸引器の給付を受けることも可能である。

5）喉摘者団体によるピアサポート

現在，日本には日本喉摘者団体連合会（日喉連）に加盟する53の喉摘者団体がある。各団体による計141の発声教室では日喉連の資格をもつ発声訓練士が無喉頭音声の指導を行っている。発声訓練士はいずれも喉摘者であるため，ここで行われる無喉頭音声の訓練は当事者によるピアサポート（pear：仲間，support：支援）の一環である。手術を受けた病院もしくは別の病院で言語聴覚士による無喉頭音声のリハビリテーションを受けることができない場合は，喉摘者団体の活動に参加して発声訓練を受ける，当事者同士のつながりをもつ，それにより術後の不安を軽減させる，体験に基づいた問題解決方法を共有するといったことを考慮するとよい。手術を行っている病院で関連する喉摘者団体を紹介することもあるが，本人，家族あるいは言語聴覚士が日喉連のホームページ（https://www.nikkouren.org）で居住地に近い団体を検索し参加することもできる。

障害者総合支援法
障害者の日常生活及び社会生活を総合的に支援するための法律（平成17年法律第123号）

無喉頭音声の訓練

1）無喉頭音声の選択

　喉頭全摘出術直後のコミュニケーション手段は通常筆談やコミュニケーションボードなどであるが，主治医からリハビリテーションの依頼があり次第，まずは電気喉頭を導入する。ただし，頸部の皮膚に腫脹がある，あるいは全身状態が不良であるなどにより電気喉頭が使用できないこともある。まずは言語聴覚士が電気喉頭を使用してみせるなどして使用方法を説明するところから始め，身体障害者手帳の取得やその後の電気喉頭給付の流れについても併せて説明する。

　電気喉頭は喉摘者の大多数が容易に使用可能であるため，食道発声を実用的なレベルで習得する，あるいは手術を受けてシャント発声が可能となるまでの間の主なコミュニケーション手段として用いられることが一般的である。また，食道発声あるいはシャント発声を日常的に使用するようになった後も，緊急事態や体調不良もしくは体力低下などにより一時的に発声がしにくくなった際の予備的手段として用いることができる。

　最終的にいずれの無喉頭音声（の組み合わせ）が選択されるかは，年齢，全身状態，新声門の状態，構音障害の有無，聴覚障害の有無，気管孔の状態，頸部の状態，訓練意欲，認知機能，通院の都合といった様々な条件によって決まる。

2）電気喉頭を用いた発声の訓練

（1）電気喉頭の説明とデモンストレーション，機種決定

　言語聴覚士は，主治医の許可を得次第，電気喉頭のしくみについて説明し，電気喉頭を実際に使用してモデルを示す。ここで充電方法，電源スイッチ，音量および音の高さを調整する操作についても説明する。可能であれば数機種を提示しそれぞれの機能，操作性，音の好みなどから喉摘者自身が最適な電気喉頭の機種選択ができるよう支援する。

（2）電気喉頭の振動板を当てる場所と当て方

　振動音が咽頭・口腔に効率よく伝導する場所を探す。頸部を観察および触診し，腫脹がなく，痛みを生じない，なるべく平板な場所を選ぶ（図7-15a）。頸部の皮膚から電気喉頭の振動板が外れたり，浮いたりしないようにしっかり密着させる。手術後早期の段階において振動板を頸部に隙間なく当てることができない場合は，頬部に当てるか（図7-15b），または口腔チューブを装着し振動音を口腔内に誘導する方法を試みる（図7-15c）。頸部の知覚が低下している場合もあるため，振動板を当てる場

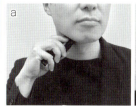 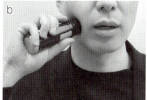 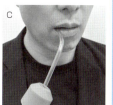

　　　頸部に当てる　　　　　　　頬に当てる　　　　　　　　口腔チューブ
　　　皮膚伝導型（標準型）　　　　　　　　　　　　　　　　（標準型にパイプアダプター装着）
　　　一般的な方法　　　　頸部の腫脹や瘢痕化により音源の
　　　　　　　　　　　　　伝播が悪い場合の方法

図7-15　電気喉頭の振動板を当てる位置
（第一医科株式会社　ユアトーン標準型 S-2モデル，パイプアダプター）

所が決定したら本人に電気喉頭を操作させ，鏡を使用して視覚的にフィードバックし，適切な角度と強さで当てられるように訓練を行う。

（3）電気喉頭の音量と音の高さの調整

　音量は大きすぎず，かつ十分に聞こえる大きさに設定する。音の高さは，女性はやや高めに，男性はやや低めに設定し，最も明瞭な音声が得られるレベルに調整する。

（4）スイッチのオンオフ操作

　スイッチのオンオフと発話のタイミングを合わせる。発話開始と同時にスイッチを入れ，発話終了と同時に切る。

（5）呼吸のコントロール（気管孔雑音の除去）

　発話時に呼気努力が強くなり気管孔雑音が生じると，発話明瞭度が下がる。この場合は，電気喉頭を使用せずに楽な呼吸や静かな呼吸を意識して1から10まで数を数えるなど，構音動作のみを行わせること（口パクさせること）で雑音が小さくなる。改善しにくい場合は気管孔に自身の手をかざしてもらい，呼気が強く出ていることを確認させる。気管孔雑音を除去したら再び電気喉頭を用いて同様の発話をさせる。

（6）発話明瞭度の向上（フレージングおよび発話速度の調整）

　電気喉頭のスイッチを入れたまま長い文を一気に話し続けると，休止や区切りのない発話となり発話明瞭度が低下する。そのため文節や句の切れ目でスイッチをオフにして間をとるフレージング phrasing の練習を行い，明瞭度を向上させる。発話速度は構音障害などの問題がなければあえて遅くはせず，通常の速さに近づけたほうが明瞭度がよい。

（7）構音訓練

　電気喉頭を用いた発話では無声子音が有声子音に異聴されやすく，摩擦

第7章　無喉頭音声

咽頭発声
食道発声の音源である新声門ではなく、舌根部と咽頭後壁を振動させる方法である。顎下部分が振動しているため手を当てて振動の位置を確認しながら発声することで特定できる。また舌根部に力が入りすぎないように留意しながら進めると予防できる。

口腔囁語
空気を摂取しないで口腔内の圧を高めた一種のささやき声のような発声方法であり、頸部に振動が生じない。ゆっくりしっかりと空気を取り込めたことを確認し、頸部の振動を確認しながら食道発声を行わせることで予防できる。

音などの子音が弱音化することが多い。子音の構音動作を強調して行わせ、口腔内圧を高めて口腔内に残存する空気を使って気流を発生させることで摩擦音をつくり出し明瞭度を上げるようにする。また口の開きが小さいと明瞭度が下がるため、構音操作は構音器官をしっかりと動かし、強調することで明瞭度が高くなる。

3）食道発声の訓練
（1）空気摂取方法
　食道発声の主な空気摂取法には注入法と吸引法の2つがあり、この他に子音注入法が補助的に使用される。取り込まれる空気の量は、吸引法＞注入法＞子音注入法の順に多い。

　① 注入法 injection[7]　口唇を閉じて口腔および咽頭内の圧を高め、これにより食道に空気を押し込む方法である。空気を頬張るようにしてしっかりと口唇を閉鎖し、舌を口蓋に強く押しつけることで口腔内圧を高めて、空気を食道へ押し込む（図7-16）。なお、嚥下動作とともに食道に空気を取り込む方法は実用的ではないので習慣化させないことが重要である。嚥下とともに取り込まれた空気は胃まで落ちることがほとんどであり、随意的な運動ではなく嚥下反射に伴った運動であるため、素早く繰り返すことが困難である。このような空気摂取法を習慣化させてしまうと、本来習得すべき吸引法や注入法への移行の妨げとなるので注意を要する。

　② 吸引法 inhalation[7]　吸気によって胸郭が広がり、その際に食道内が陰圧になることを利用して口腔や鼻腔内の空気を食道に取り入れる方法である（図7-17）。

　③ 子音注入法 consonant injection[7]　破裂音構音時に舌や口唇で声道が閉鎖され口腔内圧が高まり食道内に空気が取り込まれるものである。喉摘者自身が意識していなくても起こることがある。子音注入法が特に生じやすいのは無声破裂音生成時である。破裂音や破擦音などを強調して構音するとより効果的に食道へ空気を取り込むことができる。

（2）発声練習
　空気を取り込んだ直後に「アー」と発声させる。空気の取り込みから発声までに時間がかかると、食道に取り込まれた空気は胃に入ってしまい随意的に吐き出すことができなくなってしまうので注意する。また、食道に入る空気の量は限られているため、強く短い発声ではなく、柔らかく2～3秒持続する発声とし、限られた空気を効率的に使用するようにする。

　適量の空気を摂取できているにもかかわらず声が小さい場合は、頸部の振動位置を外部から指で圧迫したり、顔の向きを変えたりして解決方法を探る。なお、食道発声の訓練において注意すべきこととして咽頭発声や口

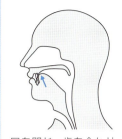 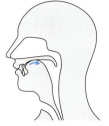 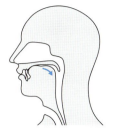

| 口を閉じ，歯を合わせ，舌先を上あごにつける | 舌先を上あごにつけたまま，舌根を前方に動かす | 舌全体を前から後ろに向かって力強く移動させる（口腔内の空気を強力にかつ瞬発的に咽頭方向に押し込む） |

図7-16　舌注入の運動

出典）佐藤武男：食道発声法，金原出版，p.97，1994より改変

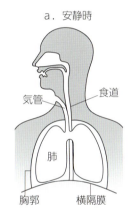 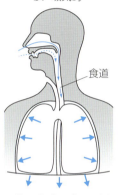 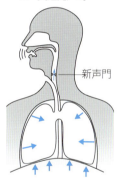

a. 安静時　　　　b. 吸気時　　　　c. 食道発声時

※横隔膜が下がり，胸郭と肺が広がり，食道が陰圧になる

吸気によって胸郭が拡大し横隔膜が下降する。これに伴い胸郭内および食道内が陰圧になり，口腔内の空気が食道内に吸い込まれる

胸郭が縮小して胸郭内および食道内の圧が高まり，食道に取り込まれた空気が口腔側へ流れ新声門を振動させて食道発声が生じる

図7-17　吸引法のしくみ

腔囁語（くうじご）といった好ましくない癖をつけないようにすることがある。また発声と同期した過剰な気管孔雑音や，空気摂取時の渋面，空気摂取動作の不要な繰り返しなどは早期に排除しておく。

（3）1回の空気摂取で発声可能なモーラ数を増やす

原音が可能となったら生成しやすい音から食道発声の練習をする。通常は広母音の生成が容易であるため，母音/a, o, e, u, i/の順に行う。半母音や

有声子音を多く使用し，発話可能なモーラ数を増やす。構音操作は緩やかに引き延ばすように練習するとよい。子音注入法では破裂音と母音を組み合わせて発声可能なモーラ数を増やす。

（4）2文節文から文節数を増やす

空気摂取の時間をしっかりとり，適切なところで文節を区切って文の発話を行う。

（5）構音訓練

電気喉頭同様に子音を強調する練習を行うことが多い。子音の構音操作の強調により口腔囁語にならないように注意する。

（6）抑揚の訓練

食道発声が2〜3秒持続可能となり，ある程度の高さを出し分けられるようになったら，抑揚を意識して発話させるとより自然な発話に近づく。

4）気管食道瘻発声（シャント発声）

術後の解剖学的変化とボイスプロテーゼの装着方法や管理について説明をする。気管孔やボイスプロテーゼの状態の確認を行ってから発声練習に臨む。

（1）ボイスプロテーゼの掃除

発声練習前にプロテーゼの掃除（ブラッシング）を必ず行う。

（2）呼吸の練習

はじめに静かに呼吸を繰り返させる。ゆったりと息を吸わせてから言語聴覚士が喉摘者の気管孔を指で閉鎖し，そのままゆっくりと力まずにため息/ha/をついてもらう。確実に素早くシャントに呼気が送れるようになるまで練習をする。次に，呼気を長く・短く，あるいは強く・弱くなどを組み合わせ，呼気をコントロールする練習を行い，原音の音量と長短の調整ができるまで繰り返す。なお新声門の狭めが不十分な場合は，頸部を指で押さえるといった食道発声と同様の工夫が必要である。

（3）喉摘者自身が非利き手の指で気管孔をふさぎ「アー」と発声する

気管孔から息が漏れないようにしっかり指でふさげていること，強く押しすぎていないこと，発声時に不必要に力まないことを確認する。

（4）呼吸と発声のタイミングの調整

発声開始と指で気管孔をふさぐ動作を同期させる。

（5）数唱や系列語，あいさつなどを復唱

力が入らないように発話のペースはゆっくりと進める。

（6）構音訓練

子音が弱音化している場合に実施する。食道発声の構音訓練に準じる。

（7）抑揚を意識した発話の訓練

（8）速すぎない発話速度で，適度に区切りながら話す

（9）ボイスプロテーゼの手入れ

　ボイスプロテーゼの弁の周囲が汚れていると飲食物が食道から気管へ侵入してしまい感染症を引き起こしかねない。このため，ボイスプロテーゼ内にたまった浸出液や唾液などを専用ブラシ（もしくは吸引器や綿棒）などの清掃器具で1日数回除去することが必要である。ボイスプロテーゼの清掃は気管孔を介して実施するため，気管への刺激を最小限にとどめるとともに，気管内に器具を落とさないよう細心の注意を払う必要がある。患者にはこのような管理が十分できる能力と判断力が求められる。

　また，ボイスプロテーゼは唾液や胃酸により劣化する，あるいは食物残渣や真菌の付着などにより弁周囲に隙間ができて不具合を生じることがある。このため個人差はあるがおおむね3〜4か月ごとにボイスプロテーゼを交換する必要がある。交換は医師が行うので外来受診が必要となる。不具合のまま放置しておくと感染症を引き起こす場合もあるので，そのような事態に気づいた場合，言語聴覚士から喉摘者に対し医師の診察を受けるよう勧める。

〔引用文献〕

1）冨藤雅之：喉頭癌に対する経口的切除術．頭頸部癌，**42**(3)：316-321，2016

2）四宮弘隆・丹生健一：喉頭部分切除術の現状．喉頭，**33**(2)：149-154，2021

3）四宮弘隆：当科における代用音声の現状—シャント発声—．喉頭，**34**(2)：68-70，2022

4）神田　亨・田沼　明・鬼塚哲郎他：術式による食道発声訓練経過の差異．言語聴覚研究，**5**(3)：152-159，2008

5）高橋美貴・岩城　忍・入谷啓介他：当科における喉頭全摘出術後の代用音声と永久気管孔の管理に対する言語聴覚士介入の重要性について．頭頸部癌，**47**(3)：322-328，2021

6）佐藤武男：食道発声法—喉摘者のリハビリテーション—．金原出版，p.70，1993

7）Diedrich, W.M. and Youngstrom, K.A.: Alaryngeal speech, CC Thomas Pub, 1966

〔参考文献〕

・がん情報サービス：がん種別統計情報 喉頭

　https://ganjoho.jp/reg_stat/statistics/stat/cancer/11_larynx.html（2024年11月1日閲覧）

・日本癌治療学会：がん診療ガイドライン　頭頸部がん

　http://www.jsco-cpg.jp/headandneck-cancer/algo/#III-B-6（2024年8月1日閲覧）

・城本　修・小池三奈子・遠藤裕子他，廣瀬　肇監修：STのための音声障害診療マニュアル，インテルナ出版，2008

【第7章　まとめ】

● 喉頭がんに対して行われる手術方法にはどのような種類があるかまとめてみよう。

● 治療後の音声機能はどのように変化するのか説明しよう。

● 無喉頭音声（代用音声）にはどのような種類があるかまとめてみよう。

● 無喉頭音声のリハビリテーション方法について整理しよう。

第 8 章
気管切開患者への対応

【本章で学ぶべきポイント】
- 気管切開の目的を理解する。
- 気管切開に伴う合併症について理解する。
- 気管カニューレの種類とその構造の違いについて理解する。

I 気管切開とは

気道確保法

　何らかの理由で気道に閉塞が生じた際，気道を人工的に開通させ，呼気・吸気の通り道を確保することを「気道確保」という。主な気道確保法として，気管内挿管，輪状甲状間膜切開，そして気管切開の3つの方法がある。

1）気管内挿管

　気道確保における第一選択の方法である。直達喉頭鏡を用いて，経口的（あるいは経鼻的）に気管チューブを気管内まで挿入する。声門を気管チューブが通ることになるため，声帯が圧迫を受け，長期間の留置後に

第8章 気管切開患者への対応

> **気管切開孔**
> 臨床では，略して気切孔と呼ぶことが多い。

チューブを抜去すると，声帯に浮腫や麻痺が起こることがある（図8-1）。そのため，一般に，経口の気管チューブ留置が10日〜2週間以上続く，あるいは続くことが予想される場合には，気管切開を考慮する必要がある。

2）輪状甲状間膜切開（穿刺）

輪状甲状間隙（甲状軟骨と輪状軟骨の間に当たる部分（図8-2））を切開し，気管チューブを留置する方法（図8-3）である。前頸部正中では，輪状甲状間隙が皮膚から気道までの距離が最も短く，また，大血管などの重要臓器がないため，安全かつ容易に外科的に気道に到達することができる。映画などで，気道確保のために輪状甲状間隙にボールペンや針を刺す場面を目にすることがあるが，医療施設では，専用の緊急用輪状甲状膜穿刺キット（クイックトラック™やトラヘルパーなど）を使用する（図8-4）。輪状甲状間膜切開では，細径の気管チューブしか留置できない上に声門下に狭窄や肉芽形成が起きやすいため，基本的には，超緊急時に行う（所要時間2分程度）。時間的余裕のあるときは気管切開（所要時間10分程度）のほうがよい[1]。

3）気管切開

前頸部正中で気管前壁を開窓する方法（図8-5）である。気管切開後は，気管切開孔を維持するため，後述する気管カニューレなどの留置が必要である。

気管を開窓する部位により，以下の3種類に分類される[2]（図8-6）。

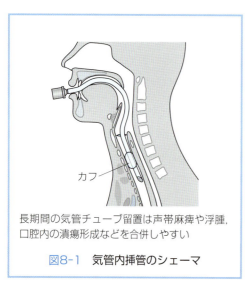

図8-1 気管内挿管のシェーマ
長期間の気管チューブ留置は声帯麻痺や浮腫，口腔内の潰瘍形成などを合併しやすい

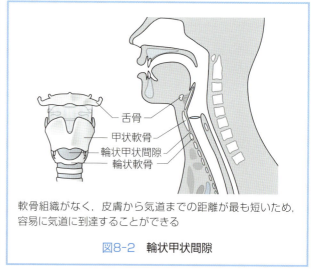

図8-2 輪状甲状間隙
軟骨組織がなく，皮膚から気道までの距離が最も短いため，容易に気道に到達することができる

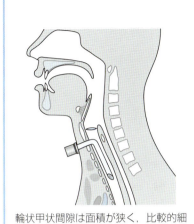

図8-3　輪状甲状間膜のシェーマ

輪状甲状間隙は面積が狭く，比較的細径の気管チューブしか留置できない

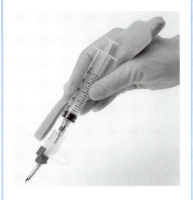

図8-4　緊急用輪状甲状膜穿刺キット「クイックトラック™」

（画像提供：スミスメディカル・ジャパン株式会社）

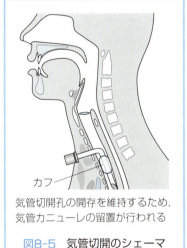

図8-5　気管切開のシェーマ

気管切開孔の開存を維持するため，気管カニューレの留置が行われる

カフ

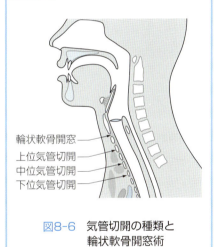

図8-6　気管切開の種類と輪状軟骨開窓術

輪状軟骨開窓
上位気管切開
中位気管切開
下位気管切開

（1）上位気管切開

　第2〜4気管輪レベルで開窓し，甲状腺より上のレベルで気管切開孔を作成する。

（2）中位気管切開

　甲状腺を正中で左右に切離し，気管壁を露出・開窓する。

（3）下位気管切開

　第4気管輪以下のレベルで開窓し，甲状腺以下のレベルで気管切開孔を作成する。耳鼻咽喉科医が行う気管切開は下位気管切開で行われることが多い。

第8章　気管切開患者への対応

声門閉鎖術
誤嚥防止手術のひとつ。両側の声帯を縫合し、気道を分離する。

※**輪状軟骨開窓術**：高度肥満や短頸のために頸部気管に開窓することが困難な症例では，気管の代わりに輪状軟骨前面を1/3～1/2周切除し，孔を増設することがある。声門閉鎖術と同時施行されることも多い。輪状軟骨は気管軟骨と比べて硬く厚い軟骨であるため，開窓した孔が縮小せず，気管カニューレを留置する必要がないことも少なくない[3]。

② 気管切開の適応

気管切開の適応となるのは，以下の3つの場合である。

1）気道確保のために緊急に行う場合

喉頭浮腫や急性喉頭蓋炎，食物誤飲などにより，上気道の狭窄・閉塞が起こった際，経口的に声門を確認することができず，気管チューブを気管内まで挿入することが困難であるため，気管切開が必要となる。

2）上気道狭窄の出現が今後予想される症例に予防的に行われる場合

頭頸部の高侵襲手術では，術後に舌根や喉頭に高度の浮腫が起こるため，事前に気管切開を行う。

3）長期気管内挿管による合併症回避のために行う場合

心肺疾患などで人工呼吸管理が長期に必要な病態では，抜管時に喉頭浮腫や声帯麻痺が起こりやすいため，気管切開を行う。また，進行した筋萎縮性側索硬化症（ALS）などで人工呼吸器からの離脱が将来的に望めない場合にも，喀痰の処理や気管チューブによる潰瘍形成予防のために気管切開を行い，気管切開孔からの人工呼吸を行う。

③ 気管切開後の形態変化に伴う問題と対策

1）発声機能の障害

気管切開患者では，呼気が声帯を通らず気管切開孔から流出するため，発声は一時的に不可となるが，気管切開孔が閉鎖されれば，発声機能は再獲得される。気管切開孔が残存していても，後述するスピーチカニューレの使用により，発声を可能とすることができる。

ALS：amyotrophic lateral sclerosis

2）気管切開孔から水分が入ると溺れてしまう

　気管切開孔から入った水分は容易に肺に到達する。シャワーや入浴，シャンプーの際に多量の水分が気管切開孔から入ると溺死にいたる危険性もあり，注意が必要である。

3）嚥下障害

　気管切開および気管カニューレ留置は，喉頭挙上の阻害，声門下圧低下，カフによる食道圧迫，咽喉頭の知覚低下などをきたし，その結果嚥下機能が低下する[4]（図8-7）。気管切開術を受け気管カニューレが留置されている患者では，嚥下障害が必ず存在していると考えるぐらいでよい。カフつきカニューレであればある程度の誤嚥物はせき止めることができるが，体動時などにカフと気管壁に隙間ができるため，誤嚥物の肺への流入を完全に阻止することはできない。また，気管切開孔の閉鎖を検討する際，軽度の誤嚥や気管内流入であれば，カニューレ抜去と切開孔の閉鎖で改善することも多く，「誤嚥があるから気管切開孔を閉じてはいけない」と安易に判断すべきではない。

4）気道内の喀痰除去

　通常の呼吸では，吸気は鼻腔や口腔で適度に加湿・加温された後に気管に達するが，気管切開孔で呼吸を行っていると，気管切開孔から乾燥した空気が直接侵入してくるため，喀痰量が増加する傾向がある。吸入による痂皮形成の予防と吸引による痰除去をこまめに行うよう指導する必要がある。特に冬場の気管切開孔の痂皮形成は窒息の危険性があり要注意である。

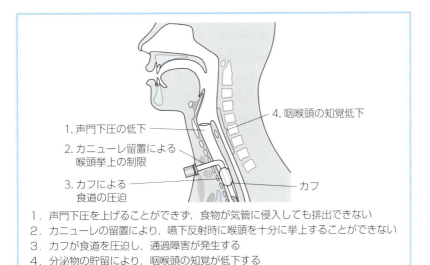

1. 声門下圧を上げることができず，食物が気管に侵入しても排出できない
2. カニューレの留置により，嚥下反射時に喉頭を十分に挙上することができない
3. カフが食道を圧迫し，通過障害が発生する
4. 分泌物の貯留により，咽喉頭の知覚が低下する

図8-7　気管切開患者における嚥下機能の低下

第8章　気管切開患者への対応

人工鼻
第7章Ⅱ-1（p.193）参照。

第一交換
気管切開後，初回のカニューレ交換のこと。1週間程度気管カニューレを入れておくことで，創部が安定し，以後の気管カニューレ交換が容易になる。

万一，喀痰で気管カニューレ内が完全閉塞した場合，窒息回避のため，特別な理由のない限り気管カニューレ自体を速やかに抜去するのがよい。乾燥が高度な症例では，人工鼻の着用も考慮する。

④ 気管切開の合併症

気管切開後，比較的早期に発生する合併症と，数年経過の後に発生する合併症（晩期合併症）がある[5]。

1）早期に起こる合併症
（1）気管切開孔創部からの出血
緊急で気管切開が実施された際には止血が不十分なことが多い。少量であればカニューレ挿入による圧迫で止血を得られることが多いが，持続するようならあらためて焼灼止血などが必要である。

（2）感　染
気管切開孔周囲は痰などで汚染されやすく，基本，毎日ガーゼ交換を行う。第一交換は原則として術後1週間以上後がよい。

（3）皮下気腫および縦隔気腫
皮膚と気管の隙間から皮下に空気が入り込むことで起こる（図8-8）。気腫が頸部から縦隔まで広がることもまれではない。大抵は自然に空気が抜けて改善するが，感染が遷延すると，縦隔炎へ進展することもあるので注意が必要である。

（4）気管カニューレの皮下誤挿入
皮膚と気管の間隙は組織が柔らかく，気管カニューレが誤って挿入されてしまいやすい（図8-9）。気管切開孔が閉塞するため，窒息する危険性があり，実際死亡例も報告されている[6]。

予防法として，耳鼻咽喉科医が行う気管切開では，気管前壁を逆U字型に切開して皮膚と縫合する（図8-10）。この方法では，気管孔の下壁が軟骨で覆われるため，気管カニューレ交換を簡易に，かつ安全に行うことができる。一方，他科で行われる気管切開は気管カニューレの太さ分の気管前壁を切除するのみであることが多く，交換時に気管カニューレが皮下の結合織内に迷入しやすいので注意が必要である。

2）晩期合併症
（1）肉芽発生
気管カニューレによる気管粘膜の損傷により，肉芽が形成される。特に

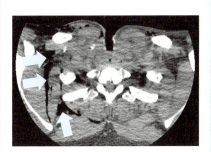
図8-8　皮下気腫のCT画像
気管切開孔周囲から背部にまで気腫が広がっている

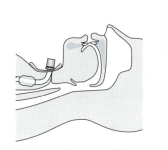
図8-9　気管カニューレの皮下への誤挿入
気道が閉塞し，窒息する危険性もある

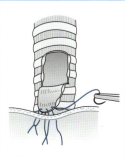
図8-10　気管カニューレの皮下への誤挿入予防
気管壁を逆U字型に開窓し，皮膚と縫合する

気管切開孔周囲や気管カニューレ先端が当たる部位に発生しやすい。易出血性であることが多く，焼灼止血しつつ切除する必要がある（図8-11）。

（2）気管腕頭動脈瘻

　気管カニューレの先端あるいはカフが気管壁に持続的に接触することによって気管壁に潰瘍を生じ，気管と近接する腕頭動脈との間に瘻孔が形成される。大出血を起こすと致命的となるため，早期の外科的治療が必要となる（図8-12）。

（3）声門下狭窄

　軟骨が成熟しきっていない幼児期・小児期の気管切開は，気管切開孔の炎症が輪状軟骨に波及して瘢痕拘縮をきたし，気道の狭小化をもたらす（図8-13）。難治性の病態であり，気管壁の広範囲切除と長期間のステント

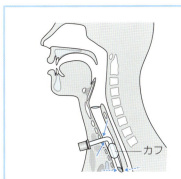
図8-11　肉芽の発生部位
気管切開孔（実線矢印），気管カニューレ先端（点線矢印）など，繰り返し物理的刺激を受ける部位に発生しやすい

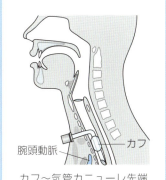
図8-12　腕頭動脈
カフ〜気管カニューレ先端レベルの前方に位置する

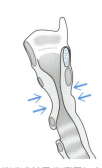
図8-13　声門下狭窄のシェーマ
炎症の波及や廃用により，声門下に狭窄が起こる

留置，軟骨移植による気管再建など，段階的手術を要することが多い[7]。

> ♪ 幼児・小児における気管切開の適応 ♪♪
>
> 　幼児期・小児期の気管切開は，長期留置による声門下〜気管切開孔上部の狭窄，腕頭動脈瘻孔（致命的），自己抜去や肉芽形成など，合併症が成人に比し格段に多く，そのため将来的に気管切開孔を閉鎖できない可能性が高い。手術適応の選択には慎重な検討が必要で，保護者への十分な術前説明も重要である．

> ♪ 永久気管孔の取り扱い ♪♪
>
> 　喉頭がんや重症の嚥下障害で喉頭全摘出術を行うと，下図のような構造になる。この状態の気管開口部を永久気管孔と呼ぶ。通常の気管切開孔と違い，気管がそのまま皮膚に縫合してあるため，永久気管孔をふさぐと呼吸ができなくなる。入浴時に水が入らないようにと永久気管孔を防水テープでふさいでしまい，窒息死させたという医療事故がほぼ毎年報告されており，注意が必要である[8]。
>
>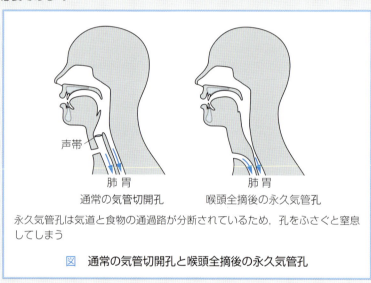
>
> 永久気管孔は気道と食物の通過路が分断されているため，孔をふさぐと窒息してしまう
>
> 　図　通常の気管切開孔と喉頭全摘後の永久気管孔

II 気管カニューレについての基礎知識

1 気管カニューレとは

　気管切開患者では，気管切開孔の開通を維持するため，気管カニューレと呼ばれる器具を挿入しておく必要がある。
　気管カニューレのチューブの部分は気管切開孔から気管内にフィットするためにL字型をしている。皮膚に固定される部分はウイングと呼ばれる（図8-14）。

カニューレ
一般に，内部が空洞になっている筒状の医療器具を「カニューレ」と呼ぶ。気管切開孔から気管内に留置される「気管カニューレ」，経鼻酸素投与で用いられる「鼻カニューレ」，人工心肺で用いられる「送血カニューレ」など，多くの種類のカニューレがある。

2 気管カニューレの種類

　気管カニューレの種類と用途は，4つに分けて考えると理解しやすい（表8-1）。

1）単管式カニューレ（図8-15）
　単純な筒状のカニューレ。カニューレの原型であるが，現在臨床で使用されることはほとんどなく，永久気管孔の狭窄予防などで用いられることがたまにある程度である。

2）カフ・吸引チューブつき単管式カニューレ（図8-16）
　気管切開患者では前述のとおり嚥下機能が悪化しており，唾液や分泌物が気管内に流入している（誤嚥している）ことが多い。そこで，誤嚥物を

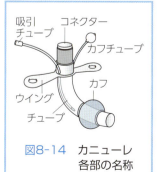

図8-14　カニューレ各部の名称

表8-1　気管カニューレの種類と使用される対象

	カフ・吸引 なし	カフ・吸引 あり
単管式	・永久気管孔の狭窄	・誤嚥のある患者 ・気管切開直後
複管式 スピーチバルブ装着で発声可能	・発声の希望あり 　ただし，誤嚥なし 　あるいは軽度	・発声の希望あり 　ただし，誤嚥あり

第8章 気管切開患者への対応

スピーチカニューレと声帯の構造

声帯は，頭側向きの弁のような形状をしているため，肺からの呼気は比較的通過しやすいが，口腔・咽頭からの吸気は通りにくい。この声帯の形状のおかげで，スピーチカニューレの使用で発声が可能となる。

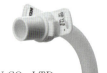

コーケンPPカニューレ 単管
単純な筒状構造であり，臨床での使用機会はあまりない

図8-15 単管式カニューレ
（画像提供：株式会社高研）

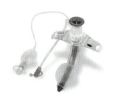 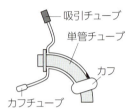

メラ ソフィット クリア（C-8CFS）
カフチューブから空気を入れるとカフが膨らむ。吸引チューブはカフ直上に穴があり，そこからカフ上に溜まった分泌物や誤嚥物を吸引することができる

図8-16 カフ・吸引チューブつき単管式カニューレ
（画像提供：泉工医科工業株式会社）

せき止めるためのカフとカフ上部の誤嚥物を除去するための吸引チューブがついた気管カニューレが用いられる。

カフを膨らませれば，気管内壁と気管カニューレの隙間からの呼気・吸気のリークも妨ぐことができるため，人工呼吸器を使用している患者にも使用することができる。

3）複管式/スピーチカニューレ（図8-17）

内筒と外筒の二重構造になった気管カニューレ。外筒の背側には穴が開いているが，内筒が入った状態では穴はふさがり，単管状態になる。カニューレの内腔は痰が付着しやすいが，複管式カニューレであれば，内筒だけを取り出し，内腔を容易に洗浄することができるメリットもある。

一方，外筒だけを留置した状態で気管切開孔を指などでふさぐと，外筒背側の通気孔を通って呼気が声帯に流れるので発声が可能となる。一方弁のついた装置（スピーチバルブと呼ぶ）をつければ，吸気は気管切開孔から，呼気は気管カニューレ背側の通気孔を通って喉頭→口腔へと流れ，気管切開孔を指でふさがなくても発声が可能である（図8-18）。複管式カニューレの外筒にスピーチバルブが装着してある気管カニューレを**スピー**

Ⅱ．気管カニューレについての基礎知識

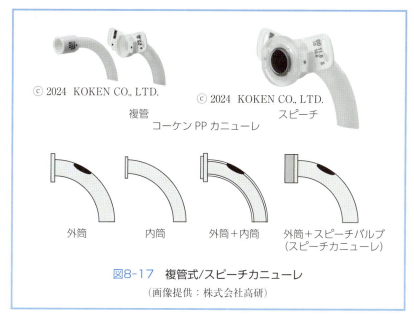

図8-17　複管式/スピーチカニューレ
（画像提供：株式会社高研）

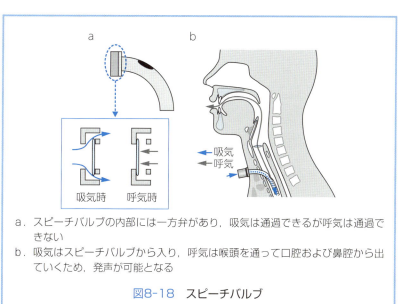

a．スピーチバルブの内部には一方弁があり，吸気は通過できるが呼気は通過できない
b．吸気はスピーチバルブから入り，呼気は喉頭を通って口腔および鼻腔から出ていくため，発声が可能となる

図8-18　スピーチバルブ

カ フ
チューブ部分についている風船のこと。カフ圧は20 mmHg程度がよいとされており，圧が高すぎると，食物通過障害，気管壁壊死などの合併症を起こすリスクがある。

チカニューレと呼ぶ。注意すべき点として，外筒のみの状態で長時間留置していると，背側の通気孔から肉芽が入り込み，内腔の閉塞やカニューレの抜去困難をきたすため，夜間などはバルブを外し，内筒を入れておくことが推奨される。また，カフがないため，誤嚥がある症例では使用すべきでない。

215

4）カフ・吸引チューブつき複管式/スピーチカニューレ（図8-19）

前述の2）と3）の機能を両方合わせた気管カニューレ。発声の希望が強く，かつ誤嚥が軽度な症例などで使用可能である。内筒を抜いてスピーチバルブを装着すれば発声可能となるが，外筒の通気孔から誤嚥物が入る可能性があるため，誤嚥が重度の患者では使用すべきではない。

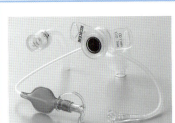
ⓒ 2024 KOKEN CO., LTD.
コーケンネオブレス スピーチタイプ

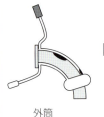
外筒

内筒

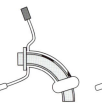
外筒＋内筒

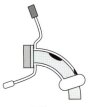
外筒＋
スピーチバルブ

図8-19　カフ・吸引チューブつき複管式/スピーチカニューレ
（画像提供：株式会社高研）

♪「カニューレ」のルーツ ♪♪

カニューレの語源は，ラテン語で小さな葦（川辺や湿地の岸に野生する草，茎の中が空洞になっている筒状の形態をしている，下図写真）を意味する"canna"であり，大砲を意味する"cannon（キャノン）"も同じ語源である。カニューレは本来ドイツ語 Kanüleであり，英語ではカニューラ cannulaと表記・発音する。

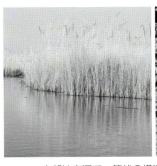 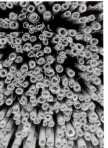

内部は空洞で，筒状の構造になっている

図　川辺に自生している葦

3 特殊な気管カニューレ

1）アジャスタブルカニューレ（図8-20）

ウイングの位置をネジで調節することで，気管内に留置されるチューブ部分の長さを調節できる気管カニューレ。肥満などのために気管の位置が深い患者や，縦隔気管切開時に用いられる。

2）レティナ（図8-21）

気管カニューレよりさらに短いチューブで，気管粘膜への刺激が少ない（異物感が少ない）が，咳をした拍子などに抜けやすい欠点がある。スピー

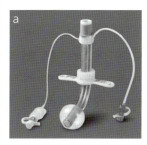
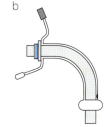
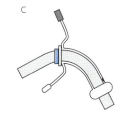

a．GBアジャストフィット吸引型
b・c．ウイング部分がストッパーになっており，チューブ部分の長さを調節することができる

図8-20　アジャスタブルカニューレ
（画像提供：富士システムズ株式会社）

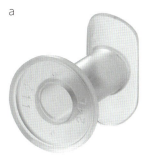
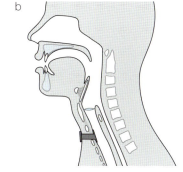

ⓒ 2024　KOKEN CO., LTD.

a．開口部レティナ。気管カニューレ同様，いろいろな太さ，長さのものがある
b．レティナ挿入の様子。気管粘膜への刺激は少ないが，咳嗽などで抜けやすい

図8-21　レティナ
（画像提供：株式会社高研）

チバルブを装着することも可能である。

4 気管カニューレの管理

1）気管カニューレの交換

　気管カニューレの交換は週2回まで保険請求可能だが，交換頻度は気管切開孔の感染や肉芽の状態などに応じて適宜調整する（例えば，在宅患者では月1，2回交換，気管切開孔感染の高リスク患者では週2回交換など）。

2）気管カニューレの固定

　気管カニューレの適切な固定は非常に重要である。通常は左右のウイングを1本のバンドで頸部の後ろを通して固定するが（図8-22a），この固定方法では気管カニューレが上方にずれやすく，長期的には肉芽形成や気管切開孔の拡大を引き起こす。近年は頸部と胸部にたすき掛けにバンド固定する器具も販売されている（図8-22b）。自己抜去の危険性のある患者や体動の激しい患者では，ウイング部分を頸部皮膚に縫着することも多い。

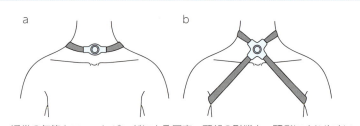

a．通常の気管カニューレバンドによる固定。頸部の形態上，頭側にずれやすい
b．たすき掛けバンドによる固定。体動が激しい患者でもずれにくい

図8-22　気管カニューレの固定方法

III. 気管切開患者のコミュニケーション機能

　気管切開患者では，呼気が声帯を通らず気管切開孔から流出するため，音声言語を用いたコミュニケーションが困難になる。

1 スピーチカニューレへの変更

　まずは，発声可能なスピーチカニューレへの変更を医師とともに検討する。変更の可否のポイントとなるのが誤嚥の重症度である。軽度の誤嚥であれば，スピーチカニューレに変更することで声門下圧を高めることができ，誤嚥が軽減する可能性もある。一方で誤嚥が重症であれば，スピーチカニューレに変更することはリスクが高く，以下のような音声言語以外のコミュニケーションを検討する必要がある。

2 音声言語以外のコミュニケーション

　コミュニケーションに障害のある者が，残存する能力とテクノロジーの活用により，他者とコミュニケーションをとる方法をAACという。音声言語によるコミュニケーションと比べ，相手へ伝わるスピードが格段に低下するため，患者がストレスを強く感じていることが多い。患者に接する際には，確実な意思疎通だけでなく，それらのストレスの軽減も同時に目指す必要がある。

1）ジェスチャー
　身振り，手振り，表情などにより，感情や意志を表現したり相手に伝達したりする方法。道具を必要としないが，理解困難なことも多い。

2）クローズドクエスチョン
　「呼吸が苦しいですか？　痰を取りましょうか？」といったはい，いいえで答えられるような質問形式であれば，うなずいたり首を振るだけで済むので，うまく活用するのがよい。

AAC
拡大代替コミュニケーション，あるいは補助代替コミュニケーションと訳される。表情や身振りなど，道具を使わない方法を「ノンテク」，文字盤や筆談パッドなどを用いる方法を「ローテク」，パソコンやタブレットなどのハイテクノロジーを用いる方法を「ハイテク」と呼ぶ。

クローズドクエスチョン
相手に回答の選択肢を与え，その中から回答を選ばせる形式の質問のこと。

AAC：augmentative and alternative communication

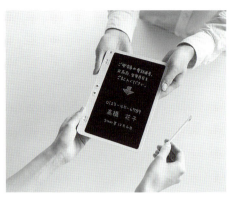

図8-23　液晶電子メモパッドの一例
（画像提供：株式会社キングジム）

3）筆　談

　液晶電子メモパッドを用いた筆談は，非常に使い勝手がよく臨床現場で多用されている（図8-23）．筆記が終わるまで待つ必要はあるが，患者は思っていることを自由に記載することができ，またボタン1つで画面をリフレッシュすることができるため，ストレス軽減につながる可能性もある．

〔引用文献〕
1) 木庭　茂・片岡　惇：緊急気道管理　挿管も換気も困難な症例に直面したら？：最終手段としての輪状甲状間膜アプローチ．Hospitalist，8(3)：393-404，2020
2) 北野博也：気管切開術．日気管食道会報，58(5)：433-439，2007
3) 鹿野真人・高取　隆・小針健大他：喉頭レベルでの気道確保術としての輪状軟骨開窓術．喉頭，28(1)：16-23，2016
4) 田矢理子・加賀谷　斉：気管切開がある場合の摂食嚥下訓練．*Jpn J Rehabil Med*，58(8)：890-895，2021
5) 片岡英幸・北野博也：気管切開術の基本手技と合併症対策．日気管食道会報，63(2)：201-205，2012
6) 日本医療安全調査機構：医療事故の再発防止に向けた提言　第4号　気管切開術後早期の気管切開チューブ逸脱・迷入に係る死亡事例の分析，2018 https://www.medsafe.or.jp/uploads/uploads/files/teigen-04.pdf（2024年8月19日閲覧）
7) 平林秀樹：気道狭窄の手術（成人）．日耳鼻頭頸部外会報，125(5)：836-840，2022

8）日本医療機能評価機構：永久気管孔へのフィルムドレッシング材の貼付. 医療事故情報収集等事業 No.123, 2017
https://www.med-safe.jp/pdf/med-safe_123.pdf（2024年8月19日閲覧）

〔参考文献〕
・日本気管食道科学会編：外科的気道確保マニュアル 第2版, 日本気管食道科学会, 2023
・知念洋美：言語聴覚士のためのAAC入門, 協同医書出版社, 2017
・McGrath, B：Comprehensive Tracheostomy Care：The National Tracheostomy Safety Project Manual, BMJ Books, 2014（藤澤美智子・髙田順子・武居哲洋監訳：気管切開 包括的ケアマニュアル, メディカル・サイエンス・インターナショナル, 2023）
・株式会社高研ホームページ：気管切開カニューレガイド.
https://www.tracheostomytube-koken.jp/（2024年8月19日閲覧）

【第8章 まとめ】
●気管切開と他の気道確保法の目的, 方法の違いを理解しよう。
●カニューレの種類と構造の違いを実際に図に描いてみよう。
●気管切開患者とコミュニケーションを円滑にとる方法をあげてみよう。

索　引

● 欧文・記号・数字

AAC	219
abductor spasmodic dysphonia	64
ABSD	64
adductor spasmodic dysphonia	65
ADSD	65
AM	159
APQ	98
augmentative and alternative communication	219
A型ボツリヌス毒素	176
BDI-Ⅱ	107
body&cover 理論	26
CAPE-V	90
chewing method	151
confidential voice therapy	150
consonant injection	200
COPD	53
EGG	112
forward focus	145
GERD	129
GRBAS 尺度	66
hand over mouth technique	152
HME	193
HNR	99
HPV	177
inhalation	200
injection	200
jitter	98
Kayser-Gutzmann 法	159
Lessac-Madsen 共鳴強調訓練	163
LMRVT	163
LSAS-J	108
MFR	96
MPT	154
neoglottis	191
open-mouth approach	155
pitch	25
POMS2 日本語版	107
PPI	68
PPQ	98
rahmonic	103
RVT	151
SDS	107
shimmer	98
SOVTE	141
subharmonics	105
VFE	161
VHI	85
voice prosthesis	192
V-RQOL	87
WRT	154
/h/ 起声	141
1 回換気量	15
1 秒率	16
1 秒量	16

● あ

アクセント法	159
あくび・ため息発声	150
あくび・ため息法	141
アジャスタブルカニューレ	217

● い

医師法	57
胃食道逆流	62
胃食道逆流症	129
一様音響管	32
インテンシティ	30
咽頭収縮筋群	22
咽頭発声	200

● う

うつ性自己評価尺度	107
運動性言語中枢	7

● お

横隔膜	14
オトガイ舌骨筋	21
音の強さ	30
音圧レベル	29

索 引

音響分析	67
音源（ソース）フィルタ理論	31
音声訓練	136
音声酷使	61
音声振戦症	66
音声衰弱症	67
音声の高さ	29
音声疲労	140

● か

外喉頭筋群	21
開口法	155
外呼吸	14
カイザーグーツマン法	159
外側輪状披裂筋	24
外転型痙攣性発声障害	64
外肋間筋	14
下咽頭収縮筋	22
下気道	18
過緊張性発声障害	47
顎舌骨筋	21
顎二腹筋	21
下喉頭神経	9
ガス交換	14
仮声帯	19
仮声帯発声	47
可聴周波数	29
カルマン症候群	52
感覚性言語中枢	7
感覚トリック	49
換気	14
換気障害	53
間質性肺炎	15
間接喉頭鏡	63

● き

気管	10
気管カニューレ	213
気管食道瘻発声	192
気管切開	206
気管内挿管	205
気管腕頭動脈瘻	211
器質性音声障害	67
喫煙	63
機能性発声障害	47
機能性ピッチ障害	48
機能的残気量	15

基本周波数	29
吸引チューブつき単管式カニューレ	213
吸引法	200
吸気発声	141
弓状	64
急性声帯炎	68
胸郭	12
胸腔	12
胸骨甲状筋	21
胸骨舌骨筋	21
胸膜腔	13
共鳴	28
局所麻酔下喉頭内視鏡手術	166
気流阻止法	95
筋電図	108
筋電図検査	108

● く

クラインフェルター症候群	52

● け

経口的切除術	188
茎突舌骨筋	21
痙攣性発声障害	49
ケプストラム分析	102
ケフレンシー	102
肩甲舌骨筋	22
言語聴覚士法	56

● こ

硬起声	89
硬起声発声	157
口腔囁語	200
甲状舌骨筋	22
甲状腺機能亢進症	52
甲状腺機能低下症	52
甲状軟骨	19
甲状軟骨形成術	171
甲状披裂筋	23
口唇トリル	153
硬性内視鏡	63
拘束性換気障害	15
高速度カメラ	84
喉頭炎	42
喉頭横隔膜症	42
喉頭蓋	19
喉頭蓋炎	43

223

索 引

喉頭蓋軟骨	20
喉頭がん	43
喉頭筋電図	108
喉頭結核	43
喉頭原音	26
喉頭全摘出術	189
喉頭調節	25
喉頭軟弱症	46
喉頭肉芽腫	41
喉頭乳頭腫	44
喉頭の観察	63
喉頭白板症	44
喉頭ファイバースコープ	78
喉頭部分切除術	188
喉頭マッサージ	141
喉頭枠組み手術	171
後輪状披裂筋	24
声嗄れ	61
声の安静	130
声の衛生指導	124
声の配置法	152
呼吸筋	14
呼吸細気管支	10

● さ

細気管支	10
最長発声持続時間	66
嗄声	61
ざ瘡	53
サブハーモニック	105
残気量	15

● し

指圧法	141
子音注入法	200
試験的音声治療	143
舌トリル	153
失声	61
シャント発声	192
縦隔	12
周期	97
周波数	97
主気管支	10
上咽頭収縮筋	22
上気道	18
上喉頭神経	8
上喉頭神経麻痺	47

症状変動性	49
食道発声	191
自励振動	26
心因性失声症	64
心因性発声障害	50
神経支配再建手術	171
人工鼻	193
新声門	191
診断	67
振幅	97

● す

ストロボスコープ	63
ストロボスコープ検査	66
スペクトログラム	101

● せ

声帯	18
声帯萎縮	41, 64
声帯結節	38
声帯溝症	42
声帯振動	26
声帯内注入術	169
声帯囊胞	68
声帯ポリープ	40
声帯麻痺	46
性同一性障害	51
声道模型	33
声門下圧	26
声門開放率	31
声門下狭窄	211
声門がん	68
声門間隙	64
声門上部圧迫	64
咳払い起声	147
舌骨	21
舌骨下筋群	21
舌骨上筋群	21
線スペクトル	31
先端巨大症	52
全肺気量	15

● そ

咀嚼法	121
速筋	24
疎密波	28

索　引

た
単管式カニューレ　213

ち
遅筋　24
チューイング法　121
中咽頭収縮筋　22
中間筋　24
注入法　200
チューブ発声　154
直達鏡下喉頭微細手術　166

て
低緊張性発声障害　48
デシベル　29
電気喉頭　193
電気式人工喉頭　193
電気声門図　112
電子内視鏡　63

と
動作特異性　49

な
内喉頭筋群　23
内呼吸　14
内緒話法　150
内転型痙攣性発声障害　65
内肋間筋　14
軟起声　141
軟性ファイバースコープ　63

ね
粘膜固有層　25

の
嚢胞　41

は
パーキンソン病　50
倍音　29
肺活量　15
肺気量分画　15
媒質　27
肺胞　10
肺胞管　10
バセドウ病　52

発声機能拡張訓練　161
発声機能検査　67
発声機能検査装置　94
発声時平均呼気流率　96
発声中枢　8
ハミング　152
般化　137
反回神経　9
反回神経麻痺　46
瘢痕　42
半遮蔽声道エクササイズ　141
半遮蔽声道発声訓練　151

ひ
ヒト乳頭腫ウイルス　177
ヒトパピローマウイルス　177
披裂筋　24
披裂軟骨　19
披裂軟骨脱臼症　47
披裂軟骨内転術　171

ふ
ファイバースコープ　78
笛式人工喉頭　194
フォノグラム　114
フォルマント同調　154
複管式 / スピーチカニューレ　214
副腎性器症候群　53
副腎皮質ステロイドホルモン　175
プッシング法　121
フローボリューム曲線　16
プロトンポンプ阻害薬　68

へ
閉塞性換気障害　16
ベック抑うつ質問票　107
ベルヌーイ効果　26
変声障害　48
片側性声帯麻痺　68

ほ
ボイスプロステーシス　192
ボイスプロテーゼ　192
ボイスプロファイリング　115
ボイスプロファイリング検査　114
ボイスプロファイル　113
母音　28

放射線治療	187
補中益気湯	42
ボツリヌストキシン	176
ボツリヌス毒素	176
ポリープ様声帯	40
ホルモン音声障害	53
本態性音声振戦症	50
本態性振戦	178
本態性振戦症	50

● ま

末端肥大症	52
慢性喉頭炎	68
慢性声帯炎	68
慢性閉塞性肺疾患	53

● も

モーラ	150
モーラ法	90
問診	61

● よ

予備吸気量	15

予備呼気量	15

● ら

ラーモニック	103
ラリンゴマイクロ手術	166

● り

リーボヴィッツ社交不安尺度	108
輪状咽頭筋	22
輪状甲状関節	20
輪状甲状間膜切開（穿刺）	206
輪状甲状筋	24
輪状軟骨	19

● る

類宦官症	52

● れ

レジスタンストレーニング	142
レティナ	217

● わ

話声位	25

〔執筆分担〕

石毛美代子 第1章／第3章／第5章I節／第6章I節，II節1・2／第7章II節

荒 井 隆 行 第2章V節

大 森 蕗 恵 第5章II節3・4

小 川　 真 第4章／第5章II節1・2・8・9

金 子 真 美 第6章II節3

佐 藤 剛 史 第6章II節4-5)

末 廣　 篤 第2章I節～IV節／第8章

細 川 清 人 第5章II節6

前 川 圭 子 第6章II節4-1)～4)

間 藤 翔 悟 第5章II節5・7

村 上　 健 第7章II節

渡 邊 健 一 第6章III節，IV節／第7章I節

クリア言語聴覚療法　8
音声障害

2025年（令和7年）4月15日　初版発行

編著者　石 毛 美代子
発行者　筑 紫 和 男
発行所　株式会社 建 帛 社
KENPAKUSHA

〒112-0011 東京都文京区千石4丁目2番15号
T E L （03）3944-2611
F A X （03）3946-4377
https://www.kenpakusha.co.jp/

ISBN 978-4-7679-4558-3　C3047　　　　あづま堂印刷／愛千製本所
©石毛美代子ほか，2025.　　　　　　　　Printed in Japan
（定価はカバーに表示してあります）

本書の複製権・翻訳権・上映権・公衆送信権等は株式会社建帛社が保有します。
JCOPY 〈出版者著作権管理機構 委託出版物〉
本書の無断複製は著作権法上での例外を除き禁じられています。複製される
場合は，そのつど事前に，出版者著作権管理機構（TEL 03-5244-5088，
FAX 03-5244-5089, e-mail：info@jcopy.or.jp）の許諾を得て下さい。